クイント・ブックレットシリーズ

印象採得・精密印象を知る

適合のよい補綴物製作のために

中村公雄／佐々木猛／西川徹／谷田部優／中村順三

クインテッセンス出版株式会社

Tokyo, Berlin, Chicago, London, Paris, Barcelona, Istanbul, Milano, São Paulo,
Moscow, Prague, Warsaw, New Delhi, and Beijing

刊行にあたって

　全部床義歯，部分床義歯，クラウン・ブリッジに関わらず，適合のよい補綴物を製作するうえで元となるのは，口腔内の欠損部顎堤，歯牙歯列，あるいは支台歯の状態と補綴物を製作する模型が同じであるということである．そこには，口腔内を印象が採れる状態に整えること，その後に正しい印象を行うこと，印象を精密にチェックすることが求められ，そしてその上で精度のよい模型を作ることが求められる．模型上で正確に作られた補綴物を口腔内に入れたとき適切な位置に入らないということは，模型が口腔内の状態と違うことを意味しており，技工士が違う模型で補綴物を製作していたことになる．補綴物の適合において歯科医が関わるところは，精度のよい模型が製作できるように口腔内の正確な印象を技工士に提供することであろう．

　補綴物を製作する過程で使用する材料は寸法変化の大きなものが多く，材料を扱う上での基本操作を誤ると適合のよい補綴物の製作はできない．印象材もその一つであり，適切な取り扱いが必要である．それに加えて，口腔内の組織の扱いと採得した印象が正確なものかどうかの判断が必要である．

　補綴物の製作過程全般にわたり，適合を高めるための特殊な方法というもがあるわけではなく，それは印象においても同じである．基本的なことを確実に行うことがよい結果につながる．

　本書は臨床の現場で日常行っている印象の実際，そして誰が行ってもできる精密な印象採得法を解説したものである．より精度のよい補綴物を患者さんに提供する上で本書がお役に立てれば幸いである．

2005年春

中村公雄

印象採得・精密印象を知る
CONTENTS

CONTENTS

1 クラウン・ブリッジの印象　　中村公雄／佐々木猛／西川徹

永続性の高い補綴治療をめざして ——————————————— 10
補綴治療にかかる前の歯周組織の整備 ——————————————— 10
適合のよい補綴物製作のために ——————————————— 10
精密印象採得　原型=模型を目指して ——————————————— 13
　歯肉圧排：形成時／13　歯肉圧排：印象時／15
圧排の要領 ——————————————————————————— 17
印象採得 ——————————————————————————— 18
　印象材／18
印象法 ——————————————————————————— 18
印象採得の実際 ——————————————————————————— 19
印象チェック ——————————————————————————— 25
　印象面のチェックポイント／25　再印象／29
対合歯の印象 ——————————————————————————— 29
ブリッジ，多数歯修復の症例 ——————————————————————————— 31
稿を終えるにあたり ——————————————————————————— 37

2 部分床義歯の印象　　谷田部優

被圧変位量の異なる歯と顎堤（粘膜）を印象 ——————————————— 40
部分床義歯の印象の考え方 ——————————————————————————— 40
　部分床義歯の印象採得の特徴／40　義歯設計と印象採得との関係／41　口腔内
　診査の重要性／42　義歯床に要求される要素／46　欠損様式と印象方法の理論
　的解説／46
印象法の実際 ——————————————————————————— 53
　部分床義歯で使用される印象材の種類／53　印象法の種類／56　印象の手順／62
まとめ ——————————————————————————— 73

3　全部床義歯の印象
中村順三

予備印象 ────────────────────────── 76
　考え方／76　方法／76

研究用（診断用）模型を読む ───────────── 85
　義歯床の外形線／86　アンダーカット部のブロックアウトおよびその他のリリーフ
　の付与／87　後堤法（床後縁閉鎖堤，ポストダムの形成）／87

精密印象 ────────────────────────── 89
　個人トレー／89　筋形成（辺縁形成）／91　精密印象の採得／95　印象採得法の
　分類／99　ダイナミック印象法（動的機能印象法）／107

索引 ──────────────────────────── 114

1 クラウン・ブリッジの印象

中村公雄／佐々木猛／西川徹

永続性の高い補綴治療をめざして	10
補綴治療にかかる前の歯周組織の整備	10
適合のよい補綴物製作のために	10
精密印象採得　原型=模型を目指して	13
圧排の要領	17
印象採得	18
印象法	18
印象採得の実際	19
印象チェック	25
対合歯の印象	29
ブリッジ，多数歯修復の症例	31
稿を終えるにあたり	37

1 クラウン・ブリッジの印象

大阪府開業（貴和会歯科診療所）

中村公雄／佐々木猛／西川　徹

永続性の高い補綴治療をめざして

　われわれ歯科医師は皆，自分の入れた補綴物が患者の口腔内で長持ちしてほしいと願って治療を行っているが，補綴物製作の上で満たさなければならない条件を守っていないために，再治療を余儀なくされることが多いのは非常に残念なことである．口腔内に装着した補綴物の予後をより確実にするためには，補綴治療の過程でさまざまな配慮が必要であるが，補綴物の適合性を高めることはそのなかでも非常に大きなウエートを占める．補綴物の適合性を高めるためにはスムーズな面とマージンラインを有し，アンダーカットのない適切な支台歯形成と形成面を正確に再現する精密印象が重要で，そのためには治療の各ステップを確実に遂行することが必要である．

　本章では適合精度を高め，永続性の高い補綴治療を行うための考え方とその実践について解説したい．

補綴治療にかかる前の歯周組織の整備

　歯科治療の目標が，①歯牙，歯列の長期的維持，安定と，②治療結果の永続性であるにも関わらず，現実の歯科治療は，約80％がやり直しの治療であるといわれている．補綴物自体の機能および審美障害や脱離，破損などもその原因のひとつであるが，再治療の多くは二次う蝕や歯根破折，根尖病変などの支台歯の問題と支台歯周囲の歯周組織の喪失によるものである（図1～3）．

　両者に共通することは，患者あるいは術者が清掃しにくい状態であることが多く，治療結果を長期的に維持するためには清掃しやすい条件づくりをいかに達成するかであるといっても過言ではない．深いポケットや骨の形態異常，歯肉縁下カリエスなど，歯周組織に問題がある状態で補綴治療を行おうとしても，精密な作業を行うことができず，適合精度の高い補綴物を製作することは難しい．

　とくに，サルカス内にマージンを設定する補綴物の場合には，歯肉に炎症があると，形成，印象など適合性に影響を与える処置を厳密に行うことができない．たとえ精密な補綴治療を行えたとしても，残存する歯周組織の問題は清掃性を低下させ，支台歯そのものの予後を危うくする．歯周組織の問題を解決し，歯周組織を清掃しやすい状態に整えることが補綴物の永続性を高める第一歩になるといえる（図4，5）．

適合のよい補綴物製作のために

　歯周組織を整え，補綴治療にかかれる環境を確立

1 クラウン・ブリッジの印象

[補綴治療にかかる前の歯周組織の整備の重要性]

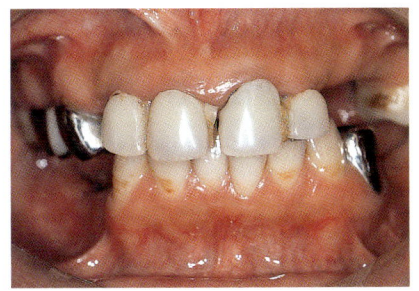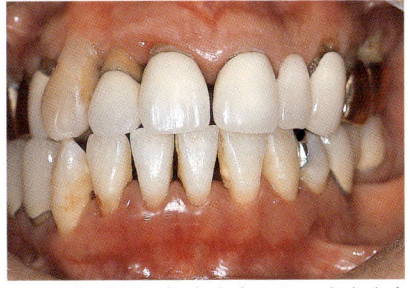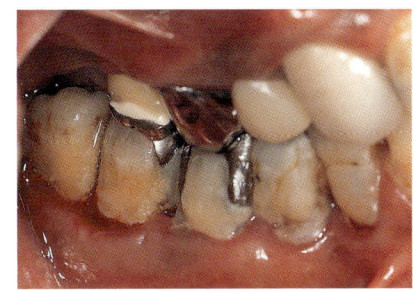

図1〜3　再治療の原因の多くは二次カリエスや歯根破折,根尖病変などの支台歯自体の問題や,支台歯周囲の歯周組織の喪失である.補綴治療にかかる前に清掃しやすい環境に整備しておくことが重要である.

[印象採得時には炎症のない健康歯肉に整える]

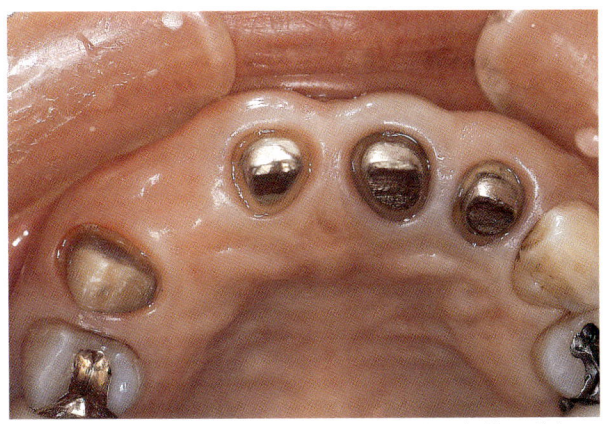

図4　印象採得時には炎症のない健康な歯周組織に整えておくことが重要である.

▶図5　歯肉に炎症がある状態.このような状態では形成,印象など適合性に影響を与える処置を精密に行うことが難しい.

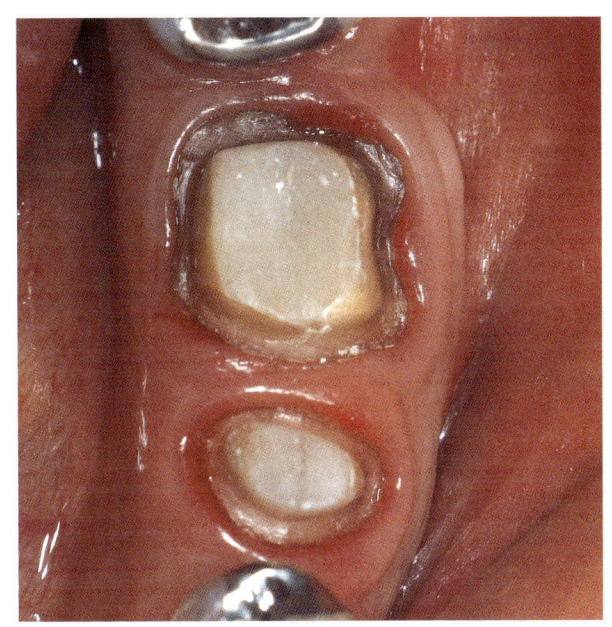

したら,支台歯形成を行い,印象採得を行う.補綴治療の基本である『削ったところを確実にカバーし,清掃しやすい補綴物を製作する』を達成するためには,

①スムーズな形成面とマージンラインを有し,アンダーカットのない適切な支台歯形成を行う（図6）
②口腔内に調和したプロビジョナルレストレーションを製作し,ラボサイドに形態や咬合に関する情報を的確に伝達する（図7）
③精密な印象採得を行う（図8〜10）

ことが必要である.

とくに印象採得は支台歯の情報（原型）を正確にラボサイド（模型）に伝達する重要なステップであり,適合性の高い補綴物を製作するためには,原

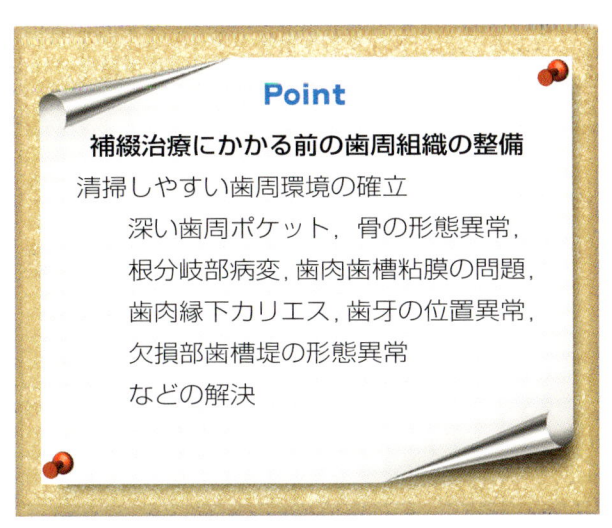

Point
補綴治療にかかる前の歯周組織の整備
清掃しやすい歯周環境の確立
　深い歯周ポケット,骨の形態異常,根分岐部病変,歯肉歯槽粘膜の問題,歯肉縁下カリエス,歯牙の位置異常,欠損部歯槽堤の形態異常
　などの解決

[アンダーカットのないスムーズな支台歯形成]

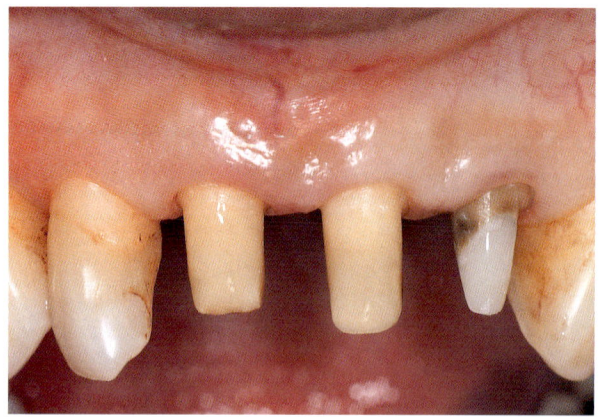

図6 形成面はアンダーカットを作らないように注意し，スムーズに整える．またマージンラインは連続性をもたせ，シャープに仕上げる．

[プロビジョナルレストレーションの製作]

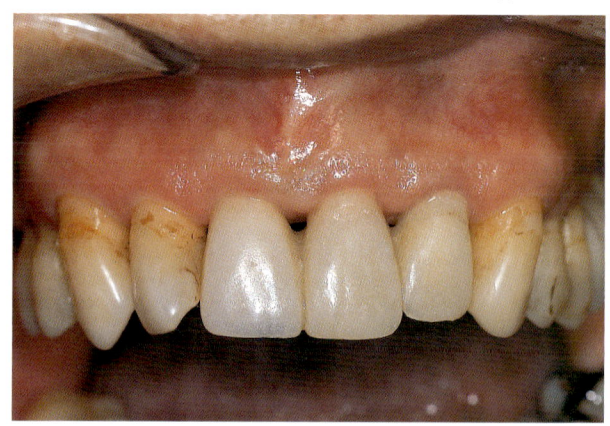

図7 口腔内に調和したプロビジョナルレストレーションを製作し，ラボサイドに形態，咬合に関する情報を伝達する．

[精密な印象採得]

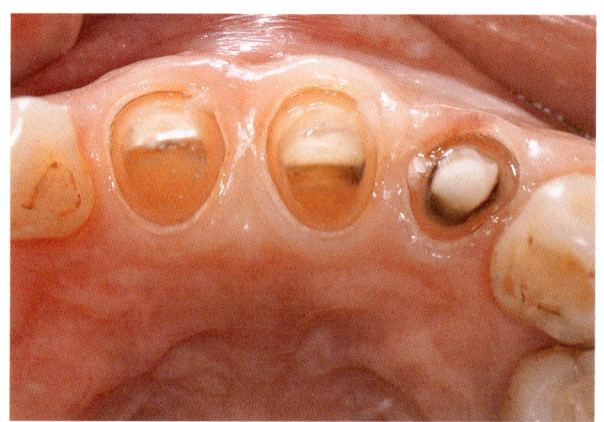

図8 歯肉圧排を行い，印象に備える．

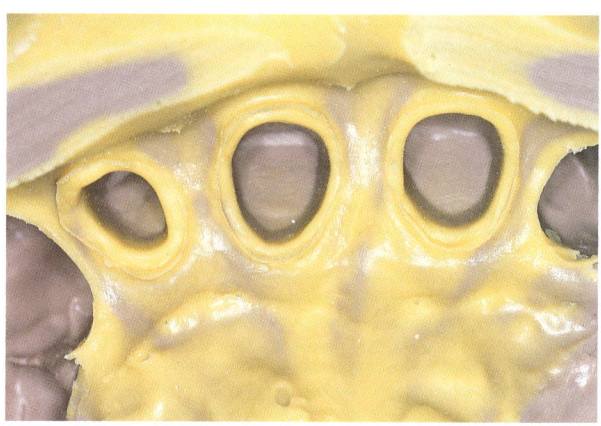

図9 支台歯の情報（原型）を正確にラボサイド（模型）に伝達する．

[補綴物装着]

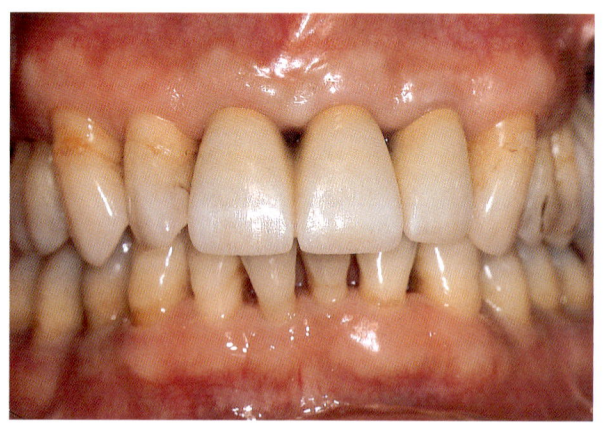

図10 補綴治療の基本である「削ったところを確実にカバーし，清掃しやすい補綴物を製作する」ことを達成できた．

[拡大鏡]

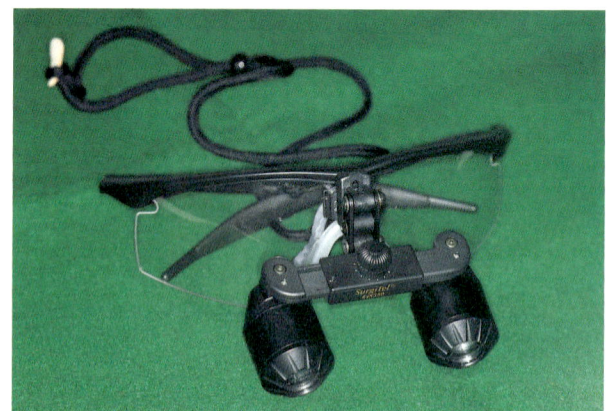

図11 3〜5倍の拡大下で作業することにより精密な治療が行いやすくなる．

型＝模型になるようさまざまな配慮が必要になる．また，適合性向上に不可欠なマイクロ技工の効果をより発揮させるために，拡大鏡（図11）やマイクロスコープを利用してよりスムーズな支台歯形成を行うことが重要である．

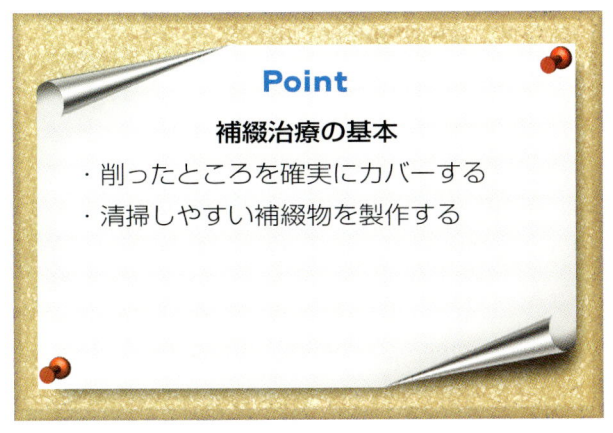

Point

補綴治療の基本
・削ったところを確実にカバーする
・清掃しやすい補綴物を製作する

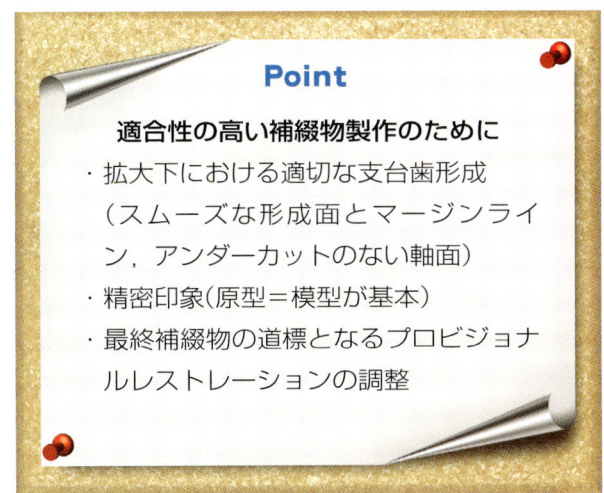

Point

適合性の高い補綴物製作のために
・拡大下における適切な支台歯形成（スムーズな形成面とマージンライン，アンダーカットのない軸面）
・精密印象（原型＝模型が基本）
・最終補綴物の道標となるプロビジョナルレストレーションの調整

[Biologic Widthが確立しているとき]

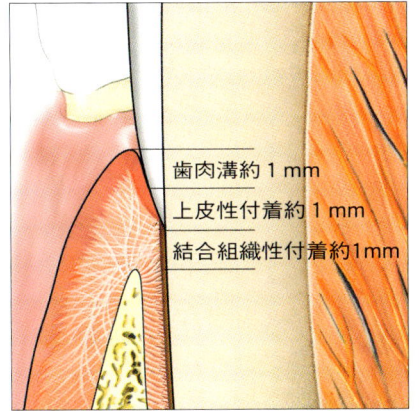

図12　Biologic Widthが確立している唇側中央部断面図．

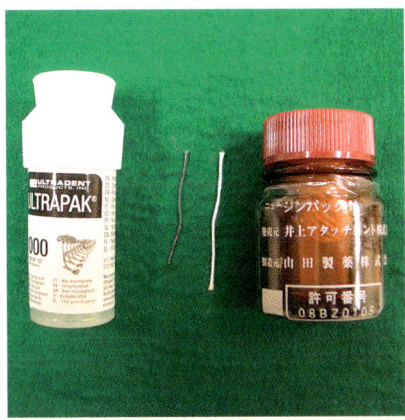

図13　細い圧排糸：ジンパック＃0（井上アタッチメント）とウルトラパック＃000（ヨシダ）．

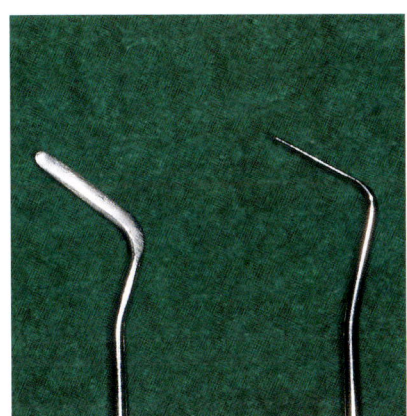

図14　幅，厚みの薄い圧排器（Hu-friedy）．

精密印象採得
原型＝模型を目指して

歯肉圧排：形成時

　サルカス内にマージンラインを設定する場合，マージン部を明示し，歯周組織を傷つけずに支台歯形成を行うために，歯肉圧排が必要となる．歯肉圧排は通常，血管収縮剤（ボスミンなど）を含ませた綿糸による機械化学的圧排法を行う．
　しかし歯周組織の状態（歯周外科処置の有無，方法など）により歯牙と歯肉の付着様式が異なり，サルカスの深さも違うため，圧排糸の太さ，種類，圧排器の形状を考慮する必要がある．

[Biologic Widthが確立しているとき]

　ポケット除去を目的とした歯周外科処置により，骨レベルを調整，確認し，Biologic Widthの確立（図12）を図った場合，得られるサルカスは非常に浅い状態（1mm以下）になるため，われわれは細い圧排糸：ジンパック（井上アタッチメント）＃0またはウルトラパック＃000（ヨシダ／図13）と幅ならびに厚みの薄い圧排器（Hu-friedy／図14）を用いて圧排を行っている．この際，付着を破壊しないように注意しながら，適切な圧排圧（15〜20g）で歯肉縁を側方に押しだすような感覚で挿入していく．圧排糸を深く押し込みすぎると組織を損傷することがあるので要注意である．

[Biologic Widthが確保されたときのクラウンマージンの位置／サルカス内に約0.3〜0.4mm]

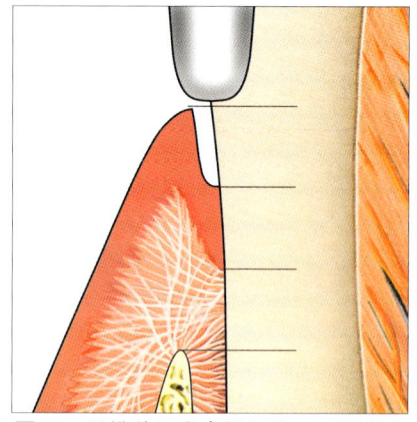

図15　圧排前に歯肉縁にそって形成を行い，歯肉縁上の形成をほぼ完了させる．

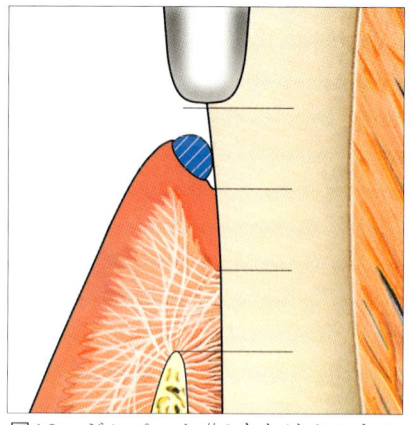

図16　ジンパック#0またはウルトラパック#000の圧排糸で圧排を行うと，0.3〜0.4mm程度根尖側に歯肉が圧排され，歯根が露出する．

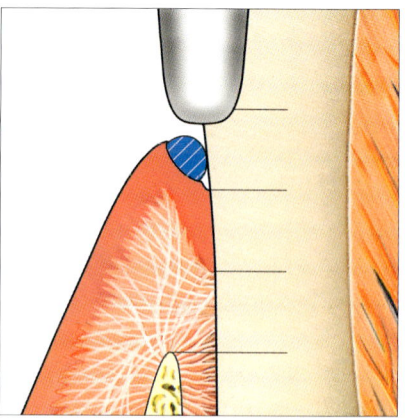

図17　圧排糸を挿入した状態で，歯肉縁上に露出した部分を形成する．

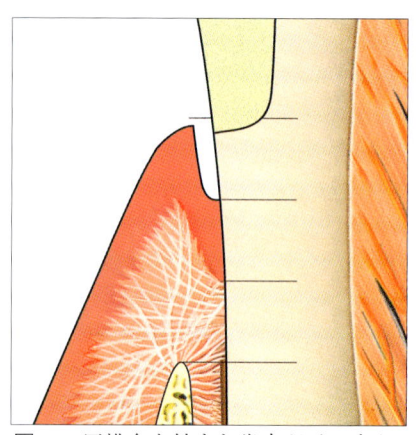

図18　圧排糸を外すと歯肉が元の高さに戻り，サルカス内マージンとなる．

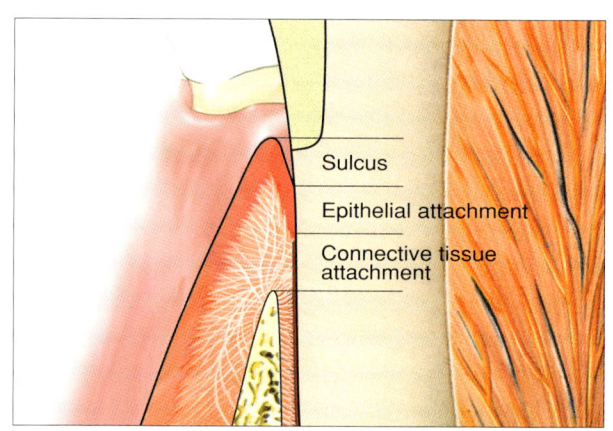

図19　Biologic Widthが確保されたときのクラウンマージンの位置．
　サルカス内マージンは，歯肉縁より根尖側に約0.3〜0.4mm，骨頂より約2.5mmの位置になる．歯肉縁からサルカス底までは約1mmである．

　圧排糸を挿入して歯肉を排除し，縁上に露出した歯牙を歯肉縁の位置まで形成すると，サルカス内に約0.3〜0.4mmの深さでマージンラインを設定することができる（図15〜19）．Biologic Widthが確立しているので，術後に心配される歯肉退縮によるマージン露出のリスクは低いと考えられ，浅いマージンラインは審美性と清掃性のバランスのとれた長期的予後を期待できる条件であると思われる．

[Biologic Widthの確立を確認できない場合]

　歯周外科を行わず，骨レベルが確認できていないが，歯周組織が健康でBiologic Widthが確立していると思われる場合（サルカスは1〜2mmの浅い状態）は，サルカス内のやや深い位置（0.5〜0.7mm）にマージンラインを設定する．さらにBiologic Widthの存在が不明確（図20）で，深いサルカス（2〜3mm），長い上皮性付着が残存する場合は，歯肉辺縁の位置が不安定になり，術後の歯肉退縮のリスクが高いため，将来マージンが露出する可能性のあることを患者に認識してもらったうえで治療を進めた方がよい．この際，細い圧排糸で圧排しようとしても圧排糸が完全に歯肉縁より根尖側に入り込んでしまい，圧排の役目を果たさないため（図21），太目の圧排糸（ウルトラパック#00／図22）を用いるが，サルカスが深いと太い糸を用いても，歯肉を完全に排除することが難しく，歯肉縁よりさらに根尖側を形成す

[Biologic Widthの存在が不明確なとき]

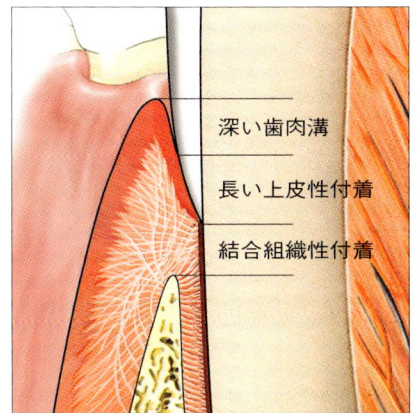

図20 Biologic Widthが不明確な場合の唇側中央部断面模式図.

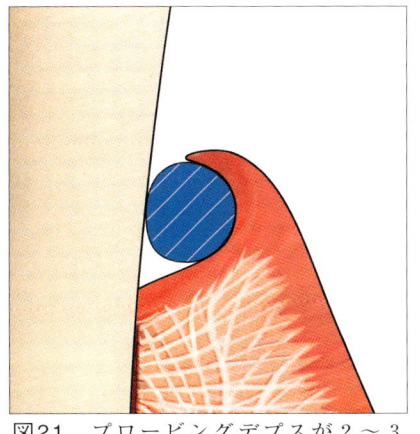

図21 プロービングデプスが2〜3mm程度ある場合，細い圧排糸で圧排すると，圧排糸が完全に歯肉縁より根尖側に入り込んでしまい，圧排の役目を果たさない.

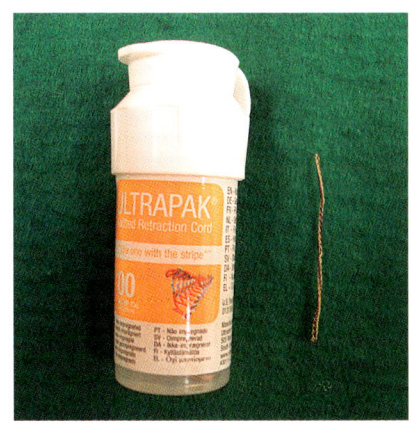

図22 深いサルカスには，太い圧排糸（ウルトラパック＃00）を用いる.

| 図23 | 図24 |

図23 プロービングデプスが2〜3mm程度ある場合，太い圧排糸で圧排することになるが，歯肉圧排を行ってもなお歯肉縁より根尖側を形成しなければならないし，圧排糸を挿入してもバーによる歯肉の損傷を避けるのが難しい.
図24 マージン部の明示のために太い圧排糸を使ったり，二重圧排を行うと押し込む力が強く働き，歯周組織に損傷を与えやすい.

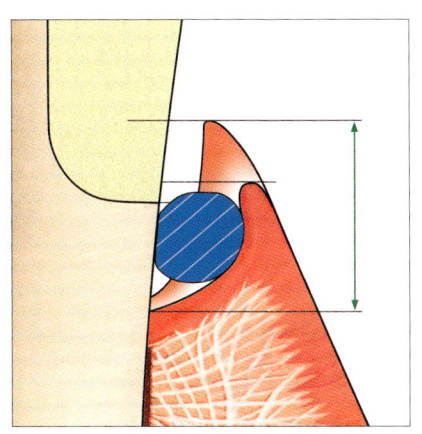

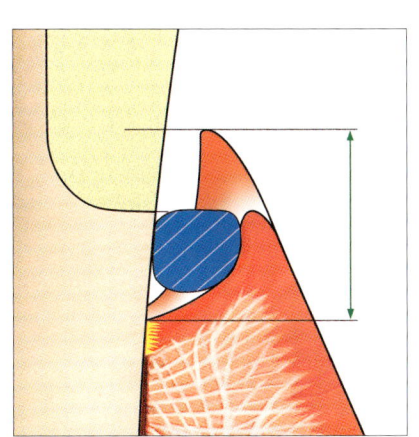

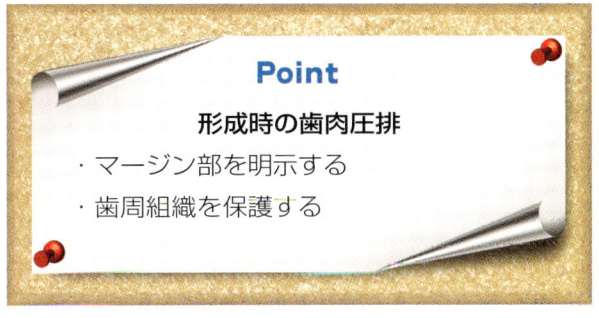

Point
形成時の歯肉圧排
・マージン部を明示する
・歯周組織を保護する

る必要も多いことから歯肉を損傷する恐れがある（図23）．また，太い圧排糸の使用は付着を破壊する恐れがあり（図24），そもそも太い圧排糸が容易に挿入できるような状態は，健康な歯周組織とはいえず，補綴治療を行う環境ではないことが多い．過度の圧排により付着を犯したり，マージンの設定位置を深くしすぎて，清掃が困難にならないよう注意したい．

また，最終形成終了後には，プロビジョナルレストレーションを精密に調整し，患者にはプラークコントロールを十分行うよう指導して，印象時に炎症のない健康な歯肉に整えておくことが重要である．

歯肉圧排：印象時

印象時の歯肉圧排は，歯肉を歯牙の形成限界部から離し，
①マージンラインを明示する

印象採得・精密印象を知る／適合のよい補綴物製作のために

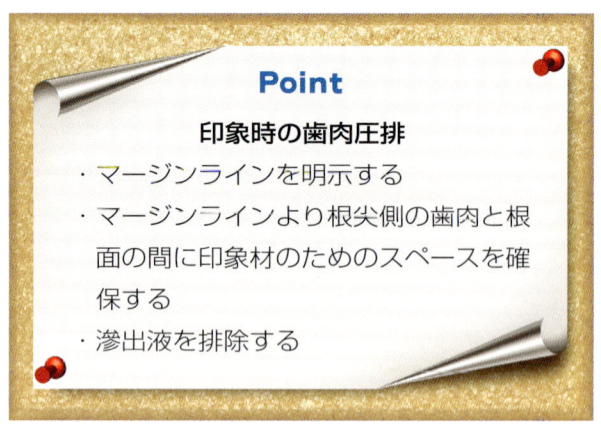

Point
印象時の歯肉圧排
- マージンラインを明示する
- マージンラインより根尖側の歯肉と根面の間に印象材のためのスペースを確保する
- 滲出液を排除する

Point
歯肉圧排時の注意
- 適切な太さの圧排糸を選択する
- 適切な圧（15〜20g）で圧排する
- 圧排しながらマージン部の形成の不備を確認する

［圧排の要領］

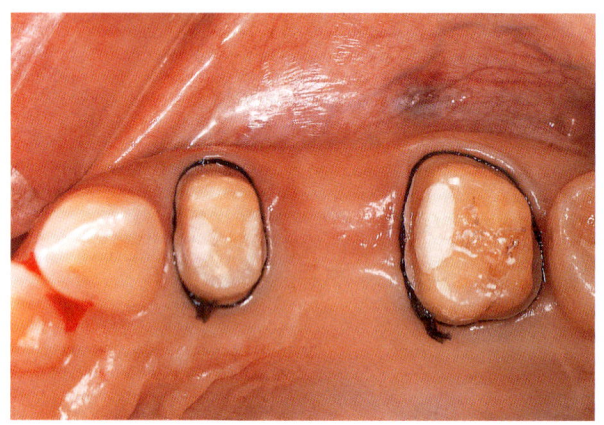

◀図25　黒い圧排糸を用いるとマージン部の確認が行いやすい．

図26｜図27

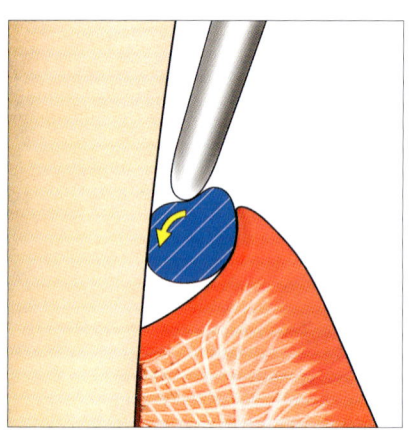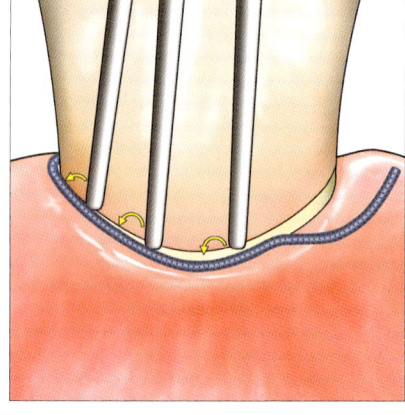

図26　圧排糸を根面に沿わせて回転させるように圧排器を動かすと，圧排糸を挿入しやすい．
図27　圧排糸を挿入していく方向に対して少し逆方向に力を加えながら，順次サルカス内に確実に挿入する．

②マージンラインより根尖側の歯肉と根面との間に印象材が入り込むスペースを確保する
③滲出液を排除する
などを目的に行う．

　通常，最終形成と印象は日を異にすることが多く，印象前の圧排時にマージンラインの設定位置やマージン部の連続性，遊離エナメルの有無などを再度確認し，形成の不備があれば修正した後に印象採得を行う．

最終形成を終了していても，日が変われば意外な不良点が見えてきたり，歯肉辺縁の位置が形成時とは違っていたりすることがあり，このステップにおける確認は重要である．

　形成時と同じく，サルカスの深さに応じて圧排糸の太さを選択し，歯周組織に傷害を与えないように適切な力で圧排することが大切である．

　印象を容易にするために二重圧排を行う場合があるが，圧排糸を二重にすると内側のコードを押さえ

[印象材]

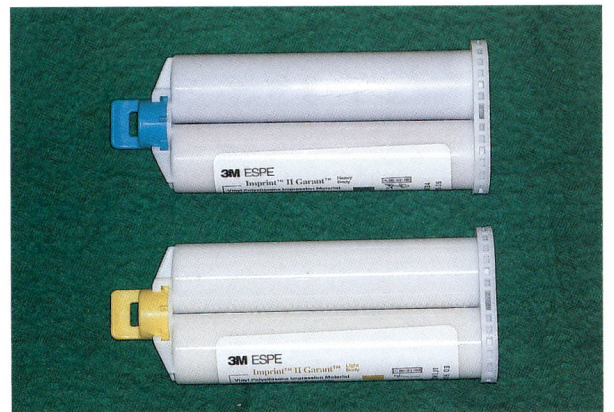

図28 クラウン・ブリッジの精密印象には親水性付加重合型シリコーン印象材（インプリントⅡ：3M ESPE）を用いている．

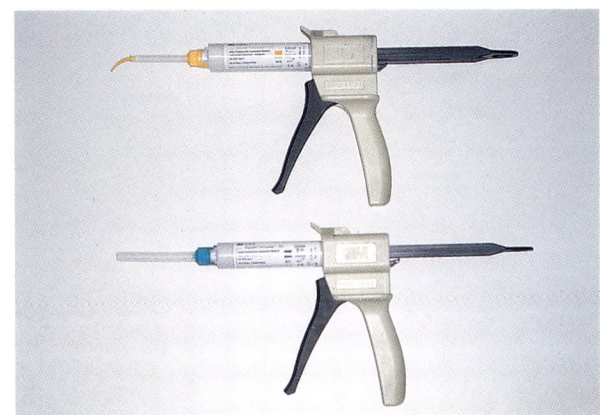

図29 ミキシングチップを有するガンタイプとして使用できる．

すぎる傾向があり，付着の損傷を招く危険性がある．また，Biologic Widthが確立している場合，二重圧排は困難で，圧排糸が容易に2本挿入できる状態は健康なサルカスといえない場合が多い．

圧排の要領

①サルカスの深さに応じて適切な太さの圧排糸を選択する．細すぎると歯肉溝の入り口は閉鎖してしまい，太すぎると圧排糸が歯肉溝から押し出される．場合によっては織り込んだ糸の1本を抜くなどして圧排糸を細くする．白い圧排糸より黒い圧排糸（図25）の方が遊離エナメル質などマージンの確認は行いやすい．

②歯牙全周より少し長めに圧排糸を切り取り，ボスミン（止血剤）で湿らせておく．このとき研究用模型などを参考にするとわかりやすい．

③歯牙周囲を軽く乾燥させるが，有髄歯では乾燥させすぎないように注意が必要である．比較的挿入しやすい隣接面からはじめ，反時計回りに圧排を進める．

　織り込んだ糸がほどけないよう，薄くて幅の狭い圧排器を用いて根面に沿わせて回転させながら，歯肉溝の入り口を押し出すように圧排糸を挿入する（図26）．

　挿入された圧排糸の端を挿入していく方向に対

> **Point**
> **印象材（クラウン・ブリッジ）**
> ・寒天とアルジネート
> ・シリコーンラバー
> ・ポリサルファイドラバー・ポリエーテルラバー
> 　など
> 寸法精度，経時的変化，印象材と石膏との相性，操作性，操作時間，コストなどそれぞれの印象材の特徴を知り，ケースに応じて選択する．

して少し逆方向に動かしながら（図27），残り1/4のところまで進める．この時点で歯牙周囲長を予測し，圧排糸を必要な長さに切り取る．挿入が困難なところでは無理に行わず，圧排糸をごくわずか長めに残して挿入しやすいところから行い，再度挿入しにくい歯肉溝に圧排糸を入れ込む．

④両端の重なる部分が約2mmとなるところで圧排糸の一端を残して挿入を完了する．軽くエアーを当て歯肉溝から圧排糸が押し出されていないかを確認する．

印象採得・精密印象を知る／適合のよい補綴物製作のために

[印象採得用トレー]

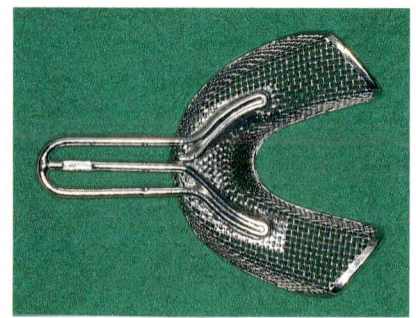

図30　網トレー．
強度的に弱く，精度に不安が残る．

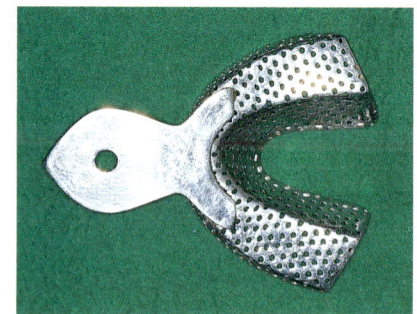

図31　リムロックトレー．
網トレーよりも堅牢なため，印象撤去時に変形が少ない．

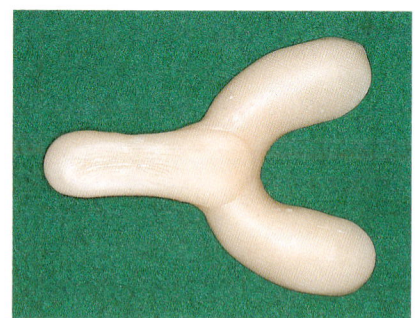

図32　個人トレー．
レジン製で強度やバランスに優れる．反面，製作時間とコストがかかる．

印象採得

印象の精度については，実験的には印象材の種類や印象の方法により多少異なるデータがでている．しかし臨床では歯周組織のコントロール，支台歯形成，歯肉圧排など印象の精度に影響する要因は多く，印象材の種類や印象法はそのファクターの一つとして評価する必要がある．

適合のよい補綴物を製作するためには，印象の精度を左右する作業を確実に行い，採得した印象面のチェックから技工作業も含めた臨床システムを確立することが重要である．

印象材

現在，一般的に最終印象用として用いられている印象材には，寒天，寒天とアルジネートの連合，シリコーンラバーやポリサルファイドラバーなどのラバー系印象材などがある．これらの印象材の再現精度はどれも臨床上問題になるものではないと思われ，支台歯の条件，本数などケースに応じた選択をすることが大切である．また，印象材の使用は印象法と同じく，慣れが大きく影響するため，技工サイドとの関わりも考えながら，印象材を十分使いこなすことが必要となる．

われわれは寸法精度や経時的変化，印象材と石膏との相性，操作性，操作時間などを考慮して，クラウン・ブリッジの精密印象には主に親水性付加重合型シリコーン印象材（インプリントⅡ：3 M ESPE）を用いている（図28）．

この印象材は親水性がよく，高精度で寸法変化が非常に少ないという優れた物性をもつ．操作時間，硬化時間も短く，ミキシングチップを有するガンタイプ（図29）であることから，練和も容易で気泡の少ない均質なペーストを得ることができる．欠点として，口腔内からの印象材の撤去がやや困難であること，改良されてきてはいるもののちぎれやすいこと，高価であることなどが挙げられる．

単冠や小範囲のブリッジで，コストとの兼ね合いも考慮しなければならないケースには，操作性がよく，印象時間も短い寒天＋アルジネート連合印象を行っている．

印象法

印象採得において使用するトレーは，印象材の種類やその目的によって異なる．大きく分けると既製のトレーを用いる場合とレジン製の個人トレーを用いる場合が多い．また，全顎トレーと部分トレーがあるが，インレーなど咬合に影響の少ない小範囲の修復以外は基本的に全顎トレーを用いることが望ましい．

われわれは精密印象を行う場合，全顎的な個人ト

レー（歯列トレー）を使用して，稠度の異なるウォッシュとヘビーボディーによる連合印象1回法を行うことが多い．

［既製トレー］

網トレー（図30）

歯列に合わせて形状を微調整できる．しかし，その反面，強度的に弱く，口腔内より撤去する際に変形してしまう可能性があり，精度的に不安が残る．

リムロックトレー（図31）

網トレーよりも比較的堅牢なため，印象撤去時の変形が少ない．寒天とアルジネートの連合印象を行う場合，トレーの保持孔のみでは維持が弱いため，専用の接着剤が必要である．

［個人トレー］（図32）

レジン製で強度や印象材の量のバランスに優れる．その反面，トレーの製作に時間とコストがかかる．トレーの変形による印象の歪みを防止するために，トレーの厚みは2.5〜3mm確保し，堅牢にしておくことが重要である．また，ラバー系印象材を用いるときは専用の接着剤の塗布が必要である．

印象採得の実際（図33〜64）

［プロビジョナルレストレーションの撤去］

印象採得を行う日には，プロビジョナルレストレーションを外す前に，まず歯肉の炎症の有無，歯肉縁の位置などを確認し，印象採得が行える状態かどうかを評価する．プロビジョナルレストレーションを外し，マージンラインやサルカス内の仮着セメント残存に注意しながら，歯肉を傷つけないように支台歯の清掃を行う．仮着時に支台歯に水溶性の分離材（ソルベース）を塗布しておくと容易にセメント除去を行うことができる．

また，プロビジョナルレストレーションの厚みを測定して，補綴物の形態，色調を適切に再現できるだけの形成量を確保しているかどうかを再確認することも大切である．

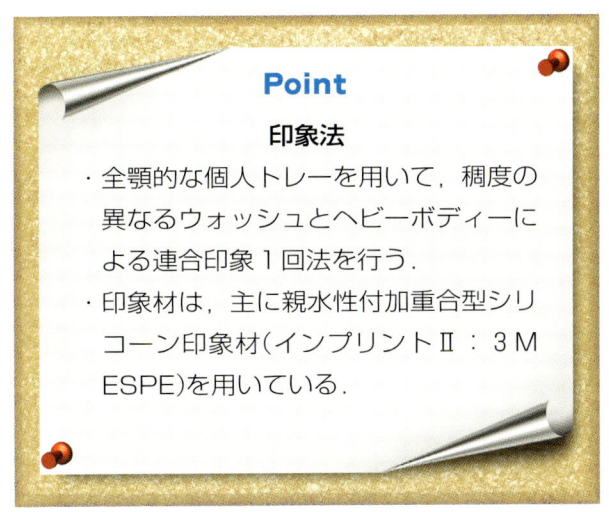

Point
印象法
・全顎的な個人トレーを用いて，稠度の異なるウォッシュとヘビーボディーによる連合印象1回法を行う．
・印象材は，主に親水性付加重合型シリコーン印象材（インプリントⅡ：3M ESPE）を用いている．

［歯肉の圧排］

歯肉圧排を行い，マージン部を明示した後，ボスミンなどの止血薬を浸み込ませたこより状の綿花を用意する．これをマージン部に合わせて支台歯に巻きつけ，湿潤状態で3〜5分間置き，出血や滲出液を抑える．

この間に周囲歯の歯間空隙に対して，ワックスなどでブロックアウトしておく．歯間空隙をブロックアウトすることにより，印象撤去の際に印象材がちぎれたり，変形することを防止できる．

［個人トレーの準備］

個人トレーを試適し，痛みや違和感がないか，トレー辺縁の長さが適切かどうかなどを確認する．顎骨自体のアンダーカットが強い場合はややトレー辺縁の長さを短めにしておくとよい．トレーが適切であれば，トレーに専用の接着剤を内面だけでなく，トレー辺縁から外面2〜3mmの範囲まで薄く均一に塗布する．

［圧排糸の除去］

口腔内の防湿，乾燥を行い，印象直前にゆっくり圧排糸を外す．このとき，圧排糸はまだ，湿潤状態にしておく．圧排糸を外す前からマージン部を乾燥させると，外す操作によって上皮を剥離し，出血を招く恐れがある．

圧排糸を外した後，マージン部を弱いエアーブ

[印象採得の実際]

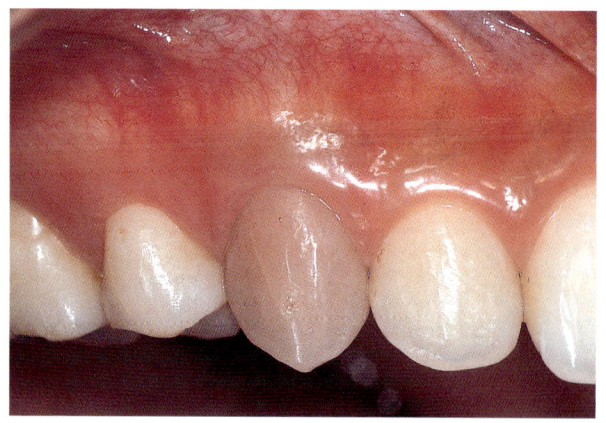

図33　形成前の状態.
　サルカスは唇舌側で約1mm，隣接面で約2mmと浅く，Biologic Widthが確立していると判断した．

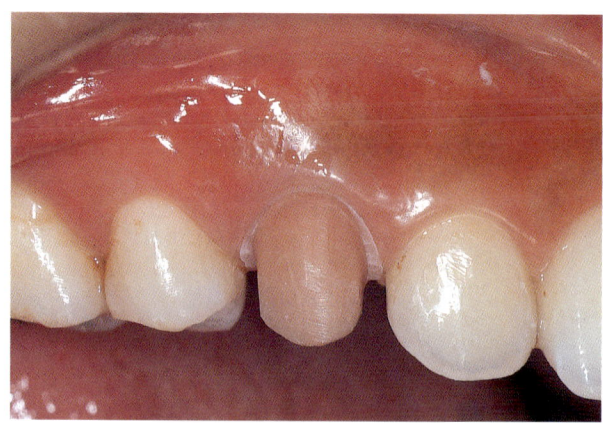

図34　歯肉縁まで概形成を行う．

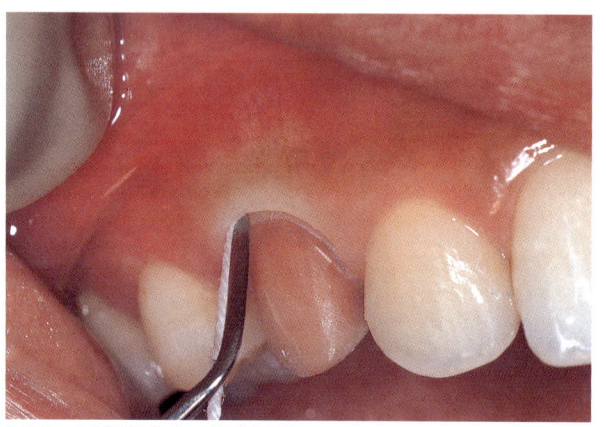

図35　最終形成前の歯肉圧排.
　歯周組織を損傷しないよう配慮する．

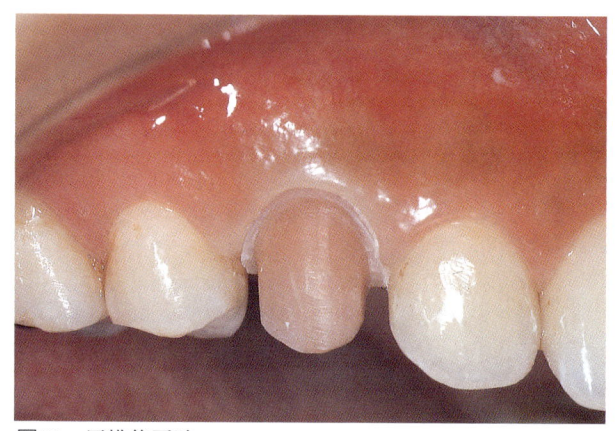

図36　圧排終了時.
　歯肉縁上にサルカス内の歯面が露出している．

ローで乾燥させる．

[ウォッシュの注入]

　チップの先端をマージン部に沿わせながら，マージン直下の歯肉と根面との間のスペースにウォッシュを注入していく．通常，隣接面部から注入し，印象材の継ぎ目が少なくなるよう，支台歯周囲を一周させる．

　ミキシングチップを装着したガンタイプで直接注入してもよいが，注入の感覚がつかみやすく，操作性がよいシリンジを利用することも効果的である．

[印象材を盛ったトレーを歯列に圧接]

　支台歯軸面から咬合面および周囲歯咬合面にウォッシュを注入している間に，ヘビーボディを気泡を入れないように注意しながらトレーに盛り，ウォッシュを注入後，歯列に圧接する．印象材が咽頭部へ流れないように，トレーを後方から前方へと圧を加える．

　印象材の硬化まで確実にトレーを保持し，硬化後はトレーの片側一か所にごくわずかに隙間をつくって空気を入れ，そこからゆっくりと撤去する．急激に撤去したり，無理矢理撤去を行うと印象材がサルカス内にちぎれて残ったり，歪んだりするため注意が必要である．

　印象する支台歯の数が多いと，かなり手際よく印象操作を行わなければならない．唾液のコントロール，舌の動きや嘔吐反射の抑制など印象作業を困難にする要因は多いが，表面麻酔や浸潤麻酔を効果的に利用し，衛生士とのバキューム操作や乾燥操作に熟練すれば，失敗の少ない印象採得が可能になるであろう．

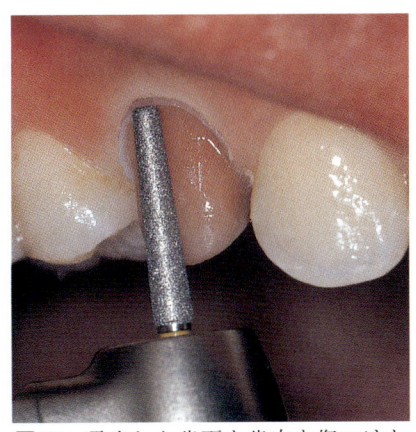
図37 露出した歯面を歯肉を傷つけないように注意しながら形成する.

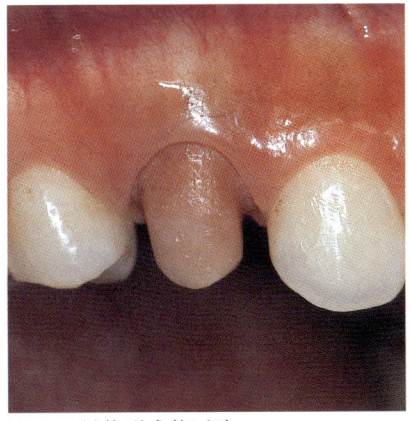
図38 最終形成終了時.
サルカス内0.5～0.7mmの位置にマージンを設定した.

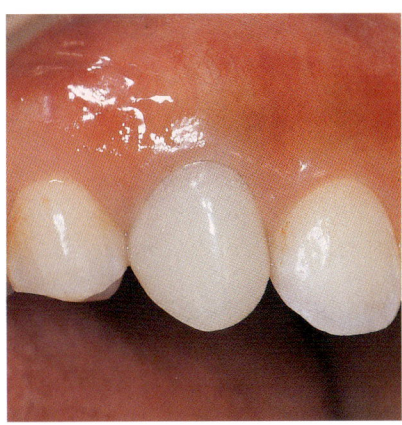
図39 プロビジョナルレストレーションを最終補綴物の道標になるよう精密に調整する.

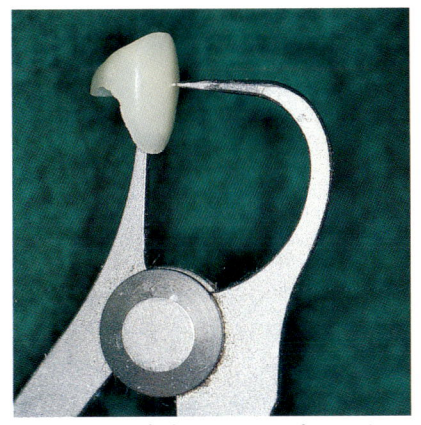
図40 プロビジョナルレストレーションの厚みを測定し，支台歯の削除量を確認する.

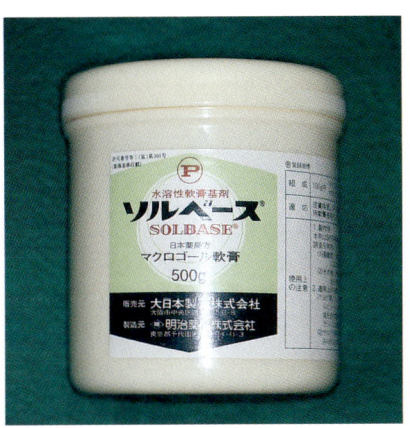
図41 仮着時に水溶性分離材を塗布しておくと印象前の支台歯のセメント除去が容易である.

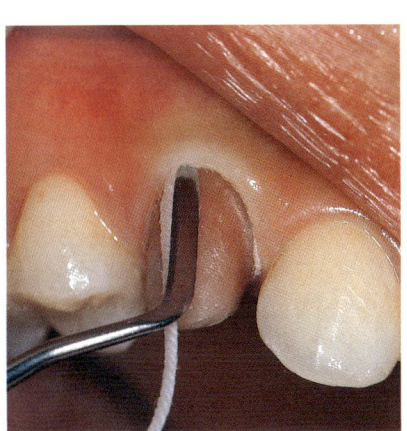
図42 印象前の歯肉圧排.
歯周組織は良好にコントロールされ，歯肉の炎症は見られない.

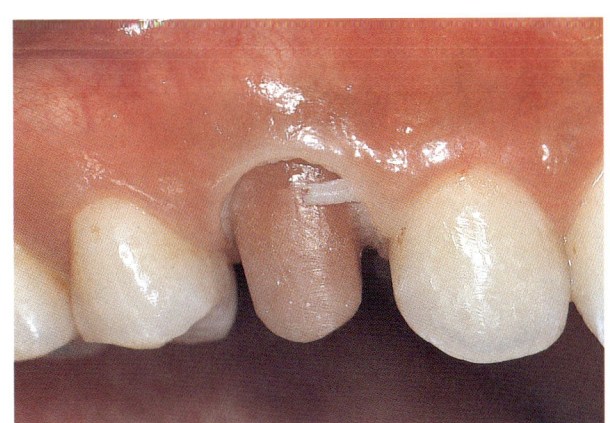
図43 圧排終了時.
マージンラインの位置や連続性など，形成の不備がないかを確認する.

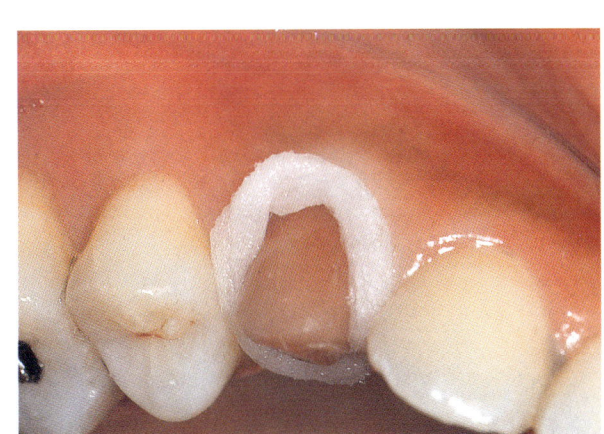
図44 ボスミン（止血剤）をしみこませたこより状の綿花をマージン周囲に巻きつけ，出血や滲出液を抑える.

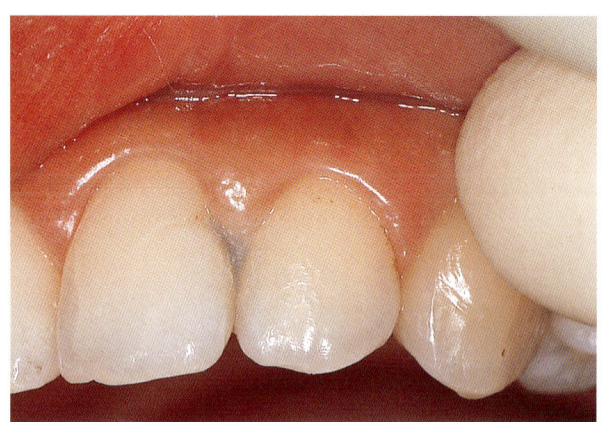

図45　歯間部の鼓形空隙をブロックアウトする．

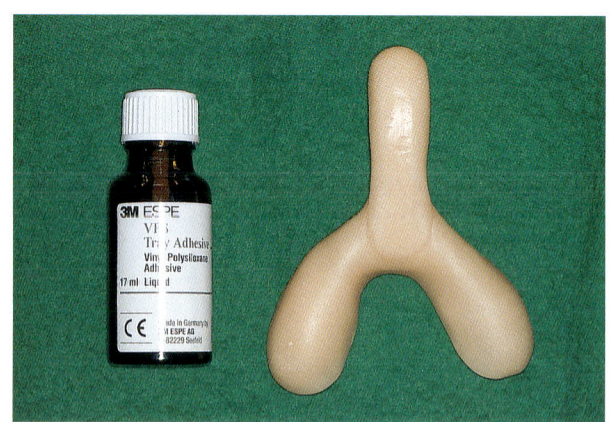

図46　個人トレーと専用の接着剤．

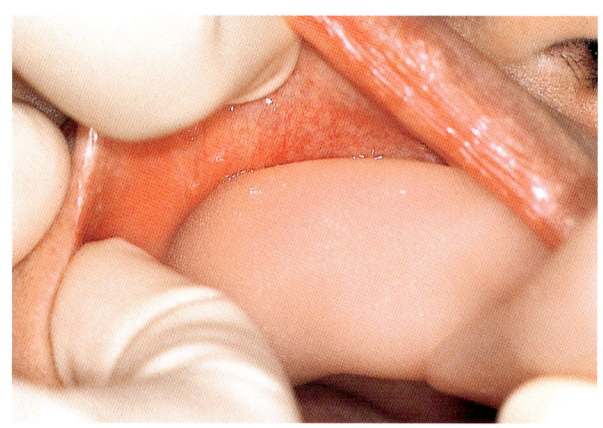

図47　個人トレーの試適．
　トレーの挿入時に痛みや不快感がないことを確認する．辺縁の長さが適切か，トレーが歯牙や顎堤，骨隆起などに当たっていないかなどをチェックする．

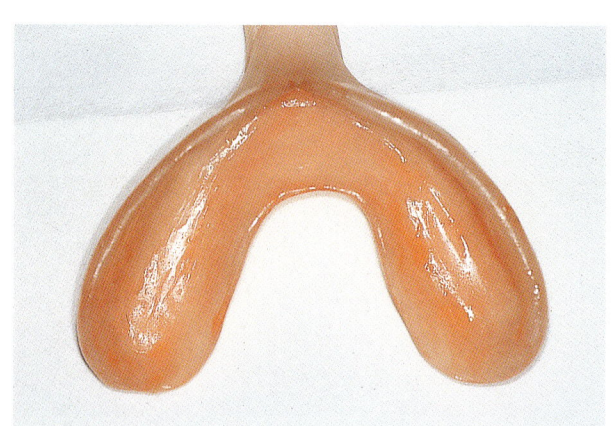

図48　トレーの内面と外面2～3mmの範囲に接着剤を薄く均等に塗布する．

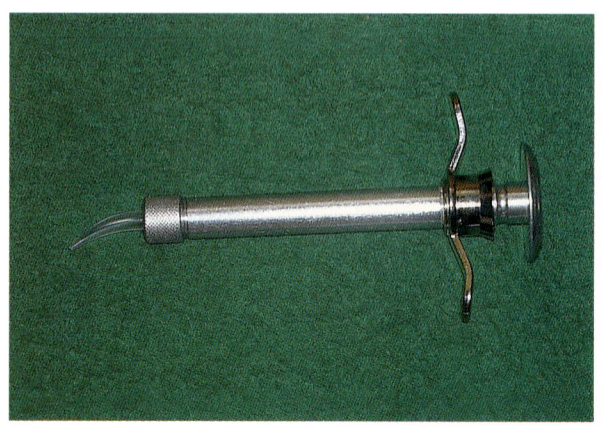

図49　インジェクション（ウォッシュ）注入にシリンジを用いると，注入の感覚がつかみやすく操作性もよい．

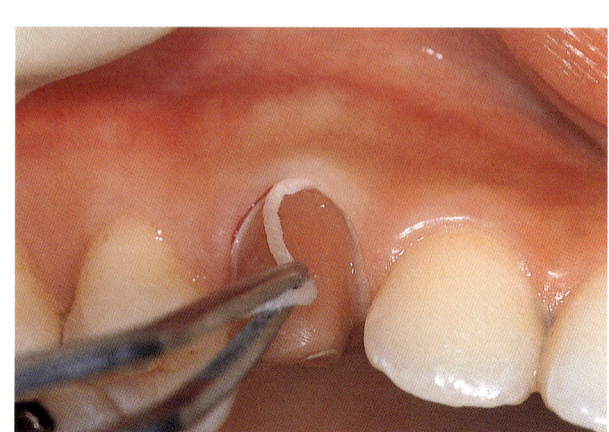

図50　印象直前にゆっくり圧排糸を外していく．このとき圧排糸はまだ湿潤状態にしておく．

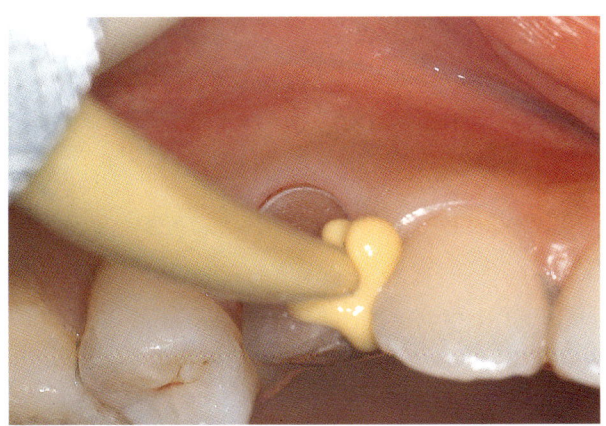

図51　圧排糸を外してマージン部を弱いエアーブローで乾燥させる．チップをマージン部に沿わせながら根面と歯肉のスペースにウォッシュを注入していく．

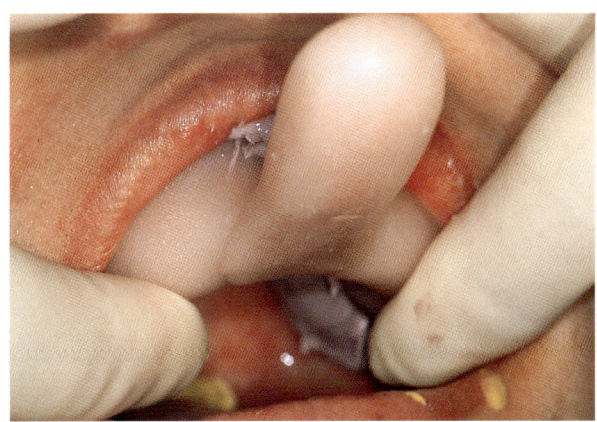

図52　支台歯周囲にウォッシュを注入した後，ヘビーボディーを盛ったトレーを圧接する．

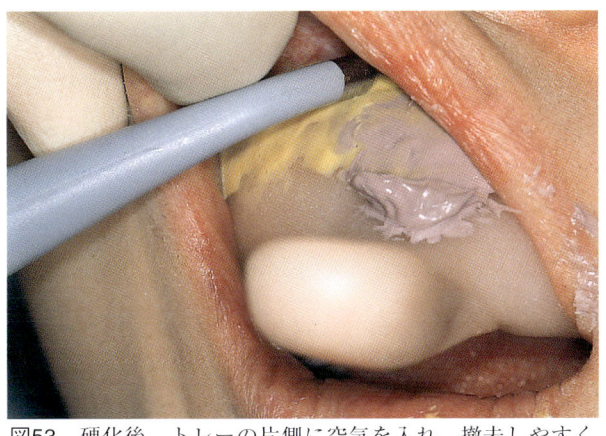

図53　硬化後，トレーの片側に空気を入れ，撤去しやすくする．

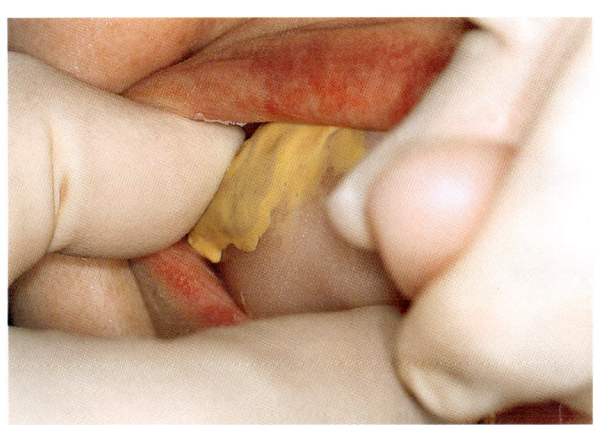

図54　トレーの撤去はゆっくり行う．印象材が変形したり，ちぎれないように注意する．

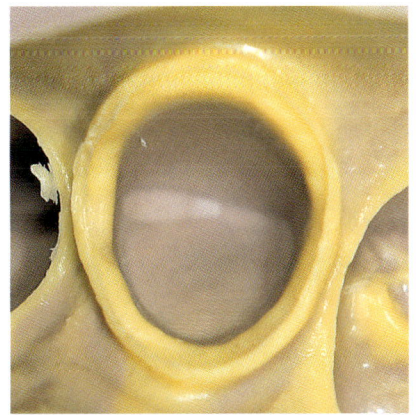

図55　マージン部の精密な再現だけでなく，直下の根面の情報は補綴物に天然歯が持つ自然なプロファイルを適切に付与するために大変重要である．

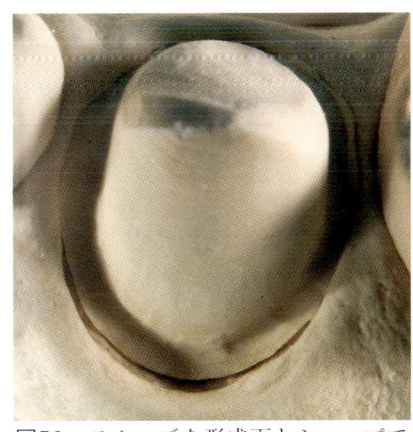

図56　スムーズな形成面とシャープで連続したマージンラインが精確に再現されている．

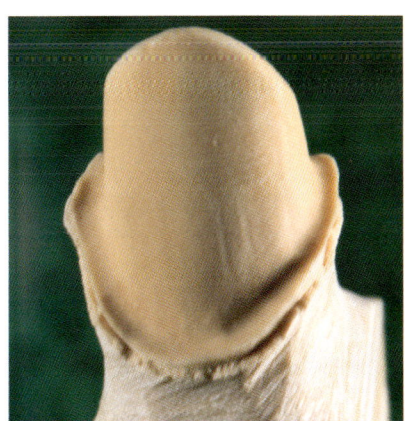

図57　マージン直下の印象がきっちり採得できているため，粗トリミングの作業は比較的容易に行える．

印象採得・精密印象を知る／適合のよい補綴物製作のために

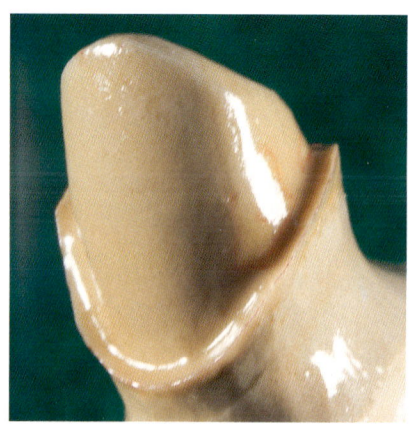

図58　必要であれば微小なアンダーカットや気泡を修正し，コーティングを施す．

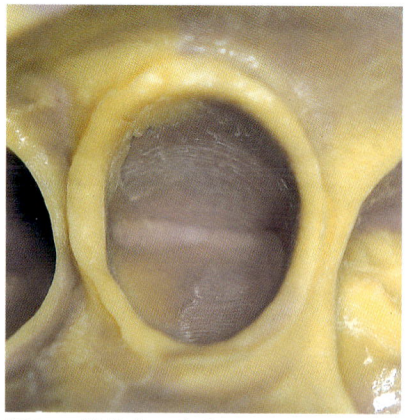

図59　滲出液，出血のコントロール，圧接のタイミングなどに不備があれば印象面にしわやなめられが生じてしまう．

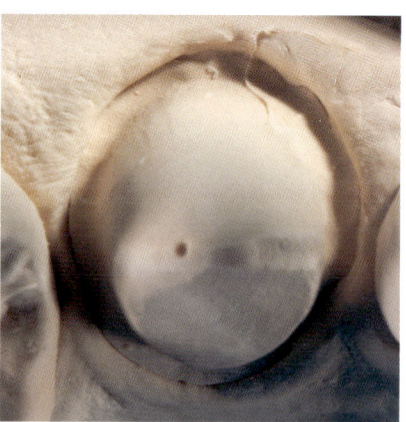

図60　図59の印象に石膏を注入した．マージンラインは不明瞭で，原型＝模型となっていない．

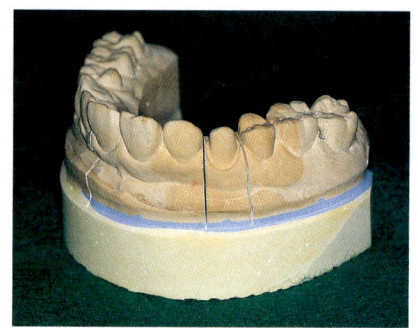

図61　作業模型の完成．
　印象材との相性や模型の精度を考慮し，一次石膏（支台）にはGCニューフジロック（超硬石膏），二次石膏（接合面）にウィップミックスレジンロック（超硬石膏），三次石膏（土台）にGCニュープラストーン（硬石膏）を用いている．

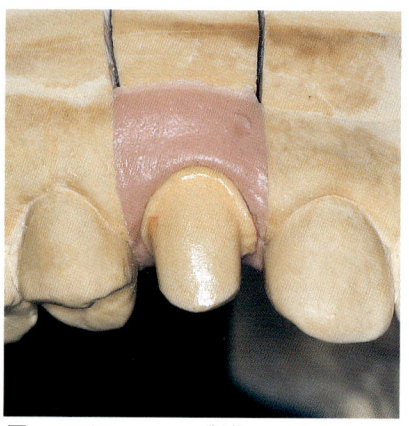

図62　ガムマスクの製作．
　トリミングした歯肉形態を回復し，補綴物と歯肉との調和をはかるようにする．

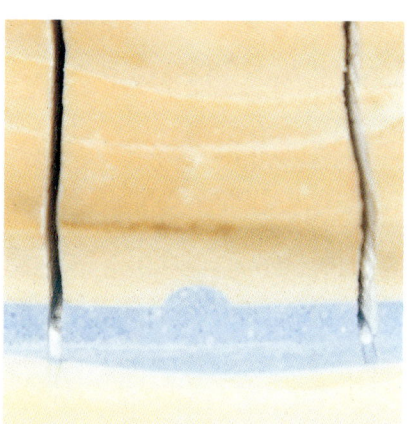

図63　支台歯模型が確実に作業模型内に復位する精密度が重要である．

▶図64　最終補綴物装着時．
　原型＝模型を追求し，適合性の高い修復処置が行えた．
　高い適合性を得るためにインビジブルメタルマージンで仕上げている．

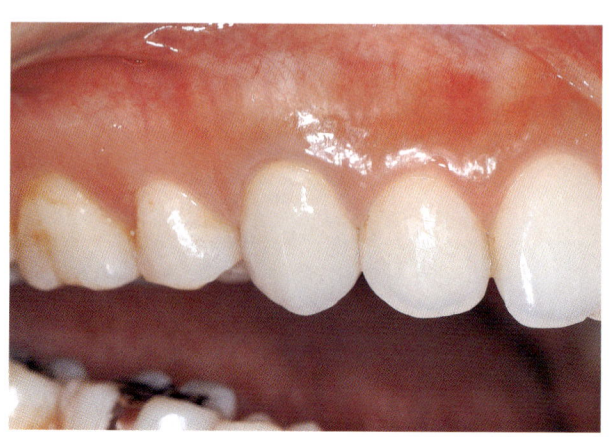

[印象チェック]

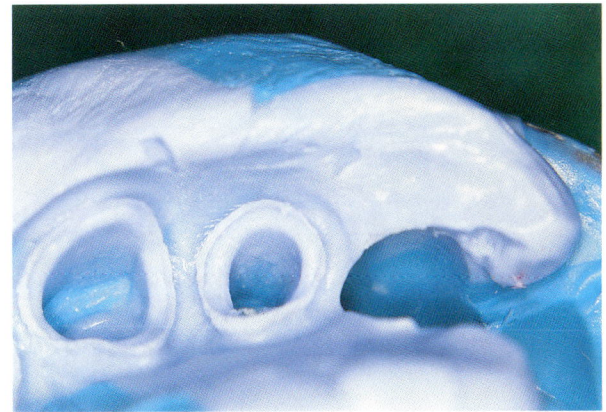

図65　マージンラインだけでなく，マージン直下の根面も正確に印象採得することが重要である．

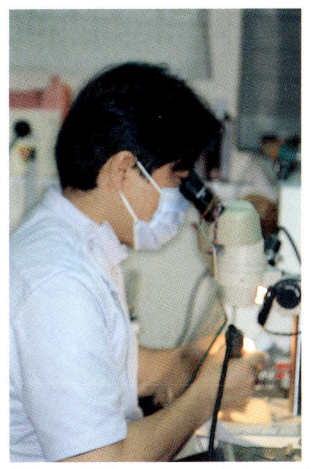

図66　印象のチェックおよび精密なラボワークはマイクロスコープによる拡大下で行う．

印象チェック

口腔内から印象を撤去したら，唾液や出血などを水洗し，印象面のチェックを行う．マージン部の適合精度を高め，天然歯のもつ自然なエマージェンスプロファイルを適切に与えるためには，マージン部の精密な再現だけでなく，マージンライン直下の根面の情報が必要である（図65）．

[マイクロスコープによる印象の観察]

気泡，面荒れ，なめられ，ちぎれなどの印象欠陥の有無やマージンラインの連続性などの形成の良否をマイクロスコープを用いて注意深く観察する（図66）．肉眼では確認できない微小な欠陥も，マイクロスコープで10〜15倍に拡大することにより発見することができる．

この印象のチェックは補綴物を製作する技工士が行う方が望ましい．『原型＝模型』を達成するために，診療室サイドが行うべき作業が確実になされたかどうかを技工士が厳しい目で確認し，クリアできればその後の責任はラボサイドに移行する．

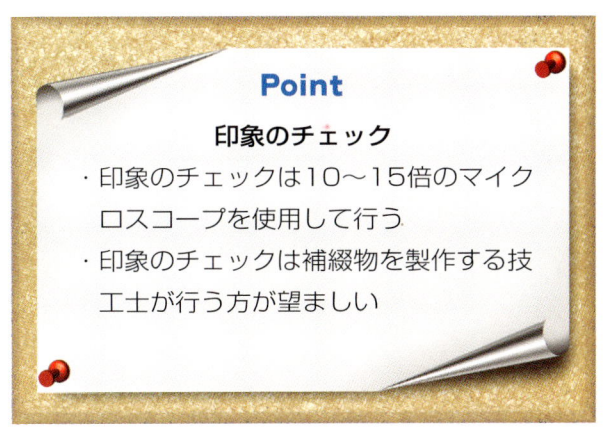

Point
印象のチェック
・印象のチェックは10〜15倍のマイクロスコープを使用して行う
・印象のチェックは補綴物を製作する技工士が行う方が望ましい

印象面のチェックポイント

○印象材のトレーからの剥がれはないか

トレーの外面をとくに観察し，既製トレーであれば維持部に印象材が確実に絡んでいるか，内部に大きな気泡がないかを確認する（図67）．個人トレーでは光に透かせて内部気泡を確認し，さらに内面の疑わしい箇所をインスツルメントで直接軽くつついてみる．

○気泡はないか

印象材練和時の空気の巻き込み（図68），一次印象と二次印象が合わさる時の空気の混入（図69），咬合面など複雑な部分に印象材が接触する際の空気の巻き込み，などが気泡の原因である．

○しわはないか

ウォッシュである寒天やシリコーンインジェクションを支台歯マージン部へ注入する際の開始点と

印象採得・精密印象を知る／適合のよい補綴物製作のために

[印象面のチェックポイント]

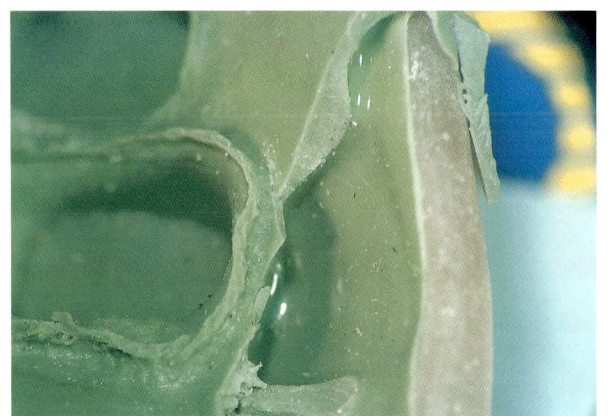
図67 内部に大きな気泡がないかを確認する．

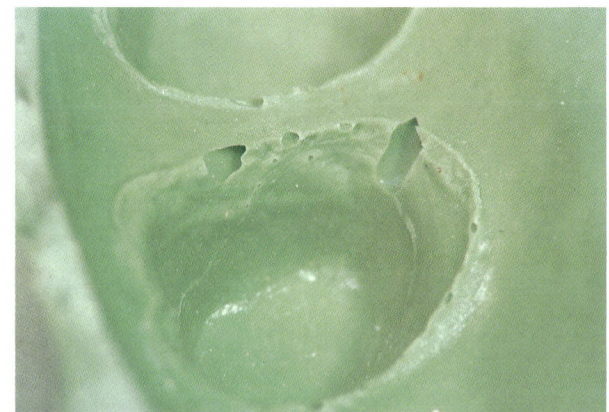
図68 印象材練和時に空気を巻き込んでいる．

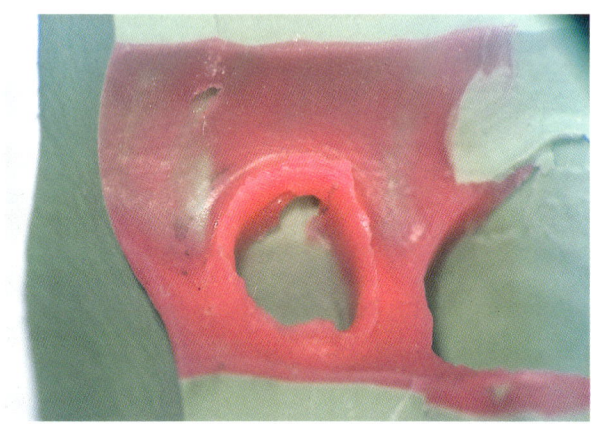
図69 一次印象と二次印象が合わさるときに空気が混入している．

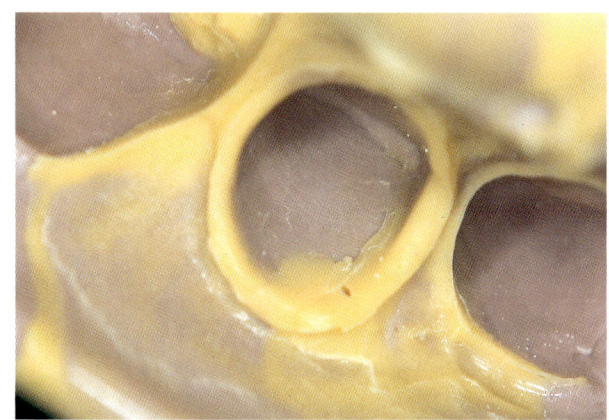
図70 一次印象と二次印象の馴染みが悪い場合，移行部分に段差のようなしわができる．

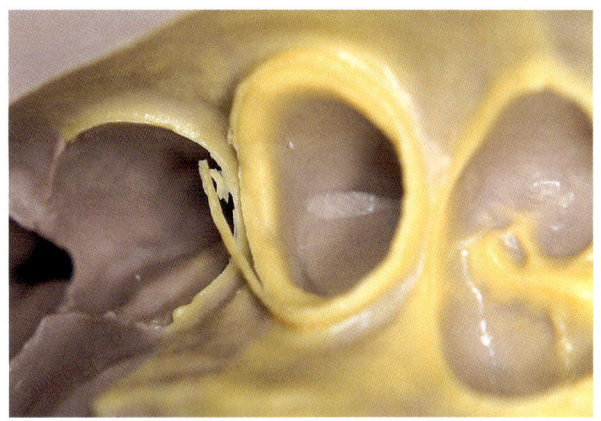
図71 マージン部のエッジがシャープに形成されるほど，マージン縁下の印象部分が印象撤去時にちぎれやすい．

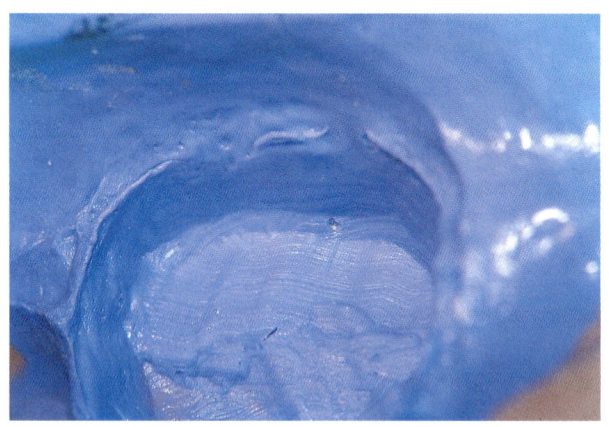
図72 マージン付近では，印象材が硬化する途中で粘膜からの滲出液によって押し戻されたり，はじかれたりすると印象の細部が丸くなめられたようになる．

終了点との合わせ目やウォッシュとベビーボディのなじみが悪い場合，移行部分に段差のようなしわが生じる（図70）．また，硬化し始めている印象材で強引に印象採得した際も波打ったようなしわが生じる．

○ちぎれはないか

支台歯マージン部のエッジが鮮明に形成されているほど，そこにつながるマージン縁下の印象部分が印象撤去時にちぎれてしまう（図71）．また，下部鼓形空隙が大きい場合，ブロックアウトせずに印象

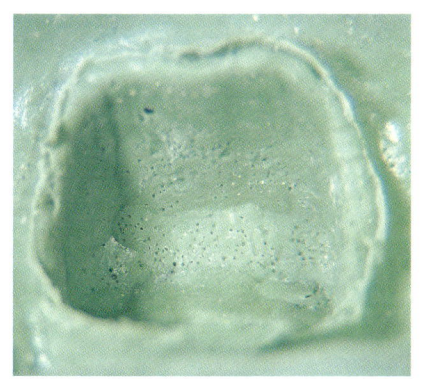
図73 印象材の練和や重合不足による化学的な面荒れを起こしている.

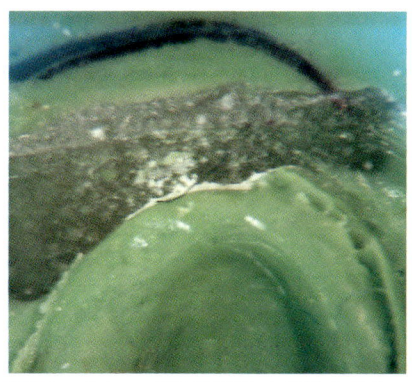
図74 トレーが歯牙に強く接触すると，歯牙が動いて口腔内と模型の位置関係が狂う.

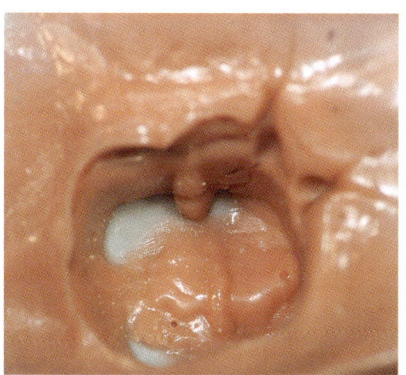
図75 シリコーンラバー印象で，一次印象にパテタイプを使用した場合も，歯牙・粘膜が一次印象面にあたっているとリバウンドの可能性が高い.

採得すると，唇頰側からと舌側からの印象材が空隙内でつながってしまう．印象撤去時に引きちぎられるので印象の変形につながる．

○なめられはないか

とくに支台歯マージン付近で印象材が硬化する途中に，粘膜組織から滲み出る血液や滲出液に押し戻されたり，はじかれたりすると印象の細部が丸くなり（なめられ／図72），印象再現性は著しく低下する．

○面荒れはないか

練和や重合の不足による化学的な面荒れ（図73），歯牙表面に仮着セメントやレジンなどの異物が付着している物理的な面荒れ，などがある．ほかに側方傾斜の強い歯牙の場合は，印象の着脱方向と歯軸方向があまりに異なると，歯牙先端が印象内面を強くこすってしまい面が荒れることがある．

○歯牙・粘膜へのトレーの接触はないか

トレーが歯牙に強く接触した場合（図74），歯牙が動いてしまい口腔内と石膏模型の位置関係が狂う（とくに前歯部のフレアアウトに注意）．また粘膜にトレーが接触した場合にはリバウンドが起こり位置関係が変わることがある．同様にシリコーンラバー印象で一次印象にパテタイプを使用した場合も，歯牙・粘膜が一次印象面に当たっているとリバウンドの可能性が高い（図75）．

○印象材が適切な状態で圧接されているか

印象操作が遅れ，印象材が初期硬化が進み始めた状態で口腔内に圧接された場合，寒天－アルジネートであればヒビ割れ・剥がれが，シリコーンラバー

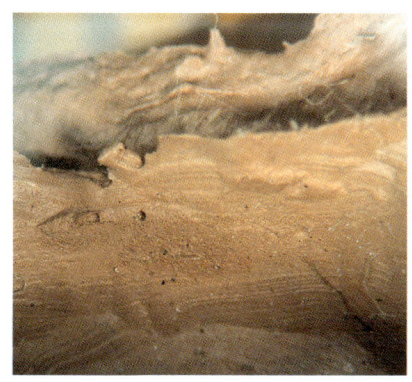
図76 不明瞭なマージンラインや凹凸の多い形成面には精度の高い適合は望めない.

であれば異様な伸びや印象が浅いといった現象が起こる．

○支台歯の形成状態は適切か

形成面やマージンラインの仕上げに不備がある（図76），遊離エナメルがある，マージンラインが歯肉縁下に納まっていない，多数歯の場合は支台歯同士の平行性がとれていない，など印象ではなく支台歯形成自体に問題がある場合は再形成が必要となる．

しかし，印象の欠陥は見てチェックできるものといくらマイクロスコープで拡大して見てもわからないものがある．印象全体の歪みはもちろん，部分的な歪みも相当変形が大きくなければ発見することはできない．

そのような欠陥が生じないようにするために，
①形成面をスムーズに仕上げる
②アンダーカットのない形成を行う
③適合のよい堅牢なトレーを使用する
④トレーに接着剤を正しく塗布する

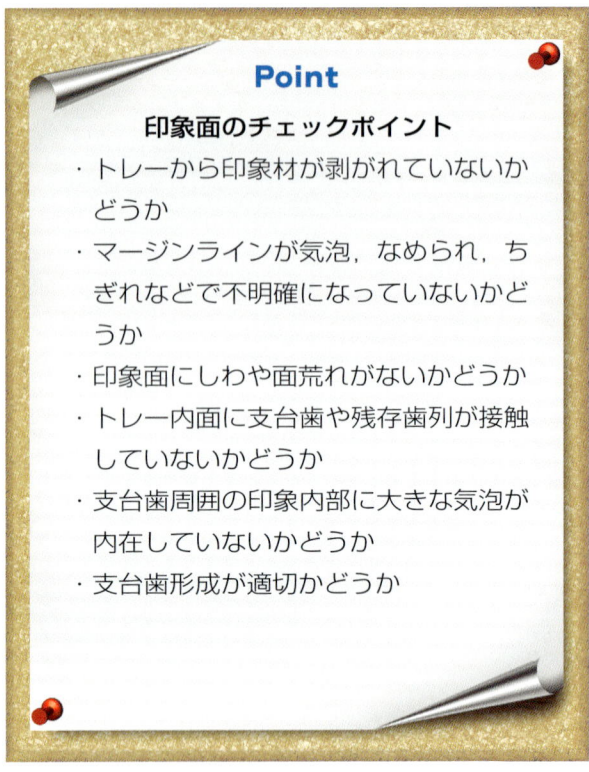

> **Point**
> **印象面のチェックポイント**
> ・トレーから印象材が剝がれていないかどうか
> ・マージンラインが気泡，なめられ，ちぎれなどで不明確になっていないかどうか
> ・印象面にしわや面荒れがないかどうか
> ・トレー内面に支台歯や残存歯列が接触していないかどうか
> ・支台歯周囲の印象内部に大きな気泡が内在していないかどうか
> ・支台歯形成が適切かどうか

> **Point**
> **印象時の注意**
> 印象はマイクロスコープでのチェックも重要であるが，拡大しても見えない印象の歪みを生じさせないように工夫することが大切である
> ・形成面をスムーズに仕上げる
> ・アンダーカットのない形成を行う
> ・適合のよい堅牢なトレーを使用する
> ・トレーに接着剤を正しく塗布する
> ・残存歯の歯間空隙を適切にブロックアウトする．
> ・顎骨のアンダーカットをつかまない
> ・印象材内部に気泡を混入させない

[再印象]

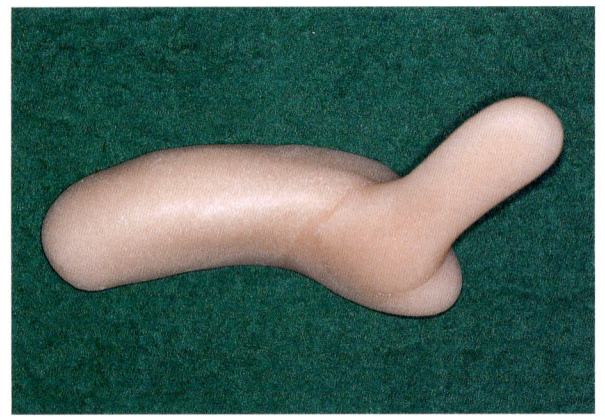

図77 印象の不備な歯牙を再印象するための部分トレー．

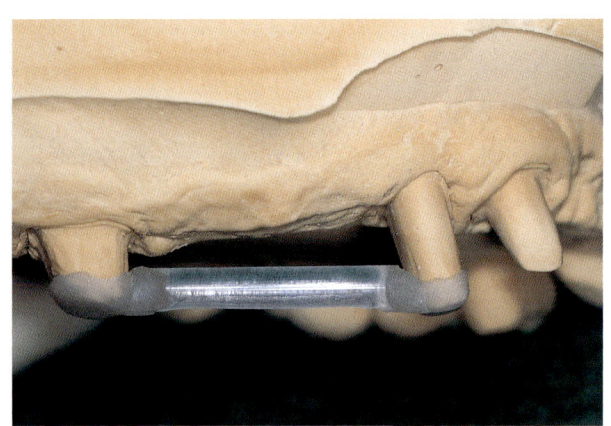

図78a 咬合採得用レジンシェル（支台歯用）．

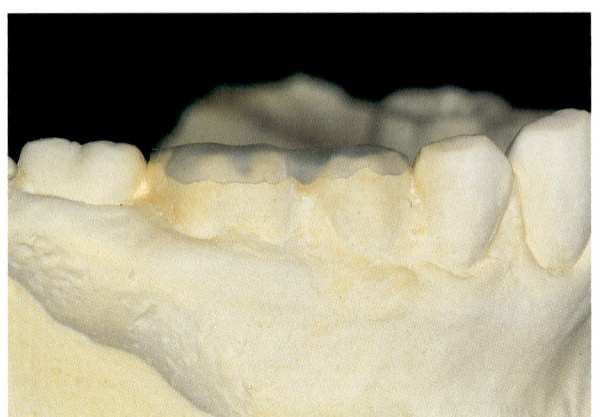

図78b 咬合採得用レジンシェル（対合歯用）．

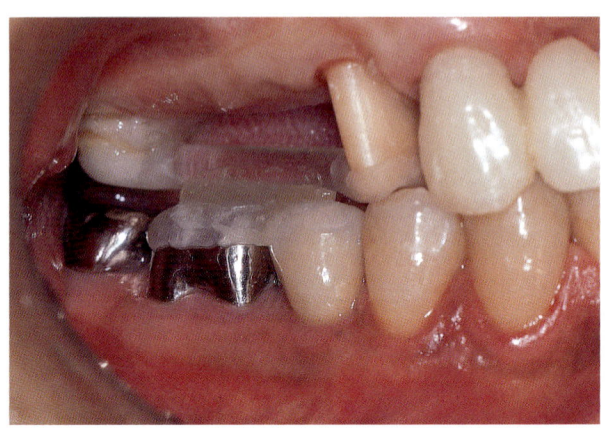

図79 再印象と同日に咬合採得用レジンシェルを用いて咬合採得を行う．

[対合歯の印象]

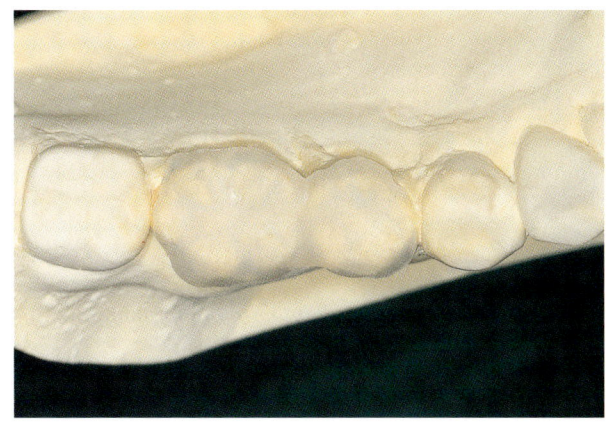 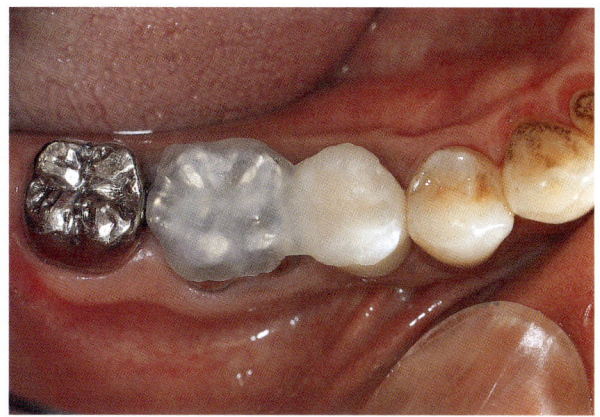

図80, 81 咬合採得用のレジンシェルの適合度により,対合歯の歪みの有無がチェックできる.

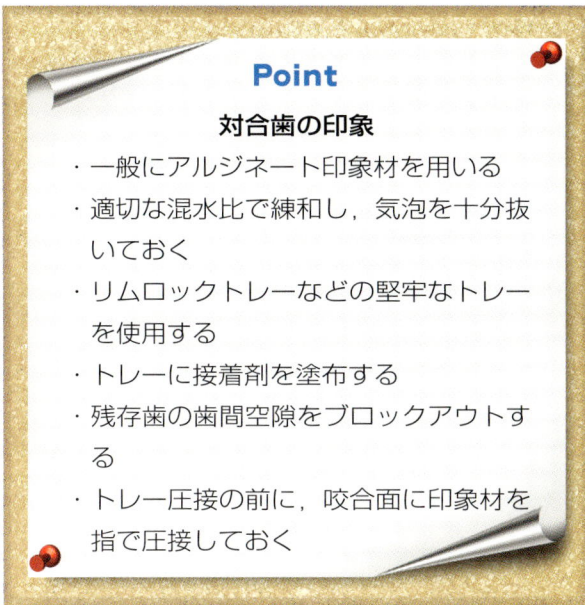

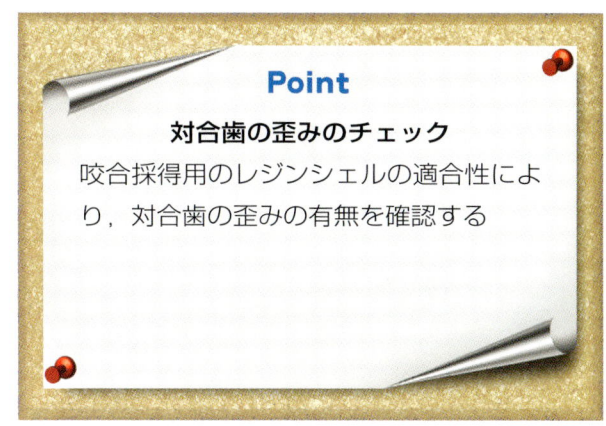

⑤残存歯の歯間空隙を適切にブロックアウトする
⑥顎骨のアンダーカットをつかまない
⑦印象材内部に気泡を混入させない
ことなどに配慮する.

再印象

上記のようにさまざまな注意を払っても,印象採得をいつも成功裡に収めることができるとは限らない.とくに,多数歯を一度にすべて完全な状態で印象することは難しい.作業模型は一つの方が都合がよいため,できるだけ一つの印象で模型を製作したいが,再度,全顎印象を行っても,すべて完全に印象できる保証はない.そこで,われわれは部分トレー(図77)により印象の不備な歯牙を部分的に再印象する方法を採用している.

印象チェックの結果,不備が認められた支台歯は,次回来院時に部分トレーを用いて再印象する.ラボサイドでは,印象の不備な支台歯を含めた作業模型を作製するとともに,咬合採得用のレジンシェル(図78, 79)と再印象用の部分トレーを用意しておく.部分トレーで再印象された支台歯はラボサイドで,ダイの付け替え作業を行うことにより作業模型内に含まれ,一つの作業模型での技工作業が可能になる.

対合歯の印象

対合歯の印象は通常,アルジネート印象材を用いる.支台歯の印象は精密印象であることからかなり慎重に採得している場合でも,対合歯の印象は軽視

[下顎臼歯部の印象採得]

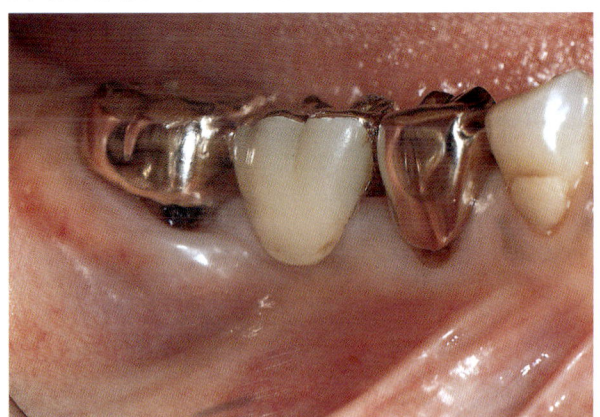

図82 不適合補綴物の影響により，マージン直下にカリエス（歯肉縁下カリエス）が再発している．口腔前庭は浅く，付着歯肉の不足に伴う歯肉退縮も認められる．

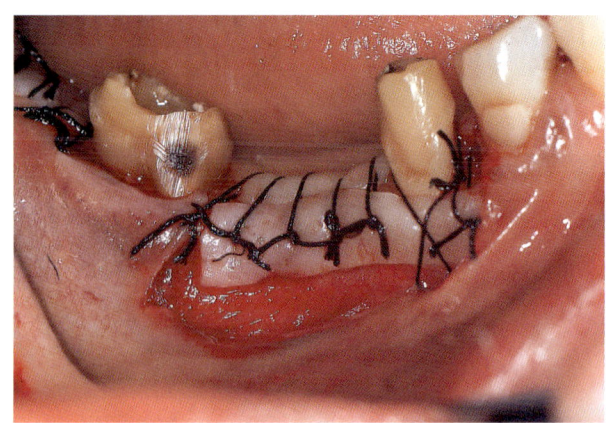

図83 歯肉縁下カリエスの改善と，付着歯肉の獲得のために歯周外科処置を行う．

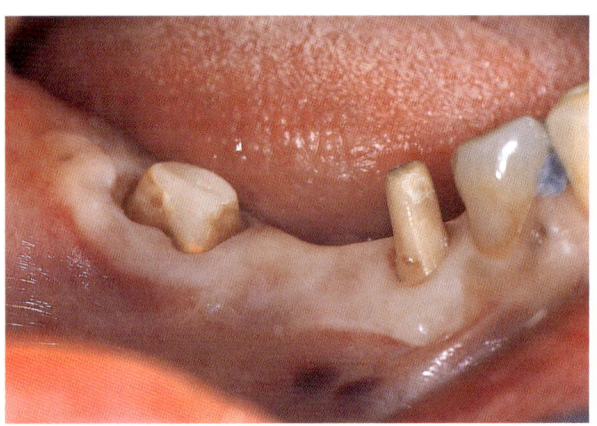

図84 歯周組織を整え，補綴治療が行える環境を確立する．

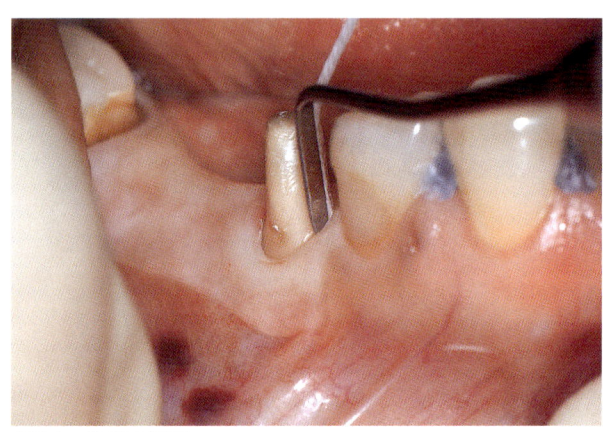

図85 歯肉の圧排．

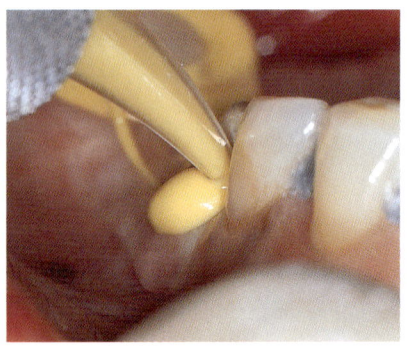

図86 印象採得．

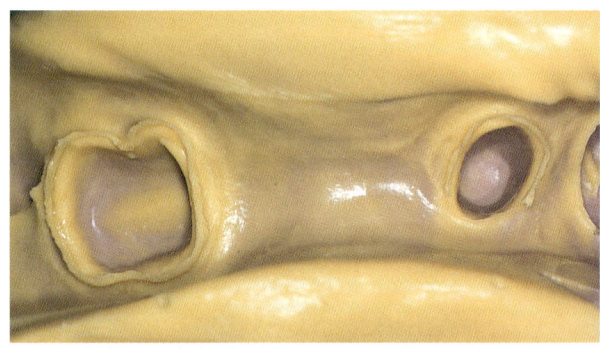

図87 採得した印象面．

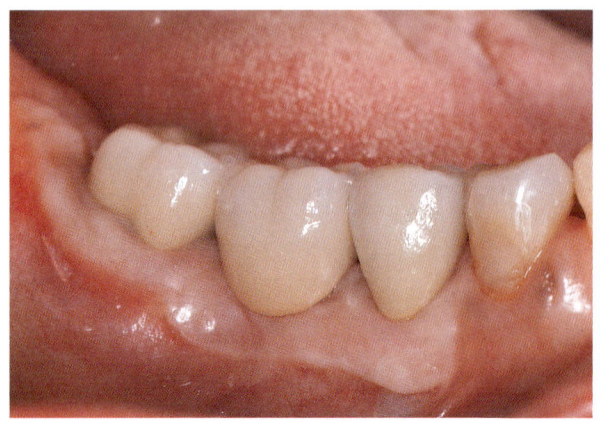

図88 最終補綴物装着時．

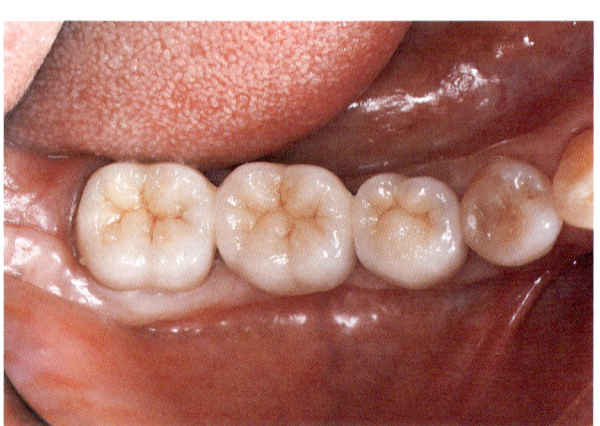

図89 同咬合面観．

［上顎前歯部の印象採得］

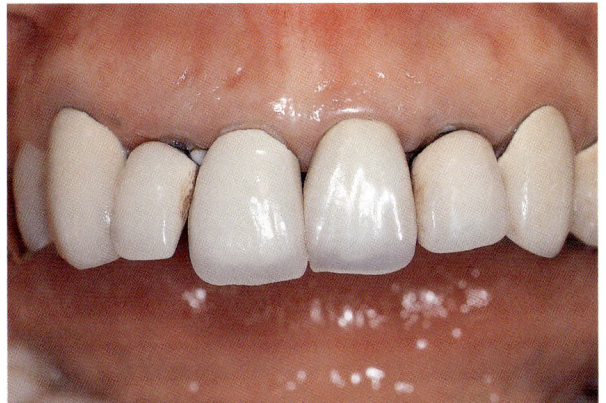

図90 マージン部の露出による審美障害を主訴に来院．補綴物の辺縁不適合による二次カリエス（歯肉縁下カリエス）が顕著である．

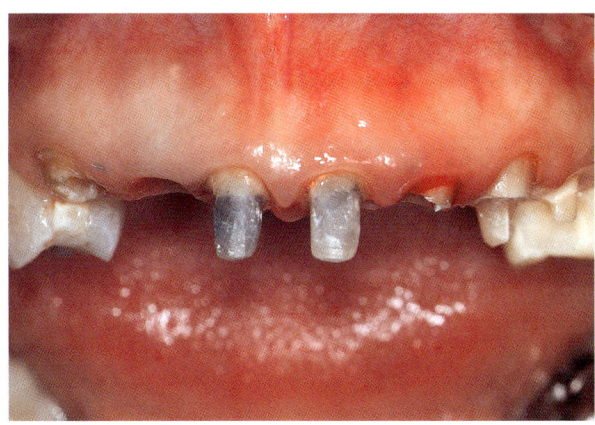

図91 初期治療として旧補綴物をプロビジョナルレストレーションに変更した後，SC/RPを行い，根管治療と 3| の挺出を行った．

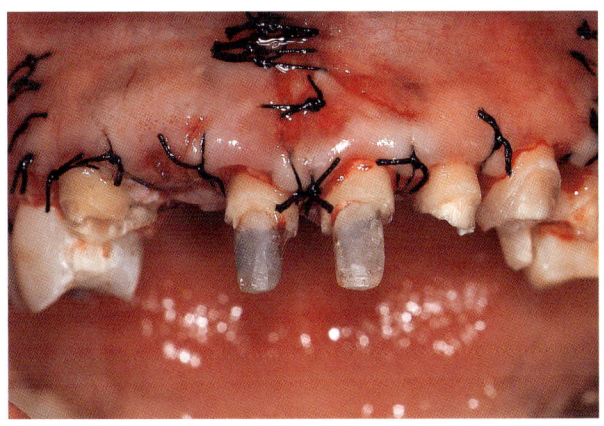

図92 縁下カリエスの改善を目的に歯周外科処置を行った． |2 はカリエスが深く抜歯した．

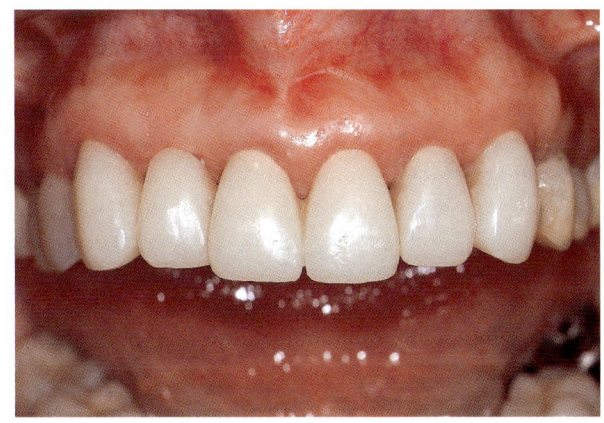

図93 プロビジョナルレストレーションの修正．
咬合・形態を最終補綴物の道標となるよう調整し，その情報をラボサイドに伝達する．

されていることが多い．しかし，対合歯の印象を注意して行わないと，咬合面に気泡が入ったり，印象全体が歪んだりすることがあり，咬合関係に大きな狂いが生じる可能性がある．

リムロックトレーなどの堅牢なトレーを使用したり，残存歯の歯間空隙をブロックアウトするなどして変形を防止する工夫が必要である．対合歯の歪みに対して，チェックする方法もほとんどとられておらず，見過ごされていることが多いと思われる．
われわれは咬合採得用のレジンシェルの適合度により，対合歯の歪みの有無をチェックしている（図80，81）．

ブリッジ，多数歯修復の症例

ブリッジや多数歯修復の症例では，形成時の支台歯間の平行性の確立や，印象採得の難しさ，複雑な補綴設計，煩雑な技工作業など，単冠に比べ適合のよい補綴物を製作することはさらに難しくなる．しかし，単冠同様にひとつ一つのステップを確実にクリアーし，原型＝模型を追求することで清掃性，機能性，審美性のバランスの取れた補綴治療を行うことができる．

下顎臼歯部（図82〜89），上顎前歯部（図90〜98），上顎フルマウス（図99〜122）のケースを挙げる．

印象採得・精密印象を知る／適合のよい補綴物製作のために

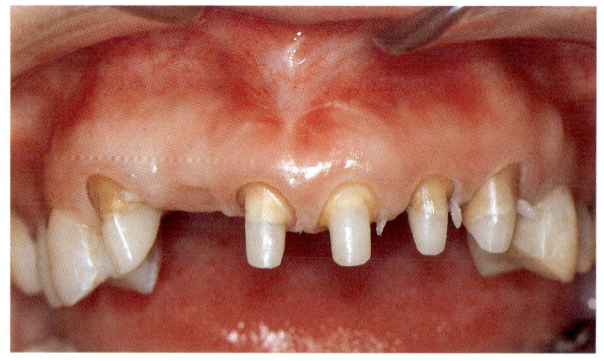

◀図94　印象前の状態．歯肉の炎症はみられず，良好にコントロールされている．Biologic Widthが確立され，サルカスは非常に浅いため（0.6〜0.7mm），マージンラインはサルカス内約0.3〜0.4mmに設定している．

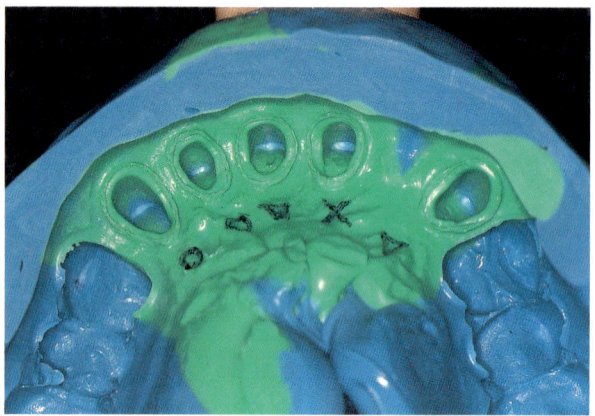

図95　印象採得．
技工士によるマイクロスコープ下でのチェックにより，合否を判定する．

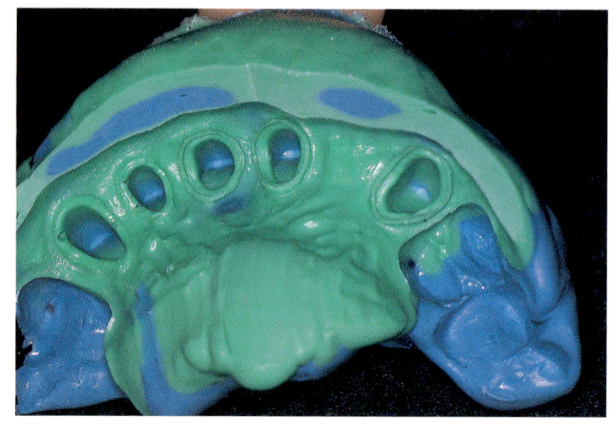

図96　再印象．
本印象で精密に印象採得できなかった支台歯を部分トレーで再印象する．

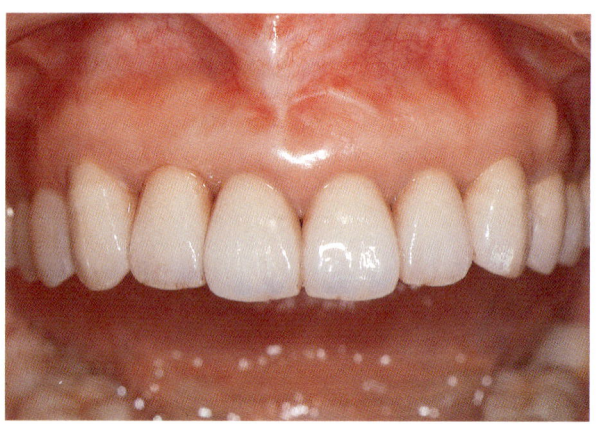

◀図97　最終補綴物装着時．
歯周組織と調和し，清掃性，機能性，審美性を兼ね備えた修復が行えた．

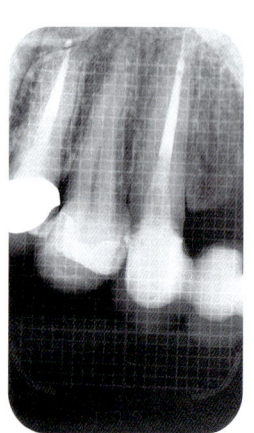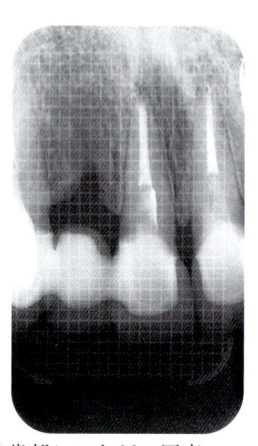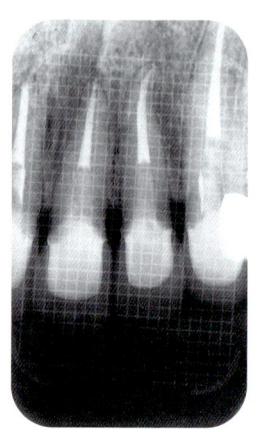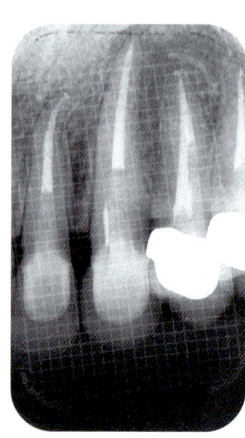

図98　最終補綴物装着時の上顎前歯部レントゲン写真．

1 クラウン・ブリッジの印象

[上顎フルマウスの印象採得]

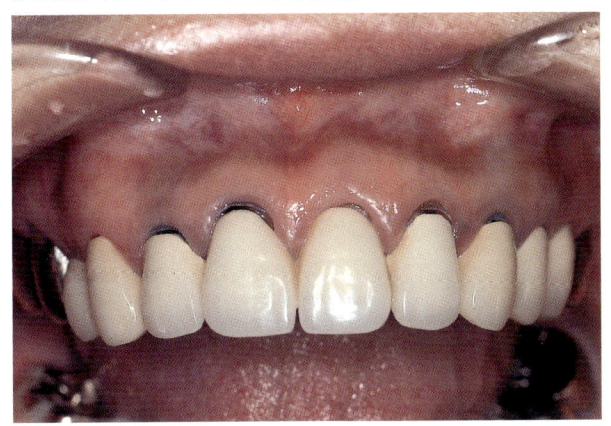

図99 全顎にわたってマージン不適合による二次カリエスが認められる．

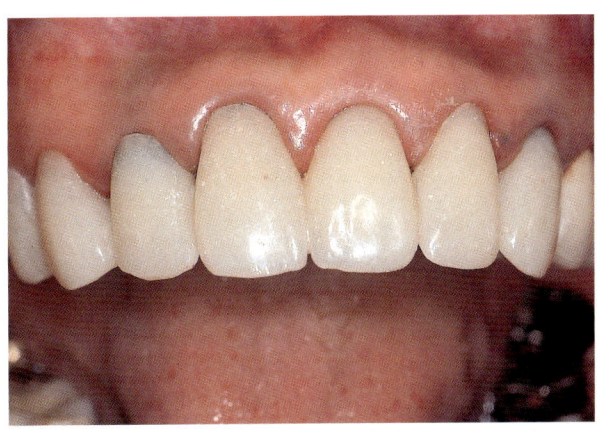

図100 旧補綴物を除去し，プロビジョナルレストレーションを装着する．

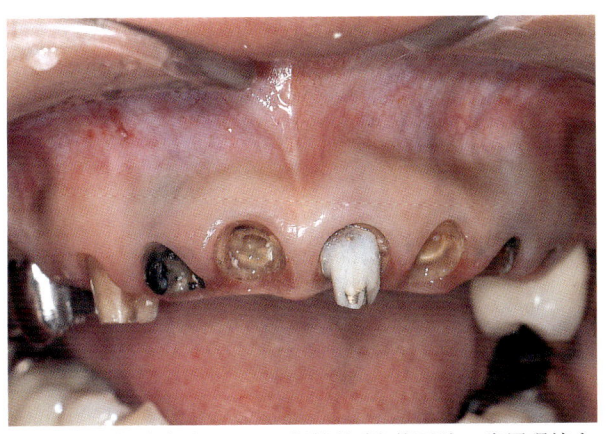

図101 初期治療（SC/RP，根管治療）終了時．歯周環境を整備（縁下カリエスの改善）するために歯周外科処置が必要である．

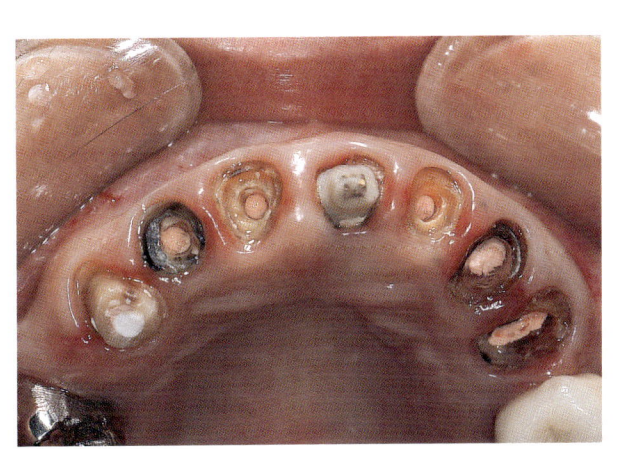

図102 同咬合面観．

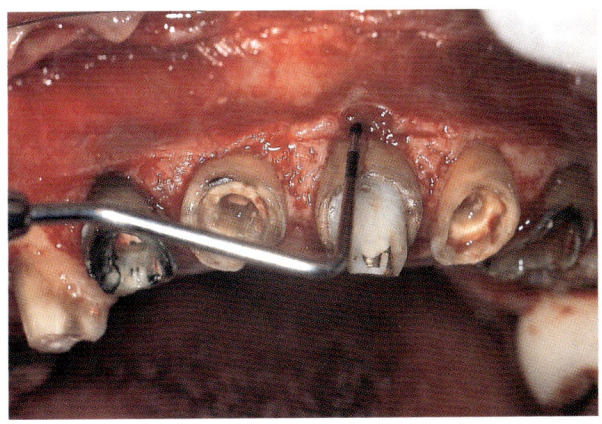

図103 $\underline{1|}$ は歯根破裂が認められ，破折線に沿って骨が吸収していた．

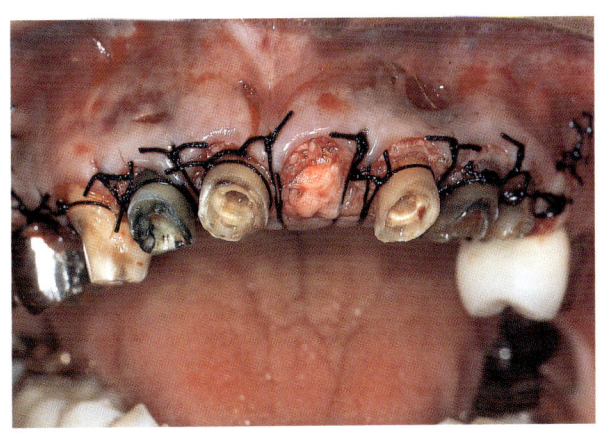

図104 歯周外科処置後．縁下カリエスを改善し，Biologic Widthの確立を期待する．$\underline{1|}$ は抜歯し，歯槽堤保存術を行った．

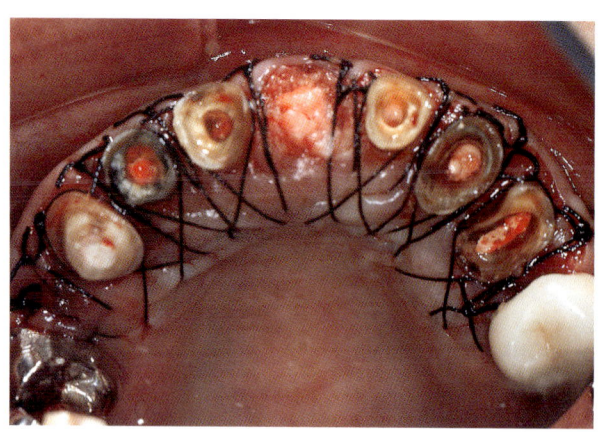

印象採得・精密印象を知る／適合のよい補綴物製作のために

図105 同咬合面観．

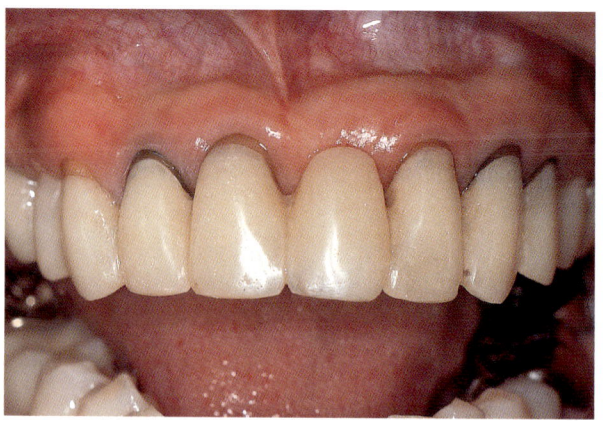

図106 術後6か月，補綴にかかる歯周環境が整った．

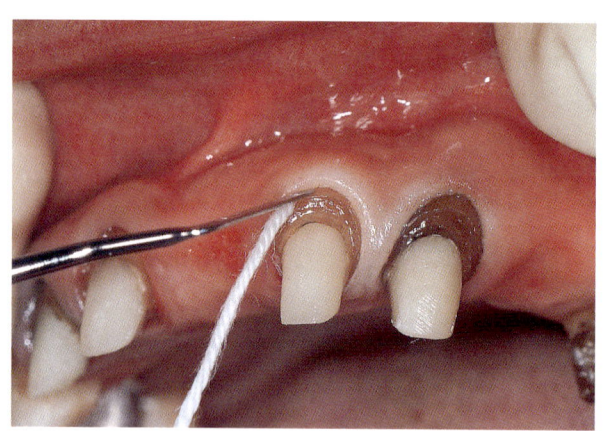

図107 形成前の歯肉圧排．

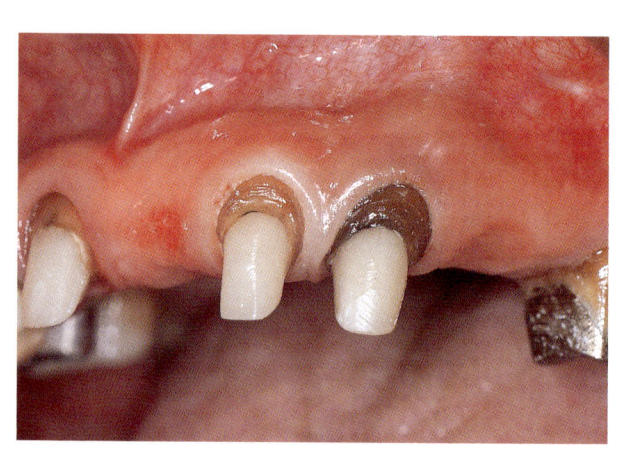

図108 圧排により，サルカス内の根面が露出している．

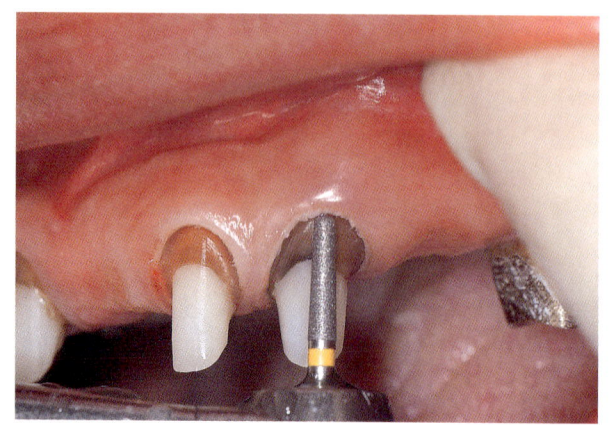

図109 露出した根面をエクストラファイン（ff）のバーでスムーズに形成し，ウルトラファイン（fff）のバーで仕上げを行う．

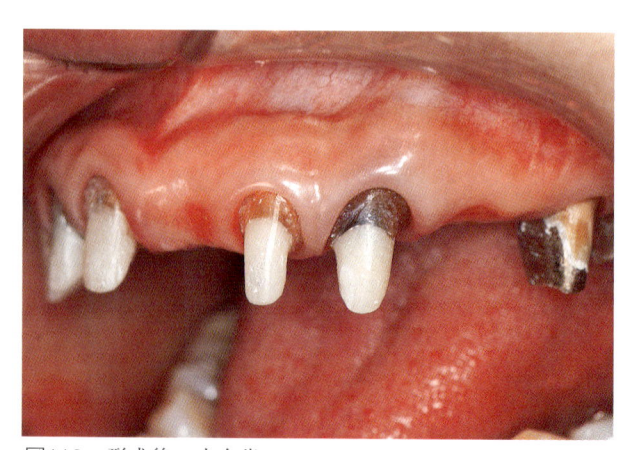

図110 形成後の支台歯．

1　クラウン・ブリッジの印象

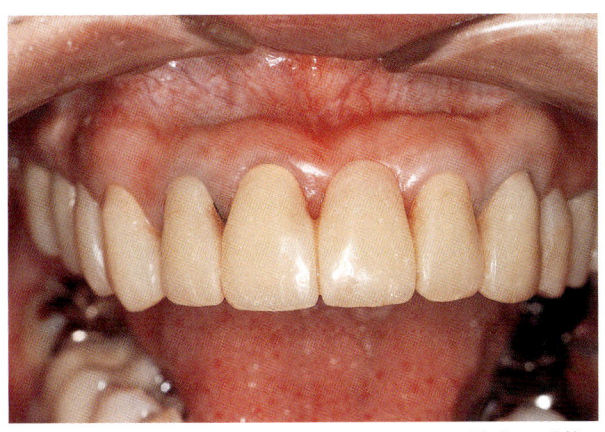

図111　プロビジョナルレストレーションの適合，形態，咬合を修正する．

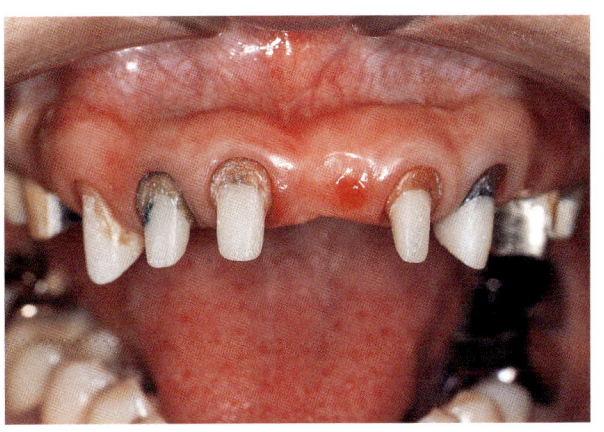

図112　印象前の状態．炎症のない健康な歯周組織が得られている．

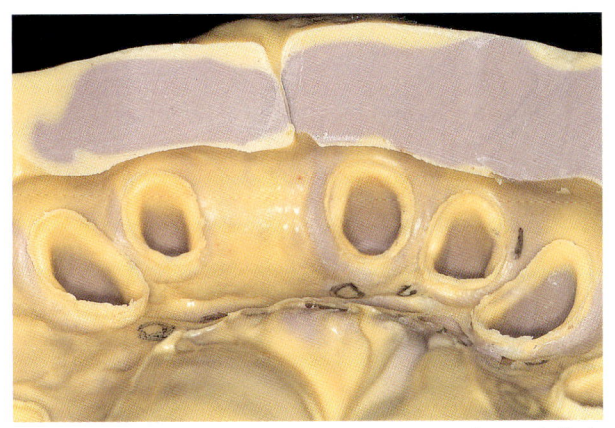

図113　印象をマイクロスコープでチェックする．印象する支台歯の数が多くなれば，一度にすべての支台歯を完全に印象採得することは難しい．

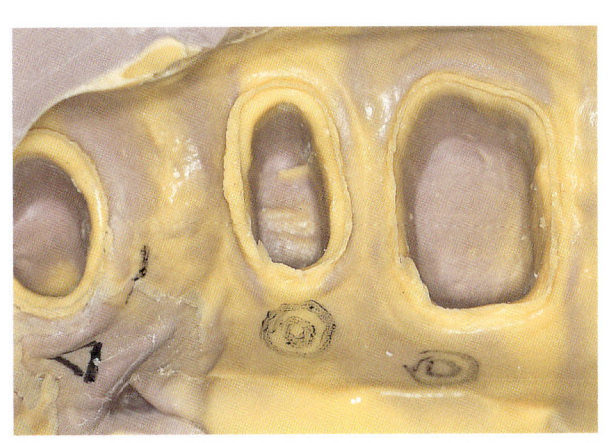

図114　本印象で不備のみられた支台歯は部分トレーで再印象する．

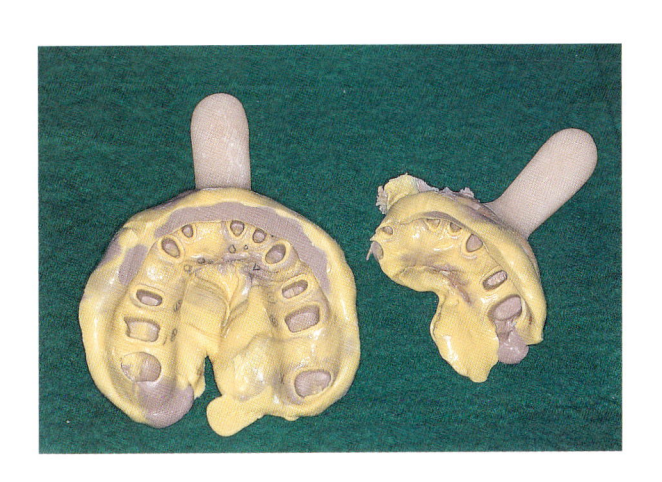

▶図115　本印象と再印象．

1　クラウン・ブリッジの印象

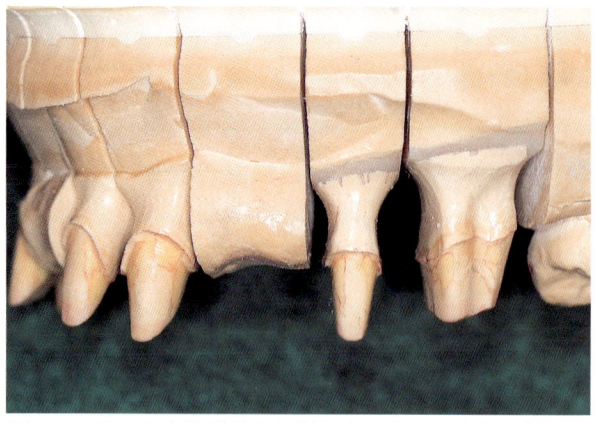

印象採得・精密印象を知る／適合のよい補綴物製作のために

図116 元の支台歯部分を切断したのち，再印象で得られた支台歯模型をラボシリコーンを用いて作業模型にトランスファーし，レジンで固定する．

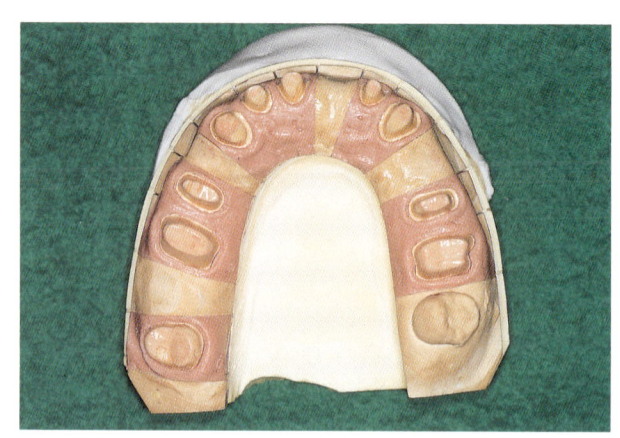

図117 ダイの付け替えにより1つの作業模型で技工操作を行う．

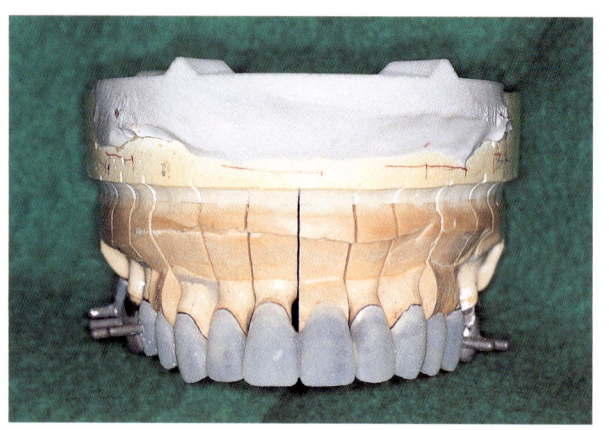

図118 ダイの付け替え時にわずかな位置のズレが生じる可能性があるため，ズレの可能性のある部位で補綴物をカットしておき，試適の際に口腔内で連結する．

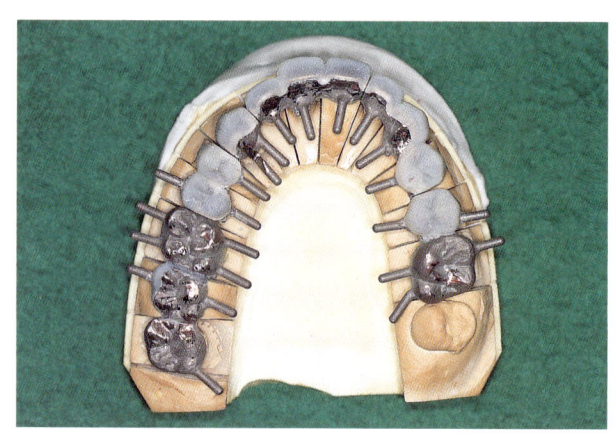

図119 同咬合面観．

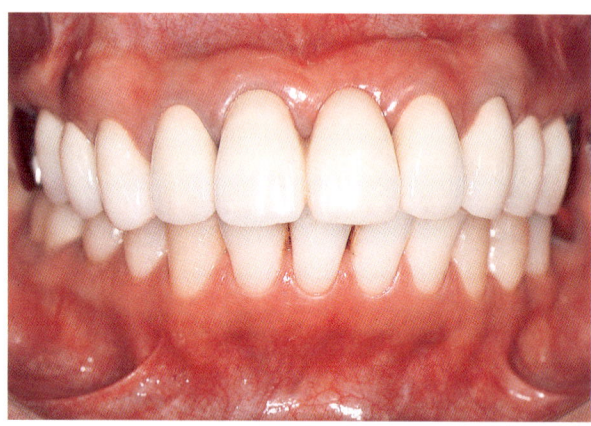

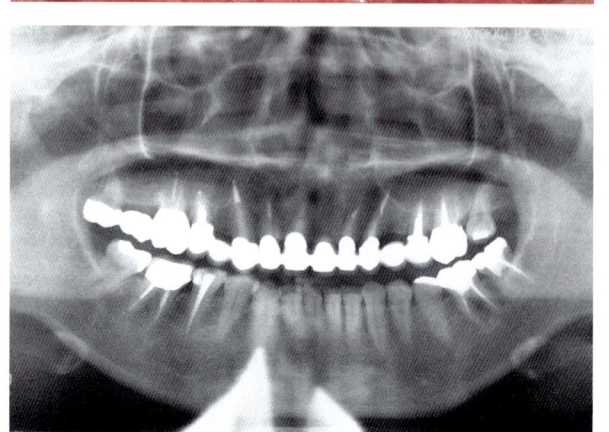

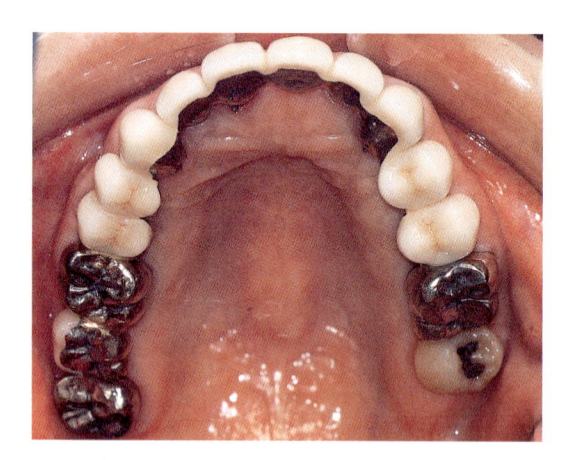

図120	図121
図122	

図120 最終補綴物装着時．
図121 同咬合面観．
図122 パノラマレントゲン写真．

36　　1　クラウン・ブリッジの印象

稿を終えるにあたり

　最近，セラミックなどの新しい技術や材料の開発がめざましく，審美性の追求が脚光を浴びている．しかし，審美性を優先するあまり，マージンが深すぎたり，オーバーカントゥアになったり，適合に対する配慮が不足したりなど，補綴物や支台歯の清掃を困難にし，その予後を危うくしているケースを散見することが多いように思われる．

　補綴物が長期的に維持・安定するためには，清掃しやすいことが大切で，適合性を上げることは最も重要な条件のひとつである．しかし，適合は何かひとつ改善したからといって劇的によくなるものではない．口腔内の状態，印象採得，技工作業，口腔内での調整，セメント合着などあらゆるステップにおいて，基本に忠実に，細心の注意を払い，妥協することなく積み上げられて初めて達成されるものである．各ステップでは許容範囲に入るほんの小さな妥協であっても，積み重なると大きな妥協となり，そのような状況で完成した補綴物は到底許容し難いものになってしまうことを忘れてはならない．

　とくに印象採得は原型＝模型を達成するための第一歩になるため，歯科医師は限られたチェアタイムのなかで，持てる技術のすべてを注ぎ，より精密な印象採得を行うことが求められる．そして，印象を受け取った技工士はその尽力に応えるべく，全力を尽くして製作にあたる．お互いに全力投球でのキャッチボールを重ねるにつれ，少しずつではあるが，確実に治療の質が向上していく．

　診療室サイドとラボサイドがお互いの役割を理解し，信頼して連携をとるチーム医療の実践が患者の口腔内で長期にわたって機能し得る補綴物の提供につながるであろう．

Point
適合のよい補綴物を製作するための精密印象の要点

- 補綴治療にかかれる環境を整備する支台歯およびその歯周組織の健康の回復
- 歯周組織と調和したプロビジョナルレストレーションの製作
- 歯周組織を侵襲しない圧排操作と適切な支台歯形成
- 寸法精度，経時的変化の少ない優れた印象材の使用と操作性がよく失敗の少ない印象法
- スムーズなマージンラインとその直下の根面の精密な再現
- 印象チェックシステムの確立と再印象の方法

参考文献

1. Nemetz H : Tissue management in fixed prosthodontcs. J Prosthet Dent. 1974 ; 31 : 628.
2. Loe H : Reactions of marginal periodontal tissues to restorative procedures. Int Dent J. 1968 ; 18 : 759.
3. Dragoo MR and Williams GB : Periodontal tissue reactions to restorative procedures. Int J Perio Rest Dent. 1981 ; 1(1) : 9.
4. Loe H and Silness J : Tissue reactions to string packs used in fixed restorations. J prosthet Dent. 1963 ; 13 : 318.
5. Azzi R, Tsao TF, Carranza FA, Jr, Kenney EB : Comparative Study of gingival retraction methods.J Prosthet Dent. 1983 ; 50 : 561.
6. Nevins M and Skurow HM : The intracrevicular restorative margin, the biologic width, and the maintenance of the gingival margin. Int J Perio Rest Dent. 1984 ; 4(3) : 31.
7. Ciesco JN, Malone WFP, Sandrik JL and Mazur B : Comparison of elastometric impression materials used fixed prosthodontics. J Prosthet Dent. 1981 ; 45 : 89.
8. Jamani KD, Harrington E, and Wilson HJ : The determination of elastic recovery of impression materials at the setting time. J Oral Rehabil. 1989 ; 16 : 89.
9. Price RB, Gerrow JD, Sutow EJ, and MacSween R : The dimensional accuracy of12 impression materials and die stone combinations. Int J Prosthodont. 1991 ; 4 : 169.
10. 篠田浩人，川和忠治：シリコーン・ラバー印象材の特徴とその比較―縮合型シリコーン・ラバー印象材について．the Quintessence.1996 ; 15(3) : 203.
11. 篠田浩人，川和忠治：シリコーン・ラバー印象材の特徴とその比較‐その2　付加型シリコーン・ラバー印象材について．the Quintessence. 1996 ; 15(4) : 179.
12. Livaditis GJ : Comparison of the new matrix system with traditional fixed prosthodontic impression procedures. J Prosthet Dent. 1998 ; 79 : 200.
13. LaForgia A : Multiple abutment impressions using vacuum adapted temporary splints. J Prosthet Dent. 1970 ; 23 : 44.

14. Rosenstiel SF, Land MF, and Fujimoto J：Contemporary fixed prosthodontics, CV Mosby, St Louis, 1988.
15. Gargiulo A, Wentz F, Orban B：Dimensions and relations of the dento-gingival junction in humans. J Periodotol．1961；32：261-267.
16. 中村公雄ほか：予知性の高い補綴治療のための歯周外科の考え方と実際，クインテッセンス出版，東京，1994.
17. 小野善弘，ほか：コンセプトをもった予知性の高い歯周外科処置，クインテッセンス出版，東京，2001.
18. 中村公雄ほか：現代の臨床補綴，クインテッセンス出版，東京，1998.
19. 重村宏，西島本周二ほか：クラウン・ブリッジ プラクティカル・デンタルテクノロジー──日常臨床での基本の重要性とその見直し，クインテッセンス出版，東京，2002.

2 部分床義歯の印象

谷田部優

被圧変位量の異なる歯と顎堤（粘膜）を印象	40
部分床義歯の印象の考え方	40
印象法の実際	53
まとめ	73

印象採得・精密印象を知る／適合のよい補綴物製作のために

2 部分床義歯の印象

東京都開業（千駄木あおば歯科）

谷田部優

被圧変位量の異なる歯と顎堤（粘膜）を印象

　部分床義歯に限らず，適合の良い補綴物を作るためには，口腔内の状態を正確に記録するための印象採得が重要な位置を占めていることは議論の余地がないところである．しかし，口腔内の正確な記録とはどのようなことであろうか．

　印象採得とは，流動性をもった印象材が対象物から圧力を受けて硬化して得られる陰型を記録することである．したがって正確な印象を採るためには，印象材が硬化するまでは，印象材に動的な力が働かないように保持しておかなければならず，また対象物が定位置に固定されていなければならない．しかし，口腔内で印象材が硬化するまで全く動かないように保持することは不可能であり，対象物が粘膜の場合には印象圧による粘弾性回復により，印象採得の途中で動いてしまっているかもしれない．

　とくに部分床義歯の場合には，被圧変位量の異なる歯と顎堤（粘膜）を同時に印象しなければならないため，印象の過程における歯と粘膜の相対的な位置関係の記録はさらに複雑になる．

　10年ほど前になるが，部分床義歯学講座の教室員に印象方法についてのアンケートを行ったところ，現在の印象に不満を持っているものが，実に7割もいたことは驚きであった．不満の内容は，表1に示すとおりであるが，10年たった今でも解決されているとはいい難い．それでは，どのようにして安定した義歯を製作するための印象を採ればよいのであろうか．まだまだ，普遍性のある印象方法があるとはいえないが，ここでは適合のよい義歯を製作するための印象採得の方法についての考え方を紹介する．

部分床義歯の印象の考え方

部分床義歯の印象採得の特徴

　同じ欠損補綴であっても，ブリッジの印象採得と

表1　部分床義歯の印象方法に持っている不満．
（1993　東京医科歯科大学歯科補綴第一講座）

- 辺縁形態の決定方法が曖昧である
- 加圧方法（部位，力の大きさ，方向，時間）に統一見解がない
- 機能圧と印象圧の関係が不明で，経験に左右される
- 印象材を入れるとトレーを定位置におさめられない
- トレーの固定が不確実で，手指圧の左右差がでてしまうのではないか
- 教科書どおりに行うと，大きすぎる（長すぎる，厚すぎる）床ができる
- 印象精度よりもレジンの重合ひずみの方が問題ではないか
- 結果的に満足しているが，論拠に乏しい
- 簡便でない

部分床義歯や総義歯の印象採得の目的はそれぞれ異なる．ブリッジの印象採得は，歯の解剖学的形態とその位置関係を正確に記録することである．欠損部粘膜の印象は，ポンティックの基底面の形態を得るための解剖学的形態が再現されていればよい．リッジラップ型やオベイトポンティックのようなある程度粘膜を加圧する必要があるポンティックであっても，粘膜面の解剖学的形態の記録から製作される．それよりも支台歯と歯肉縁下マージンの正確な印象，支台歯相互の正確な位置関係の記録を採る必要がある．支台歯は装着方向に対してアンダーカットがないため，印象材のひずみは起こりにくく，一般的には個歯トレーを用い，その他の歯や欠損部の顎堤粘膜は既成トレーを用いて連合印象を行う．

一方，総義歯は歯がないため，義歯の維持，安定のために静的な状態で義歯床と適合し，辺縁封鎖が得られる印象方法が選択される．つまり総義歯の印象では，口腔粘膜の解剖学的形態と機能時の粘膜の動きを想定し，義歯床縁の形態を決定する．また義歯床粘膜面は，解剖学的形態での適合が重視され，大きく変形しない印象が望まれる．

ブリッジと総義歯の中間に位置する部分床義歯は，1歯欠損から1歯残存まで全く違った欠損形態があり，症例ごとに印象採得の考え方が違っているが，機能時の残存歯に大きな負担がかからない義歯を製作するための印象方法が望まれている．

歯は100g程度の力でも変位するが，さらに力を大きくしても徐々に変位するにすぎない．具体的には小臼歯の長軸方向に100gの荷重をかけると15～35μm変位するが，その10倍の1kgの荷重をかけても30～60μm程度の変位である．一方，顎堤粘膜は荷重する面積によっても変わるが，適合の良い通常の義歯床の大きさであれば，200μm程度変位する．粘弾性的性質が強いため，荷重する時間が長くなればさらに変位が起こり，除重した後にすぐには元に戻らない．

したがって部分床義歯の印象を考える際には，歯と粘膜の変位量の差を保証するような印象方法を考えなければ，歯と粘膜に同時に負荷がかかる部分床義歯では，歯に大きな負担がかかってしまうことになる．少数歯欠損の場合は，吸収した顎堤粘膜を修復するための粘膜面の静的な印象で十分な場合もある．しかし欠損が大きくなったり遊離端欠損の場合には，支台歯に負担をかけすぎないように粘膜をある程度加圧して，歯と粘膜の変位量の差を保証する配慮が必要となる．

また部分床義歯の設計によっても，顎堤粘膜への負担圧分布が異なるため，印象に際してはどのような義歯の設計であるかも考えなければならない．

義歯設計と印象採得との関係

図1～5は，片側遊離端欠損症例に片側設計を行ったものである．それぞれ機能力が欠損部人工歯に働いたときに，顎堤粘膜にかかる圧負担分布と義歯床の変位は異なる．

図1のように比較的支台歯を強固に固定した設計では，最後方支台歯を支点として義歯床は回転沈下しようとするが，動きにくい．その分，最後方支台歯への負担は大きくなるが，全体的に床下粘膜にかかる負担圧は小さくなると考えられる．

図2の設計は，いわゆる緩圧設計である．機能力がかかるとヒンジを中心に回転沈下を起こすため，床後方の大きな圧負担分布を示す．義歯床前後の負担圧の差は大きく，全体的に床下粘膜にかかる負担は大きくなるであろう．沈下に対する支台歯への負担は少ないが，側方力への負担は大きくなると考えられる．

図3のような設計の場合は，咬合圧に対して前後的には比較的顎堤粘膜へは均等な圧がかかると考えられ，支台歯への負担は少なくなるが，義歯床と支台歯とを結ぶ連結子の強度が顎堤粘膜にかかる負担圧に大きく影響を及ぼす．また，頬舌的な動きに対しては，やや頬側への動きが大きくなると考えられる．

つまり，機能下で均等に床下粘膜が変位するためには，図1の症例では顎堤粘膜の後方をやや加圧し，図2の症例ではさらに積極的な後方部の加圧を行い，図3の症例では，頬側をやや大きく加圧した粘膜面全体の加圧印象を行う必要があると考えられる．

以上の例からもわかるとおり，一概に同じ欠損形態であるからといって決まった印象を行うのは早計である．したがって，正確な印象採得を行う上でも義歯の設計には注意を払い，事前に十分な主訴の聞

印象採得・精密印象を知る／適合のよい補綴物製作のために

[義歯設計と印象採得との関係]

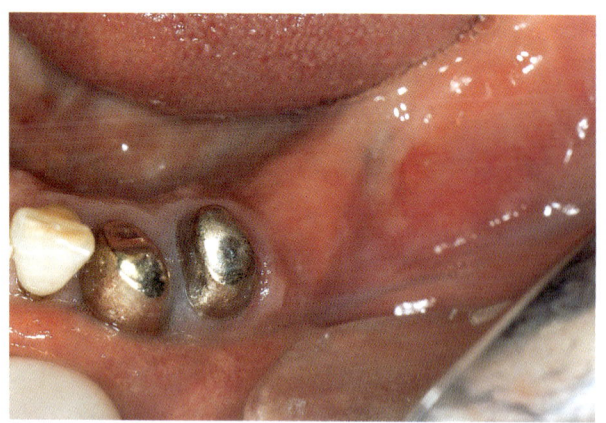

図1a ③④を支台歯としてコーヌスクローネを用いたリジッドな設計．

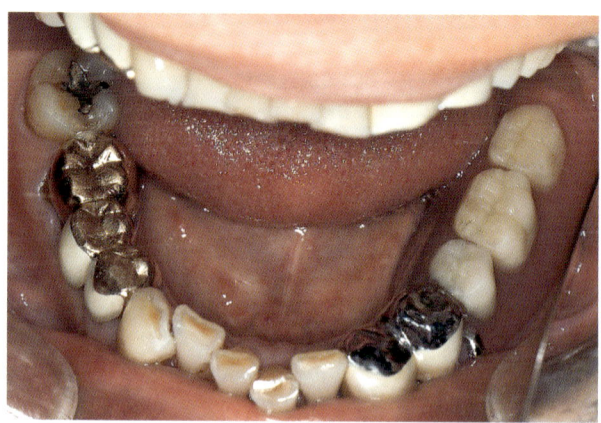

図1b ④の支台歯への負担は大きいが，顎堤粘膜への負担圧は小さい．やや義歯床後方の負担圧は大きくなるため，印象採得では後方部の加圧により，顎堤と支台歯の沈下の差は少なくなる．

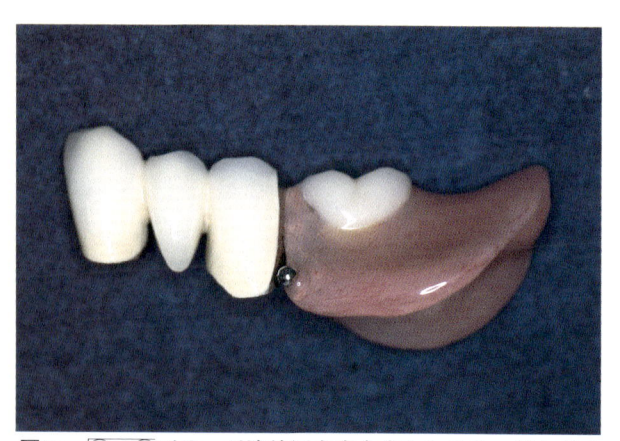

図2a ③④⑤ブリッジ連結冠を支台歯としてミニダルボアタッチメントを用いた緩圧設計．

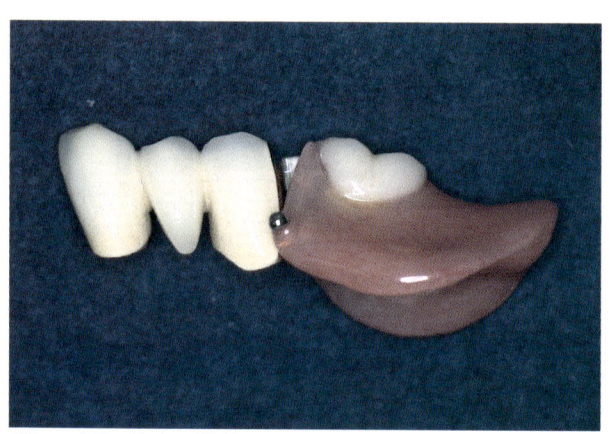

図2b ⑤の遠心に設置したアタッチメントを支点として遠心へ回転する．垂直的な沈下では支台歯への負担は小さいが，義歯床後方の負担圧はかなり大きい．印象採得では，後方部の加圧は前症例よりも大きくする必要がある．

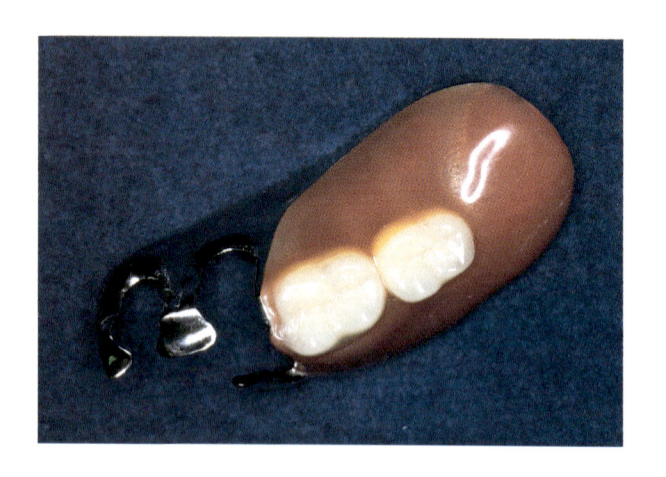

◀図3 ④⑤を支台歯としたRPI設計．支台歯への負担は少なく，顎堤粘膜へは前2例よりも均等な圧配分が得られるが，負担は大きくなる．連結部が舌側に位置しているので，頬側の負担がやや大きくなるため，印象採得では頬側の加圧が理想である．

き取り，口腔内診査，レントゲン診査，模型診査などを行うことが重要となる．

口腔内診査の重要性

表2のとおり口腔内の診査をすべき項目は多数あるが，実際の臨床でこれらすべてを診査することは

表2 口腔内診査方法と診査項目.

診査の対象	残存歯	顎堤	咬合
直接診査	歯周疾患（骨植，動揺度）う蝕罹患傾向	粘膜の被圧変位量 炎症の有無（発赤）	滑走運動 対合（天然歯，部分床義歯，総義歯）
模型診査	分布，形態，植立方向，位置	幅，高さ，傾斜	対合関係，湾曲
レントゲン診査	歯根の長さ，歯冠歯根比 歯根膜腔の拡大	無歯部の顎骨縁骨の緻密度，異物，骨片，残根などの有無	顎関節の形態異常 下顎位

表3 印象で注意すべき解剖学的特徴.

骨	上顎：	口蓋隆起，上顎結節，鉤切痕，筋突起
	下顎：	外斜線，顎舌骨筋線，頰棚，外骨隆起
筋	上顎：	頰筋，口輪筋，内側翼突筋，側頭筋
	下顎：	咬筋，頰筋，顎舌骨筋，オトガイ筋
軟組織	上顎：	小帯，口蓋小窩，切歯乳頭，口蓋腺
	下顎：	小帯，臼後隆起，翼突下顎ヒダ，舌下腺

[口腔内診査／解剖学的特徴]

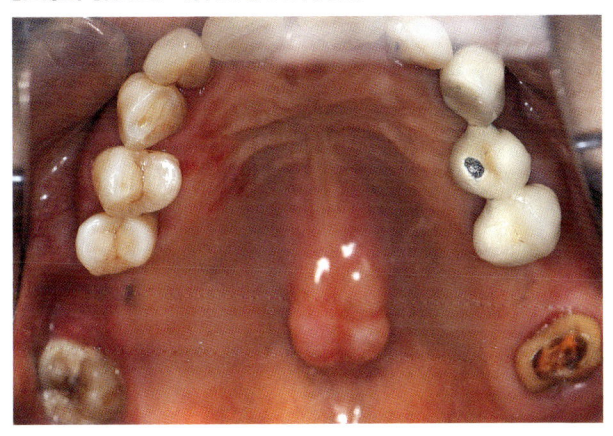

図4｜図5
図6

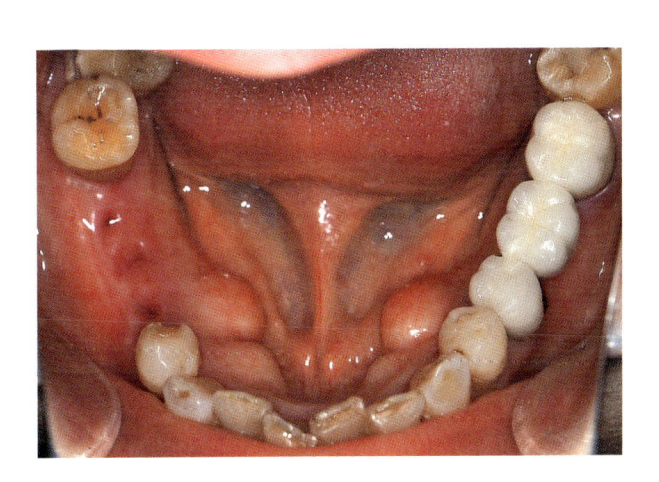

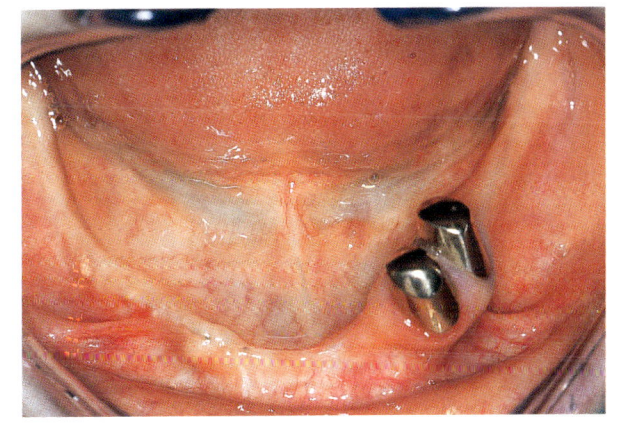

図4 口蓋隆起．パラタルバーやストラップの走行に影響を及ぼすため，大きいものではメタルフレームの走行を避ける必要がある．
図5 下顎骨隆起．リンガルバーの走行が必要な場合は，リリーフで対処できるか，避ける必要があるかを慎重に診査すべきである．
図6 下顎頰小帯．顎堤頂まで伸びているものは，義歯床の床辺縁に影響を及ぼすため注意する．

難しい．口腔内を診るためには，口腔内診査，レントゲン診査，模型診査が必要ではあるが，闇雲にすべての情報を得てもそれを整理しなければ，義歯の参考にはならない．系統だった診査をするためには，先に問診した結果をふまえて診査項目を絞ることが重要である．

　口腔内を診査する場合，まず目で見る，次にさわってみる，そして必要に応じてレントゲン，模型上での診査を行うという手順を身に付けておくとよい．とくに印象と関連する口腔の解剖学的特徴は，義歯床の形態を予測するためにも重要であるため，診査の段階で注意してみる必要がある（表3，図4〜6）．

　さらに現在使用している義歯があれば，その義歯による不適当な圧痕や炎症はないかなどを視診する（図7〜9）．また咬合させることにより，上下顎の位置関係，とくに顎堤と残存歯のスペースなどに注意

[口腔内診査／義歯使用による圧痕や炎症の視診]

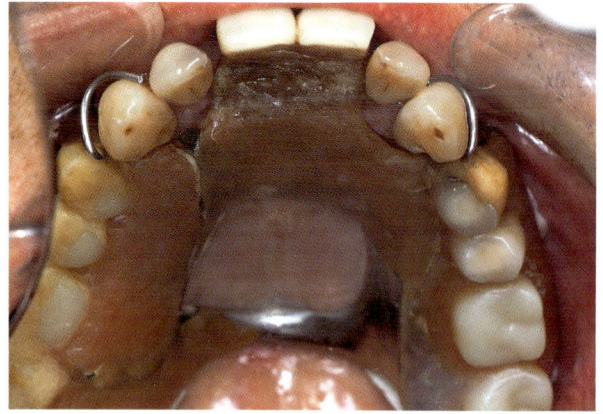

図7a　レストもなく，ワイヤークラスプの不適合も認められ，動きやすいと考えられる設計．

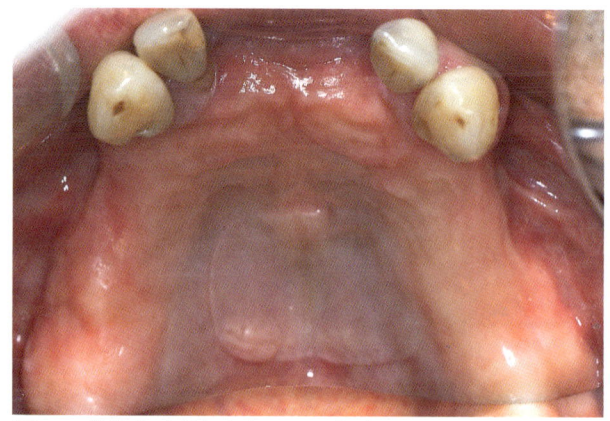

図7b　義歯をはずしたところ，とくにパラタルバーの部分に大きな圧痕が認められた．

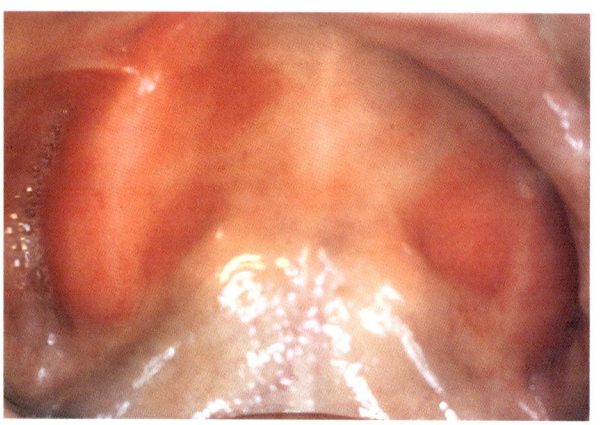

図8　リライニング材が原因と思われる上顎の炎症症状．

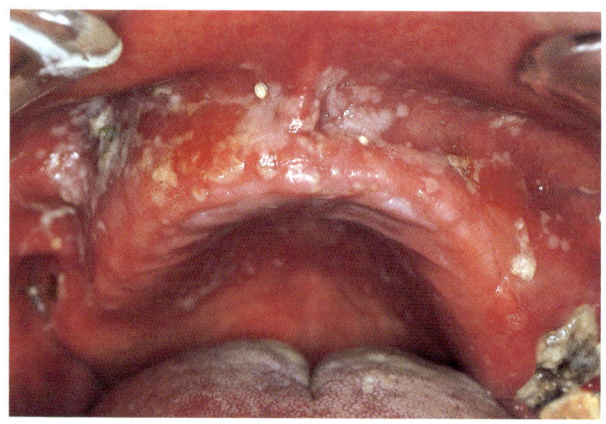

図9　義歯の不適合と衛生不良が原因となる上顎粘膜の炎症．

[口腔内診査／咬合による上下顎の位置関係]

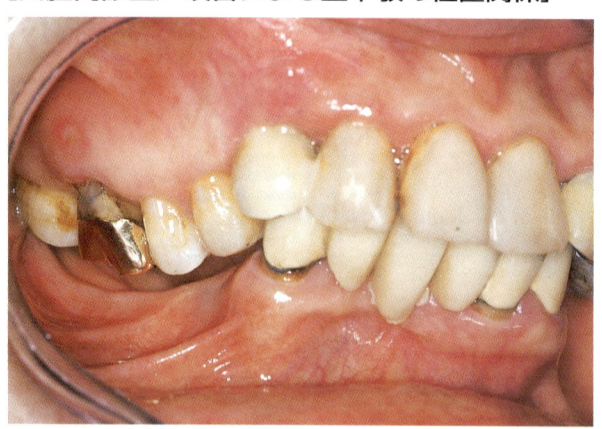

図10　対合歯の挺出により，人工歯や義歯床のスペースが得られない．

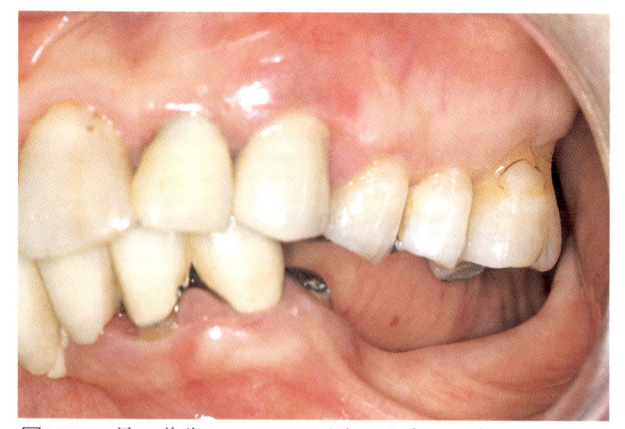

図11　一見，義歯のスペースはあるようにみえるが，このままではレトロモラーパッドの部分まで義歯床を延長することはできない．

して咬合関係を診る（図10，11）．顎堤の形態が正常でないと判断された場合には，指で押してみて，痛みはないか，硬さはどうかを確認する（図12，13）．視診，触診で歯あるいは骨の異常が疑われるときには，さらにレントゲンでの診査が必要になる．

模型診査では，口腔内の視診でわかりにくい歯の植立方向，歯列弓の形態，顎堤の吸収の程度，アンダーカットの有無，残存歯の対合関係，咬合平面な

［口腔内診査／顎堤の形態］

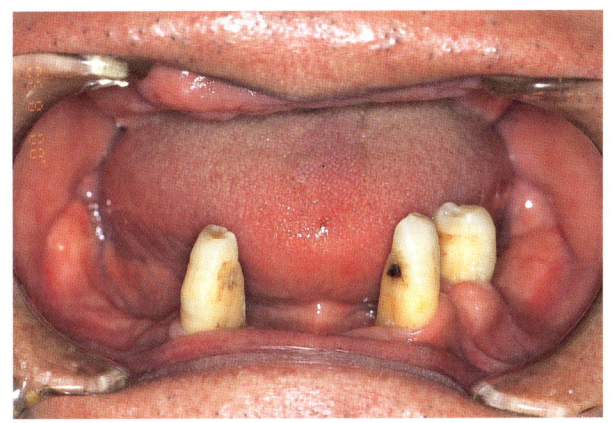

図12 歯周病が進行したために，抜歯に至った症例で，顎堤の形態はスムーズではない．このような顎堤は必ず触診をして歯槽骨の状態，粘膜の厚さ，柔らかさを確認する．

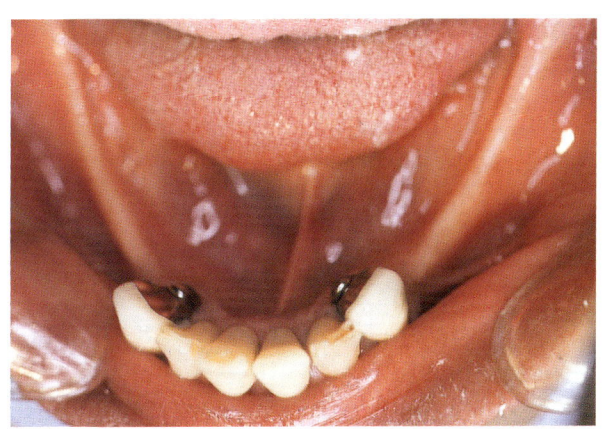

図13 顎堤幅の狭い症例．顎堤頂が垂直的な圧に耐えられるかどうか指で加圧してみる．

［口腔内診査／模型診査］

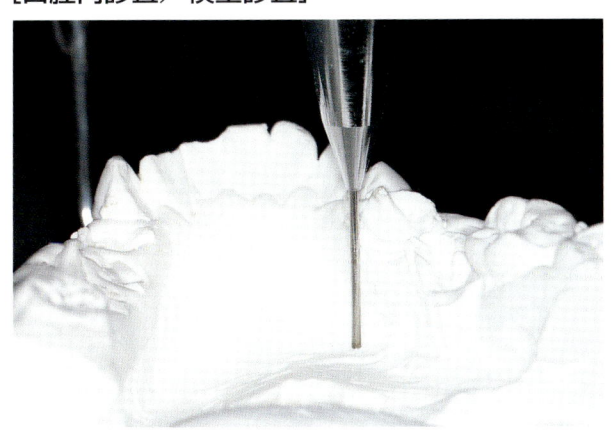

図14	図15
図16	

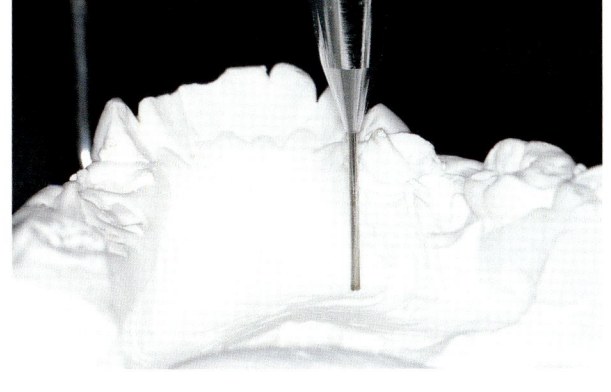

図14 う蝕の放置で歯冠崩壊が著しく，左側の抜歯が必要であるが，模型診査では右側第二小臼歯の舌側傾斜と舌側顎堤のアンダーカットが大きく，大・小連結子の走行に苦慮することがわかる．
図15 前歯唇側顎堤の突出が大きく，模型診査により残存臼歯の植立方向に対してほとんど義歯床が延長できないことがわかる．
図16 模型診査では，咬合関係を後方から観察できる．上顎右側臼歯部の挺出が著しく，現在の咬合関係では機能的な義歯の製作が難しいことがわかる．図10と同一症例．

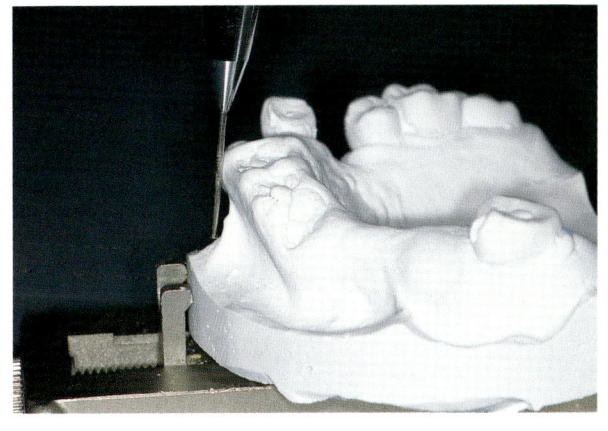

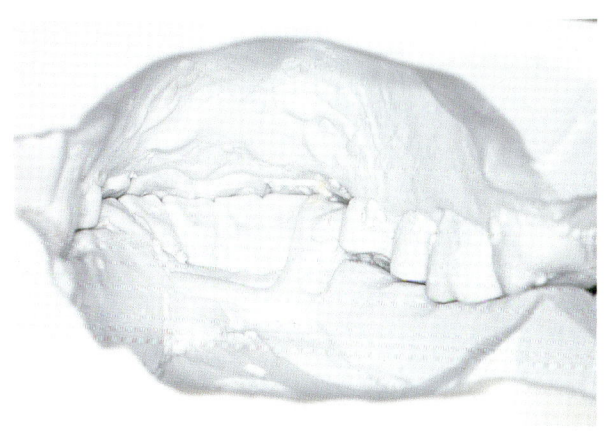

どを口腔内での視診よりもさらに詳細に確認することができる（図14～16）．義歯の設計に伴って，診断用模型上で支台歯のサーベイングをする必要があるのはもちろんであるが，義歯の着脱方向と顎堤との位置関係にも注意し，顎堤部分までチェックすることを忘れてはいけない（図14，15）．義歯の設計ばかりに目をやっていると，結果的に顎堤に大きなアンダーカットを作ってしまい，着脱できなかったり計画した義歯床の形態が得られないことにもなりかねない．

また診断用模型は，義歯床の外形を予測するためにも重要である．骨隆起が大きい場合には，義歯床はその部分を避ける必要があるか，あるいはリリーフする必要がある．そのような場合は，模型上で予

表4 義歯床に要求される要素.
- 欠損,吸収した顎堤の修復
- 機能力の支持・分散
- 義歯の動揺に抵抗する把持・安定
- 義歯が定位置から離脱しない保持力・維持力

表5 総義歯と部分床義歯の維持力の違い.
- 総義歯の維持
  義歯床による維持力・保持力＞安静時,機能時の離脱力
- 部分床義歯の維持
  支台歯から得られる維持力＋義歯床による保持力(＋維持力)＞安静時,機能時の離脱力

備設計を行った後に,再度口腔内で確認する必要がある.また顎堤の高さが低く,幅が狭く,傾斜が強くはないか,義歯床の外形を大きくするか,後縁の位置を臼後隆起あるいはレトロモラーパッドを十分覆い,義歯床の後方傾斜移動を防ぐことができるか,診断用模型上での予備設計で考慮する.

したがって診断用模型を製作するための概形印象は,必要十分な形態を再現していなければならない.

義歯床に要求される要素

部分床義歯は,ブリッジと異なり支台歯のみの負担では欠損を修復できないために選択されるものであり,床の役割は大きい.ただし,それは欠損の状態によって変わってくる(表4).欠損が小さく,残存歯で機能力を十分支持できる場合に,義歯床は欠損した顎堤を修復するだけでよい.しかし,遊離端義歯のように歯と粘膜両者に機能力を分散させる必要がある症例では,義歯床による支持が重要になってくる.ただし,支台歯の数や状態,あるいは部分床義歯の設計によって,支台歯と欠損部顎堤粘膜に分散される機能力の配分が変わってくるため,それに応じて義歯床に求める支持の割合も変わる.

つまり支持を念頭においた粘膜の印象は,部分床義歯のデザインによって変わってくる.実は,これが部分床義歯の印象の曖昧な点であり,比較的普遍性を持つ総義歯の印象と最も違うところである.

欠損が大きくなるにしたがい,顎粘膜による支持の役割は大きくなるが,同時に側方力に抵抗する把持,安定の効果も義歯床に求められる.また頬粘膜や舌などにより,床を研磨面から押しつけやすい形態を与えることで,義歯床を保持する効果を得る必要がでてくる.ただし総義歯と比較すると,部分床義歯では辺縁封鎖による維持力は通常期待していないし,逆に大きな床はじゃまになる.そのため一般的な部分床義歯の床外形は,支持,把持を得るために必要な最小限の形態になる.

表5は,総義歯と部分床義歯の維持力の違いを示したものである.総義歯の場合には,維持力は義歯床によってのみ得られるが,部分床義歯では維持力の主体は残存歯であるため,支台歯による維持力で補いきれない維持力を義歯床に求めるというように考えるべきである.

義歯床による維持力は,辺縁封鎖,密着,唾液の介在により得られるが,辺縁封鎖は義歯床の辺縁を柔らかい粘膜で接することで得られる.つまり,吸盤と同じ原理であり,陰圧形成のために重要である.ただし機能的にとった印象では,静的な状態で粘膜からの反力があるため,部分床義歯の場合には密着による維持は難しい.

欠損様式と印象方法の理論的解説

種々な歯牙欠損様式において,歯および欠損部顎堤に働きうる圧の大きさ,方向そして分布状態を的確に把握することは極めて困難である.臨床では,その漠然とした機能圧がかかることを想定して加圧印象を行っている.

われわれが印象採得を行った結果,粘膜面を全く調整しないで済む印象方法は現在のところないと

[中間欠損の印象方法]

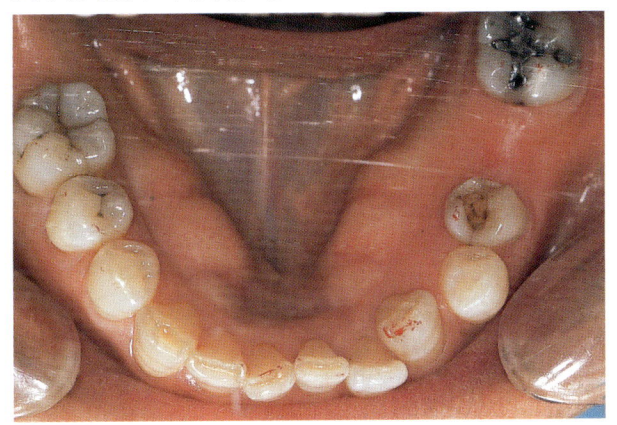

図17a　ブリッジによる修復も可能である中間欠損症例．下顎骨隆起が大きく，床による支持は得られるが，把持効果は得にくく，舌側の舌房がかなり狭くなるため，義歯のメリットは少ない．

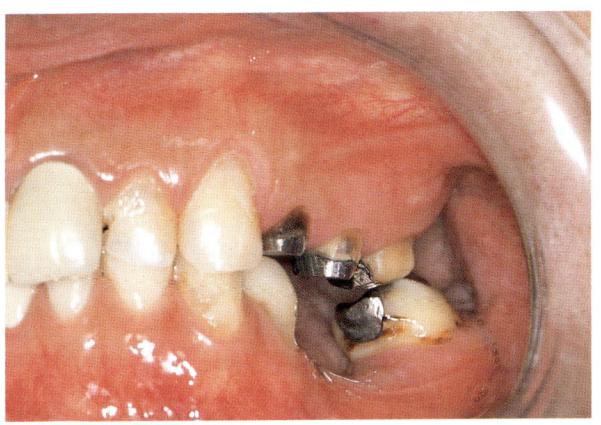

図17b　対合はコアであるが，顎堤ごと挺出しているため，ブリッジにした場合，ポンティックにかかる負荷は大きい．義歯床は欠損した顎堤を修復するばかりではなく，支持にも有効に働く．

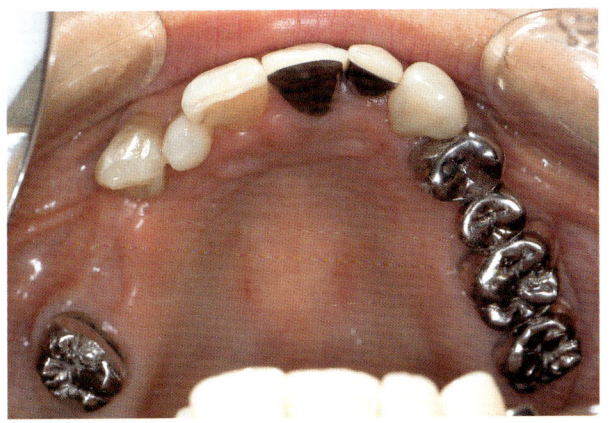

図18　前方の支台歯は犬歯となり，支台歯で十分な支持と把持は得にくい．義歯床には，支持，把持の効果が要求される．口蓋が深く，義歯床の安定は得やすい．

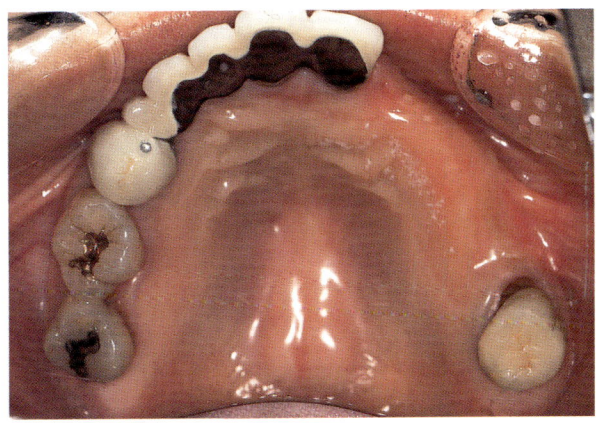

図19　欠損が大きくなり，前方の支台歯は義歯の支台歯としては不十分である．両側性の設計となるが，口蓋隆起があるため，精査した上でパラタルバーの走行を考える．

いって過言ではない．しかし口腔内の十分な診査と症例に応じた適正な印象方法を選択することによって，義歯床との適合の良い，残存歯に負担が少ない粘膜面の印象を採得することは可能であろう．

本稿では，義歯の形態を中間欠損，遊離端欠損，多数歯欠損に分けて印象方法を解説する．

[中間欠損の印象方法]（図17〜20）

中間欠損も欠損に隣接する支台歯の骨植が良好でブリッジが可能な症例では，歯の印象も欠損部粘膜の印象は静止形態の記録を行う．粘膜の印象は，吸収した欠損部顎堤粘膜の形態回復，あるいは審美性の回復ができる最小限の床縁形態が記録されれば良い．したがって印象法は，吸収した欠損部顎堤と支台歯の正確な位置関係と解剖学的形態が記録されるように，既成トレーを用いた寒天-アルジネートの連合印象でも可能ではある．

さらに精密性を期すならば，個人トレーを用いてシリコーン印象を行う．欠損症例では，概して歯肉の退縮で残存歯の歯間部が開いている傾向があるため，歯間部をユーティリティーワックスなどで印象前に埋めておかなければ，印象撤去時に変形させてしまう結果となるため注意が必要である．

中間欠損でも連続した2歯から3歯欠損以上になると，支台歯へ加わる側方力を考慮して義歯床の大きさをどうするか検討する必要がある．すなわち安定の要素を考慮しなければならないため，辺縁形成が必要になってくる．それでも印象法は静止形態を

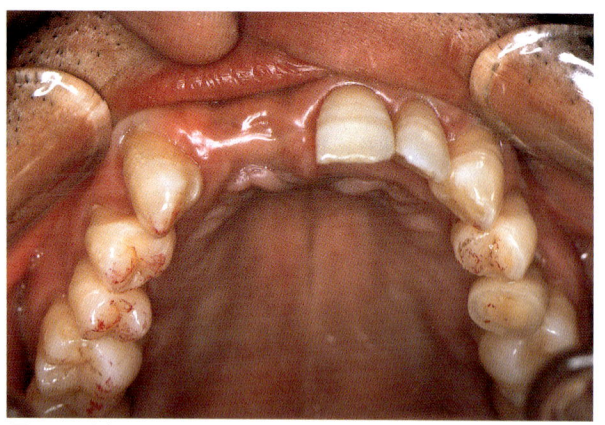

印象採得・精密印象を知る／適合のよい補綴物製作のために

図20a　唇側の顎堤の吸収が大きい前歯中間欠損症例.

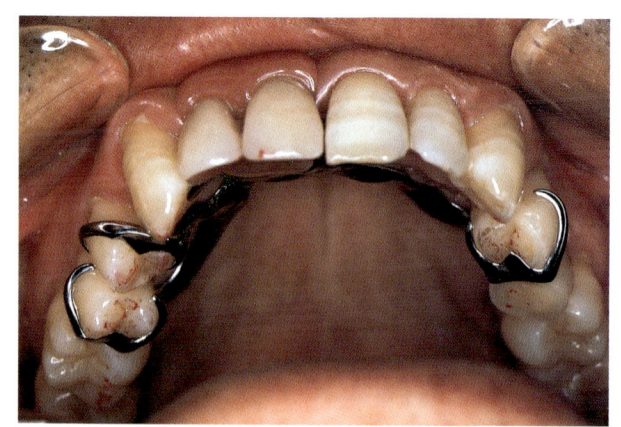

図20b　義歯床は欠損部の吸収の修復と審美性の回復に重点がおかれる.

[両側（片側）遊離端欠損の印象方法]

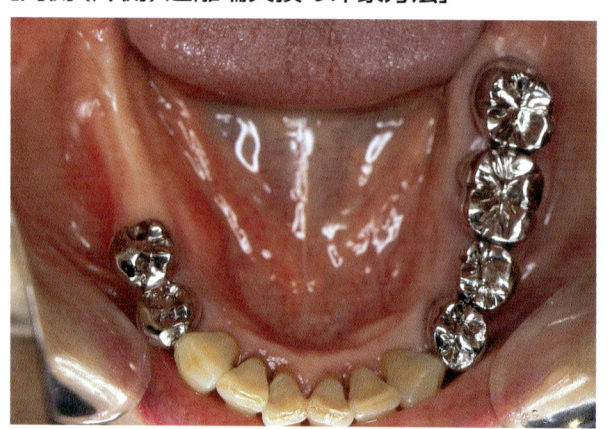

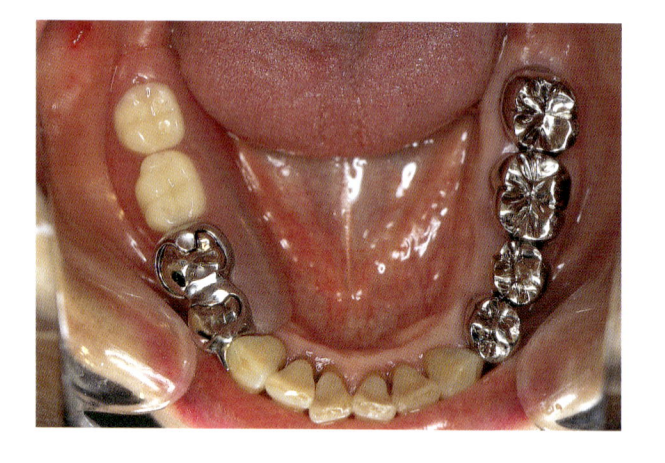

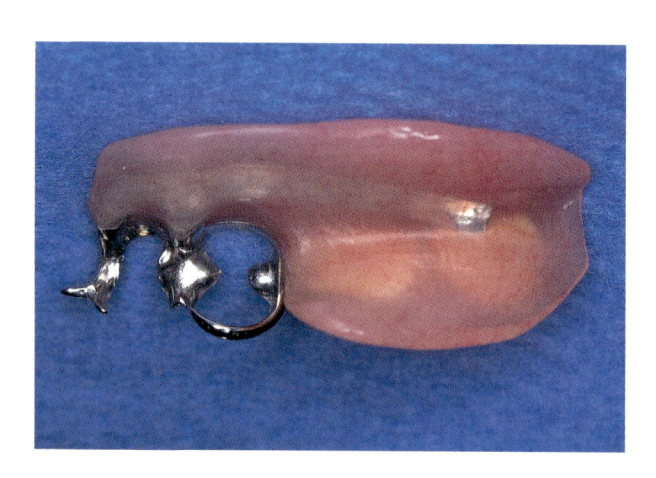

| 図21a | 図21b |
| 図21c | |

図21a　下顎片側遊離端欠損症例.
　　　　支台歯の骨植も良好で，顎堤の幅，高さも良好である.
図21b　片側設計であるため，義歯床は支持，把持が重要となる.
図21c　同義歯装着.

記録する解剖学的印象でよい．

[両側（片側）遊離端欠損の印象方法]（図21～24）
　遊離端欠損はブリッジで欠損修復が困難であり，義歯床を必要とする部分床義歯が選択される最も一般的な治療法である．中間欠損症例と違い，欠損の後方に残存歯がないため義歯床のもつ役割は大きく，顎堤粘膜の支持要素は大きい．支台歯，とくに欠損に隣接する支台歯に過大な負担を与えないため，支台歯と粘膜の被圧変位の差を小さくすることが印象採得に求められる．

　これが部分床義歯の印象方法の特異なところであり，1950年ころから多くの印象方法が考案されてきた．ワックス印象，アルタードキャストテクニック，ダイナミックインプレッションテクニック，Hindels，Rapuanoらの特殊な印象トレーを用いた

48　　　2　部分床義歯の印象

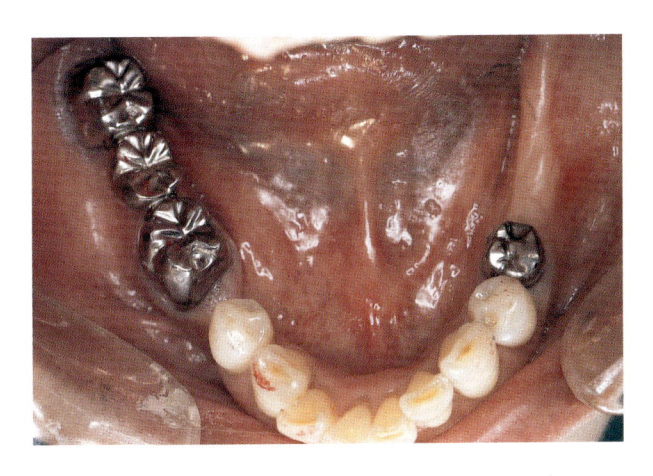

図22a｜図22b
　　　｜図22c

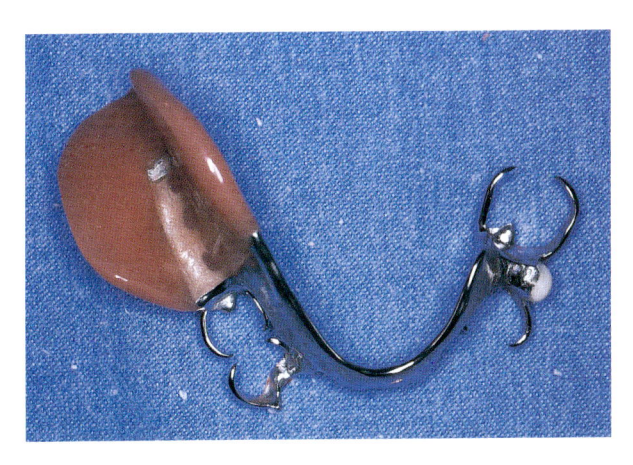

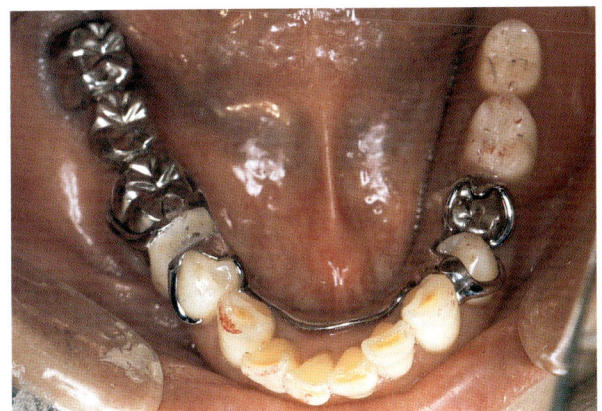

図22a　片側下顎遊離端欠損症例.
　支台歯，顎堤の状態は前症例よりも不良である.
図22b　両側設計であり，義歯床の把持効果よりも支持が重要となる.
図22c　同義歯装着.

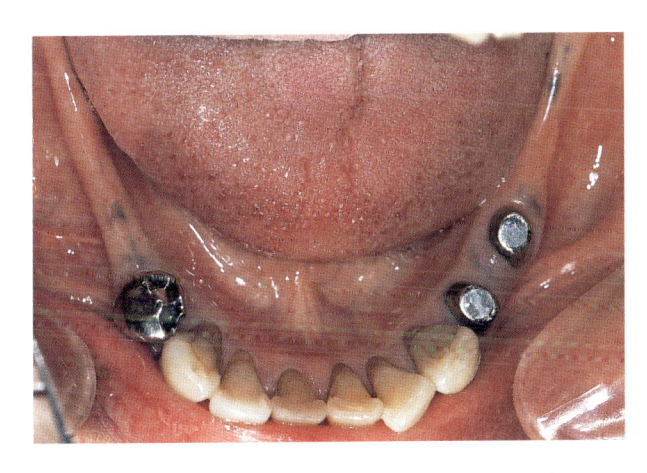

図23a｜図23b
　　　｜図23c

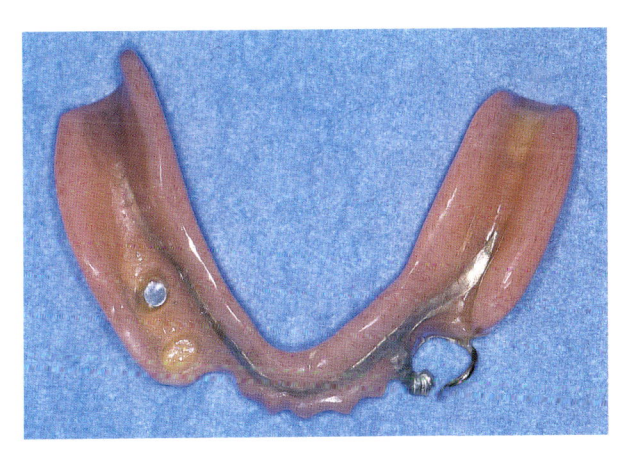

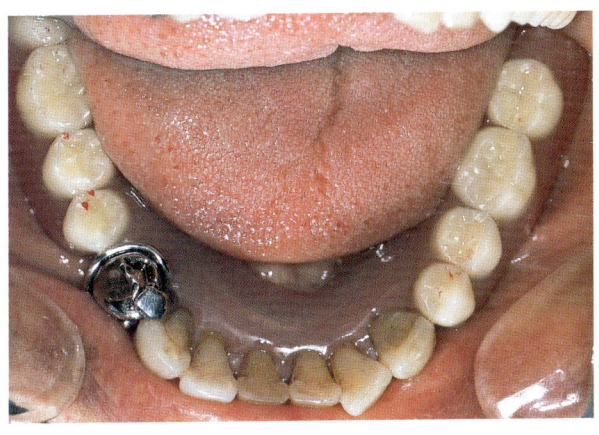

図23a　下顎両側遊離端欠損症例.
　顎堤の幅が細く，形態が不良である.
図23b　義歯床は支持，把持，保持が必要になり，必然的に床縁は大きく，厚くなる.
図23c　同義歯装着.

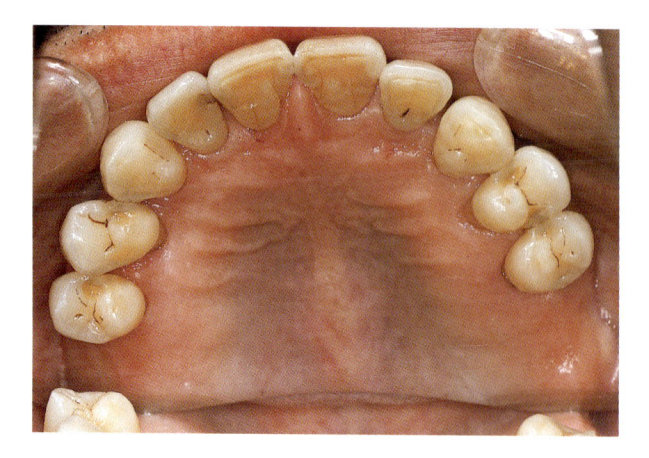

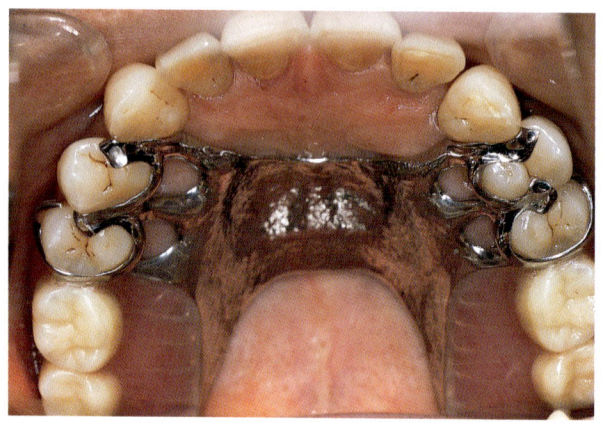

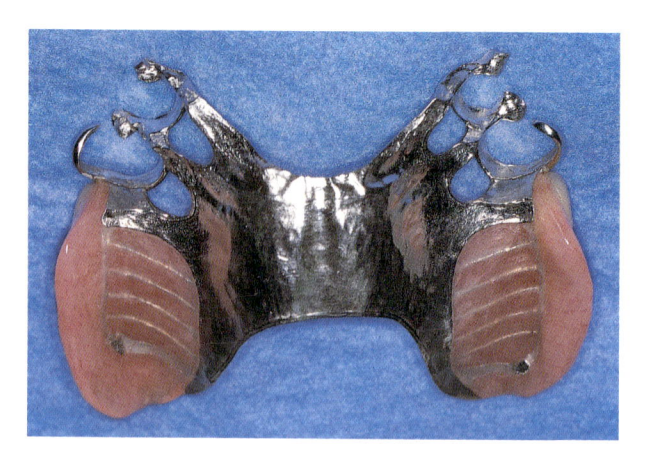

印象採得・精密印象を知る／適合のよい補綴物製作のために

図24a｜図24b
図24c

図24a　上顎両側遊離端欠損症例．
　　　　顎堤，支台歯とも良好な状態である．
図24b　義歯床，パラタルストラップにより，粘膜の支持が得られる．
図24c　同義歯装着．

[選択的加圧印象法]

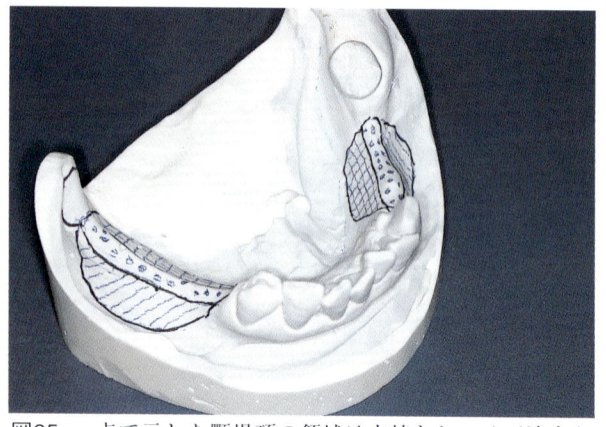

図25a　点で示した顎堤頂の領域は支持としては不適当な場合が多く，解剖学的な形態を記録する．また，白抜きで示すレトロモラーパッドも変形しないように記録しなければならない．斜線で示した頬棚の部分は，義歯の支持に関与する部分であり，加圧が必要である．格子で示した舌側部分は，ある程度支持にも関与するが，主に義歯の安定に関与し，粘膜の変形を与えない方がよい．

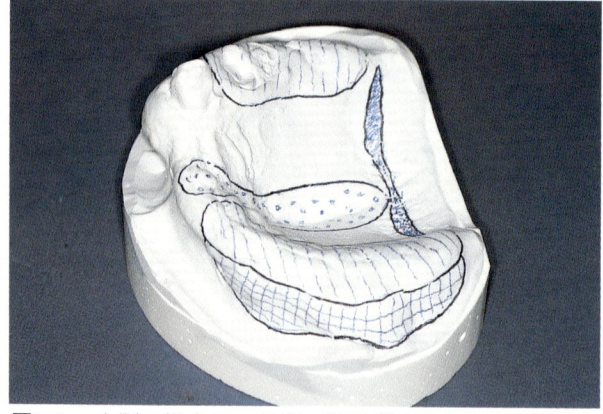

図25b　上顎の場合は，斜線の顎堤頂は最も支持に関与する部分であり，積極的な加圧を行う．格子の部分は支持にもある程度関与するが，水平的な動きに抵抗する部分であるため，解剖学的印象でよい．点線で示す切歯乳頭部，口蓋正中部はリリーフすべき領域である．塗りつぶした義歯床後縁部は辺縁封鎖のため，加圧する領域である．

方法など，そのほとんどが機能時の顎堤粘膜の被圧変位量をいかに小さくし，義歯の動きを小さくするかについての研究であり印象方法である．そのいずれも歯は解剖学的印象，粘膜は機能印象であり，支持要素が重視され加圧印象法と呼ばれることが多い．

軟組織の変位性に違いがあるため，咀嚼圧を床下組織の最も抵抗のある部分に誘導し，加圧力を制御する方法として，McCrackenは選択的加圧印象法を提唱している．すなわち，図25のように柔らかい組織の部分，咀嚼力を強くかけたくない部分はあ

［前方遊離端欠損の印象方法］

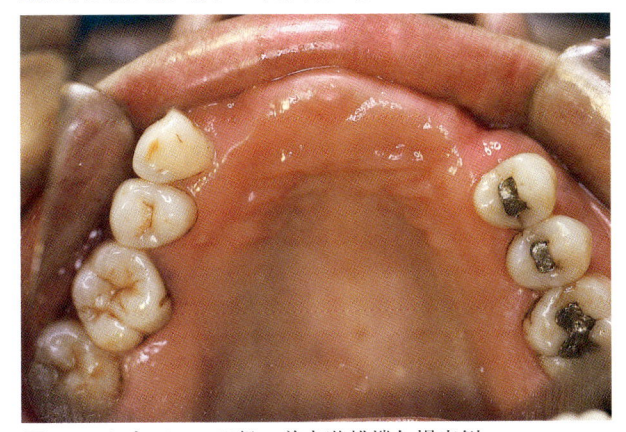

図26a　ケネディーⅣ級，前方遊離端欠損症例．
　中間欠損であるが，前歯部への負荷は義歯の回転を生ずるため，見かけ上は遊離端欠損となる．ただし，臼歯部遊離端欠損と異なり，粘膜による支持は期待しにくい．

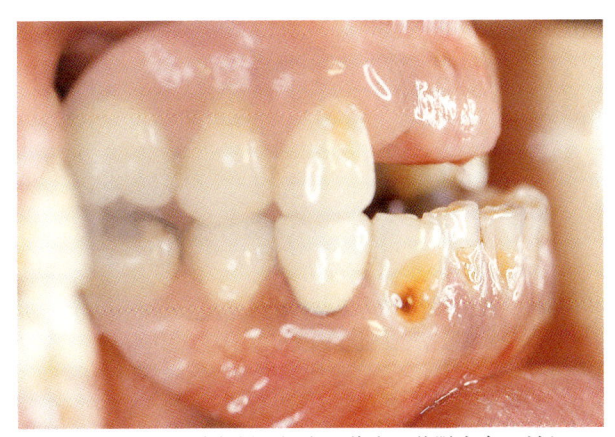

図26b　前方遊離端欠損の場合，義歯の着脱方向に対して，唇側にアンダーカットができやすく，義歯床を歯肉頬移行部まで延ばすことができないことが多い．

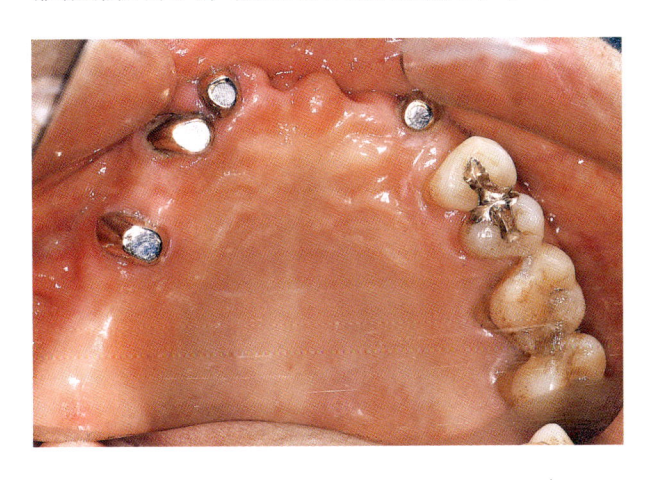

図27a	図27b
	図27c

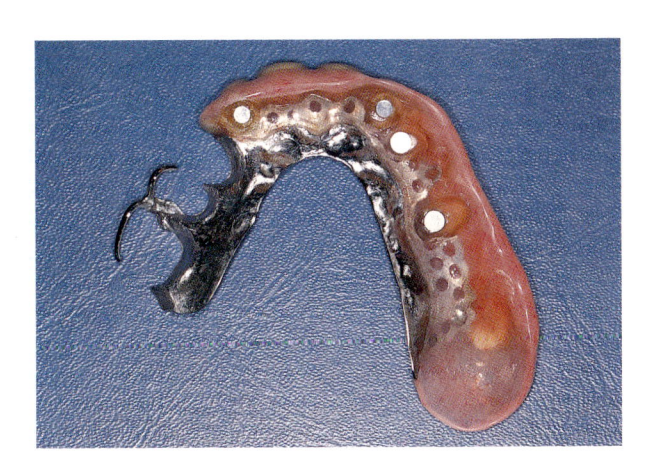

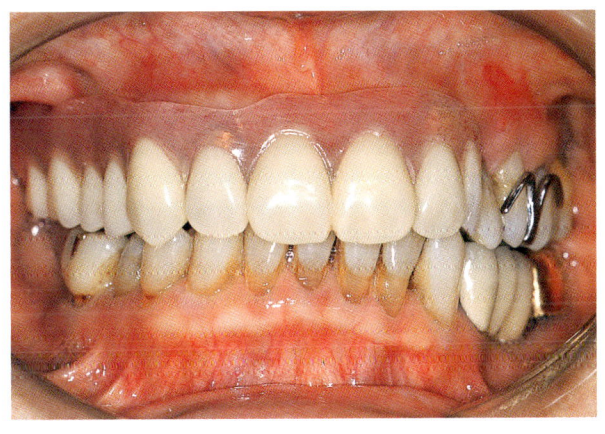

図27a　咬合平面に垂直に設定された着脱方向を持つ支台歯に対して，前方部の顎堤にはアンダーカットが存在する．
図27b　同欠損に設計された部分床義歯．
図27c　唇側の義歯床縁は，義歯の着脱方向に制限され，十分延長できないため，前方への回転による義歯床の支持，把持効果はあまり期待できない．設計や咬合接触の与え方で対応すべきである．

らかじめ模型上でリリーフし，支持あるいは積極的に加圧したい部分は印象用トレーで接触させる方法である．
　設計にもよるが，遊離端欠損症例では義歯床に把持（安定）要素も必要になり，いかに粘膜の支持形態，機能形態が記録できるように印象するかが重要になってくる．一方，義歯床に維持力が求められることはほとんどないため，辺縁形成は義歯の床縁の決定に注意すれば辺縁封鎖を期待するほどの厚さや形態は必要ない．

［前方遊離端欠損の印象方法］（図26，27）

　ケネディーⅣ級のような前方に欠損がある症例は，中間欠損である．しかし義歯の動きを考えると

印象採得・精密印象を知る／適合のよい補綴物製作のために

[多数歯欠損の印象方法]

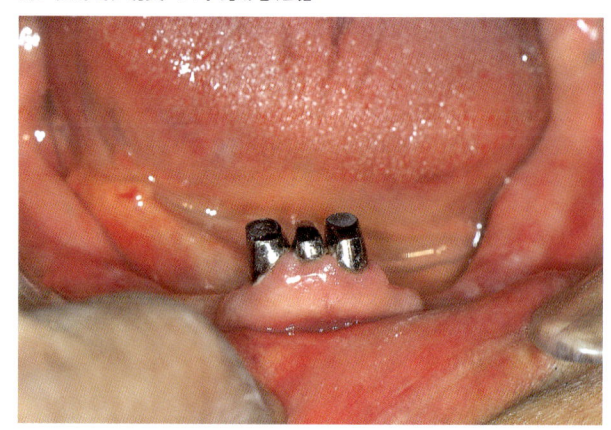

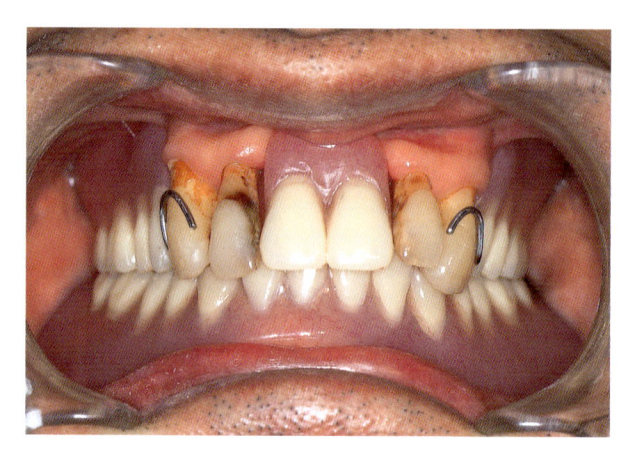

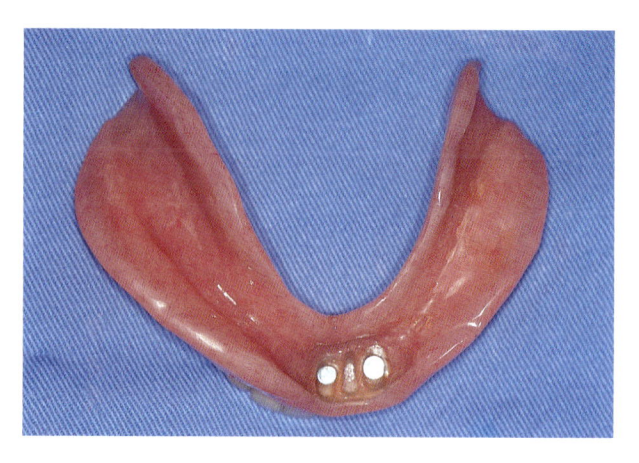

図28a｜図28b
図28c

図28a　下顎前歯3歯のみの少数歯残存症例．
　顎堤の吸収も大きく，オーバーレイデンチャーとした．
図28b　義歯床は総義歯と同様に維持，安定の要素が必要となるため，臼歯部の義歯床縁は厚く，大きい．舌側は保持効果を得るため，コンケーブ（凹）にし舌房を確保する．
図28c　同下顎義歯装着．頰側は頰粘膜による保持効果を得るため，コンベックス（凸）にする．残存歯部は，歯槽堤がアンダーカットになるために，義歯床は延長していない．

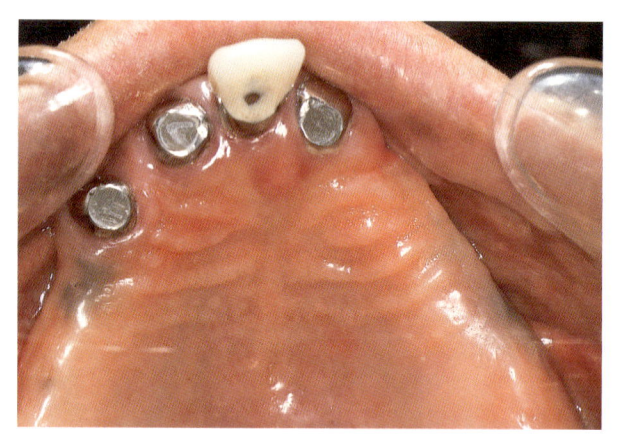

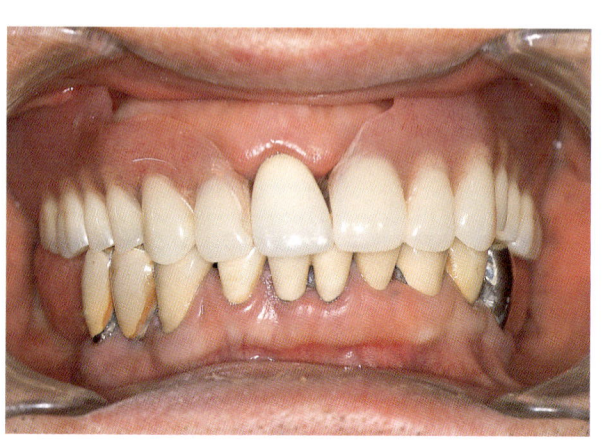

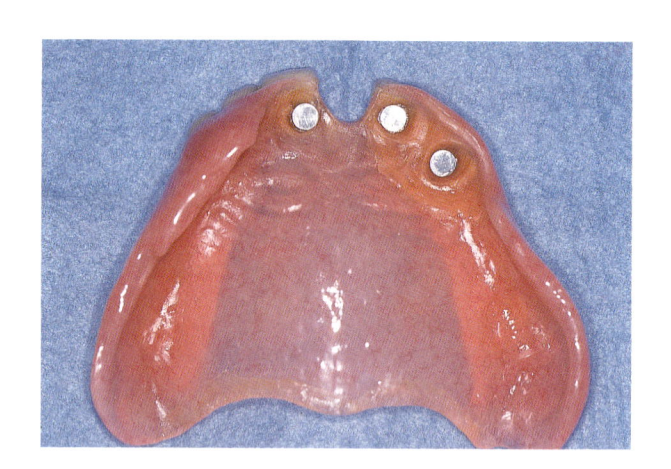

図29a｜図29b
図29c

図29a　上顎4前歯残存症例．
　左側欠損部頰側の顎堤の吸収が大きい．
図29b　吸収した顎堤が大きくなるほど，義歯床縁は厚くなる．残存歯周囲の義歯床縁を除いて，総義歯の形態に近くなる．
図29c　装着された義歯．義歯床の維持は残存歯で得られるため，辺縁封鎖は総義歯のように確実ではない．

表6 印象材の歴史.

1756	Phillip Pfaff（独）	封蝋を用いた無歯顎の印象
19世紀初期		ワックスによる印象が多く行われる
19世紀中期		モデリングコンパウンド，印象用石膏
1925		寒天（最初の弾性印象材）
1930's		酸化亜鉛ユージノール
1941		アルジネート
1955		ポリサルファイドラバー
1958		縮合型シリコーン
1961		動的印象材
1960's		ポリエーテルラバー
1978		付加型シリコーン

見かけ上，上述の遊離端欠損と同様の動きがあるため，前方遊離端欠損として特別に扱われることが多い．とくに上顎の欠損症例では，下顎前歯が欠損部を突き上げるため，粘膜の支持要素が大きいが，形態的に支持の効果はあまり期待できない．

また前歯欠損の場合は唇側の吸収が大きく，義歯の着脱方向に対してアンダーカットになり，義歯の床縁が歯肉頬移行部まで延長できず，把持，維持要素があまり期待できないことも多い．したがって前方遊離端欠損の場合は，残存歯による支持，把持が重要となり，印象よりも設計に重点がおかれることが多い．ただし欠損の長さによっては，顎堤に支持，機能形態を求める必要があり，把持や維持要素が得られる印象方法を考えなければならない場合もある．

［多数歯欠損の印象方法］（図28，29）

残存歯が数歯でそのほとんどを支台歯にするような，少数歯残存症例は必然的に粘膜負担の割合が多くなる．支台歯のみでは義歯の支持，維持，安定が得られないため，粘膜に支持，安定の要素を求めるだけでなく，総義歯と同様に維持の要素が必要になる場合が多い．維持を得るための辺縁封鎖とともに，義歯床の研磨面形態は義歯の浮き上がりを抑える働きがあるため，頬側はコンベックス（凸）に，舌側はコンケーブ（凹）にし，安静時に安定するように配慮する必要がある．

多数歯欠損症例では，顎骨の吸収も大きく，義歯床の厚さも上記の遊離端欠損よりも厚くなり，辺縁形成が重要となる．残存支台歯に過大な負担を与えないためにも，粘膜は支持，機能形態を記録する必要があると考えられる．しかし上顎では義歯床面積が大きくなるため，静止形態の記録であっても粘膜の沈下が少なく，支台歯に負担を与えないといった考えもある．

最小圧印象の概念は，印象時に強い力を支持組織に瞬時かけ，組織相互の安静的な位置関係を正確に再現することにある．つまり粘膜からの反発で支台歯に負担を与える加圧印象法よりも，かえって支台歯に負担を与えないとする考え方である．

印象法の実際

部分床義歯で使用される印象材の種類

部分床義歯の製作に用いられる印象材は，印象材の開発の歴史でもある（表6）．印象材の歴史として最も古いものはワックスである．その後，石膏，コンパウンドなどの非弾性印象材から，寒天，アルジネート，ラバーベース印象材，シリコーン印象材などの弾性印象材が開発されてきた．それに伴い印象精度も格段に向上してきた．

部分床義歯の印象は，ただ単に印象面が正確で，口腔内の微細な形状を印記できれば良いというものではない．必要に応じて辺縁形成や圧迫が行え，残存歯のアンダーカットを記録するためには，十分な弾性や復元力があり，変形しないことが要求される．その他，操作性の良さや適当な硬化時間，異味，異

[非弾性印象材]

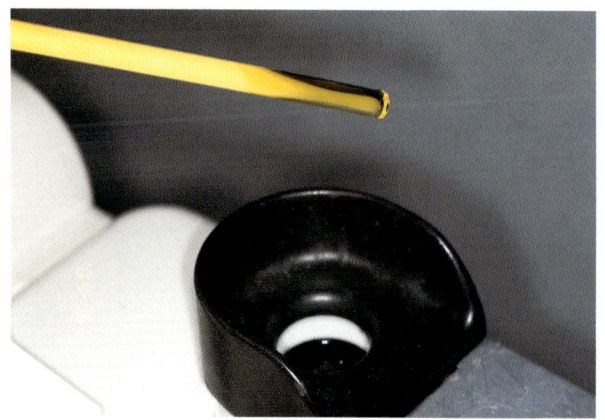

図30 熱可塑性樹脂で、加熱により軟化し、冷却によって硬化する非弾性印象材である。ハイドロプラスティック(TAK)使用.

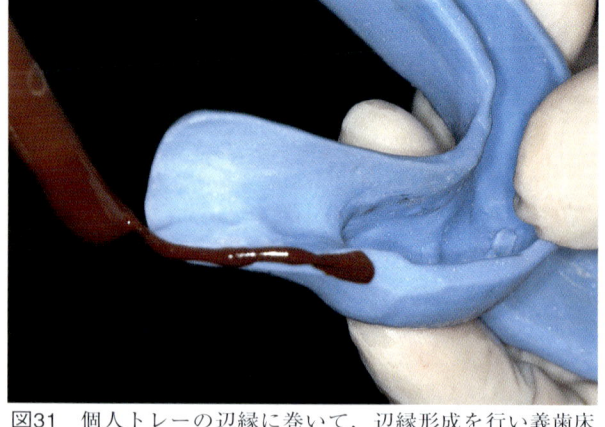

図31 個人トレーの辺縁に巻いて、辺縁形成を行い義歯床縁を決定する。スティックコンパウンド(KARR)使用.

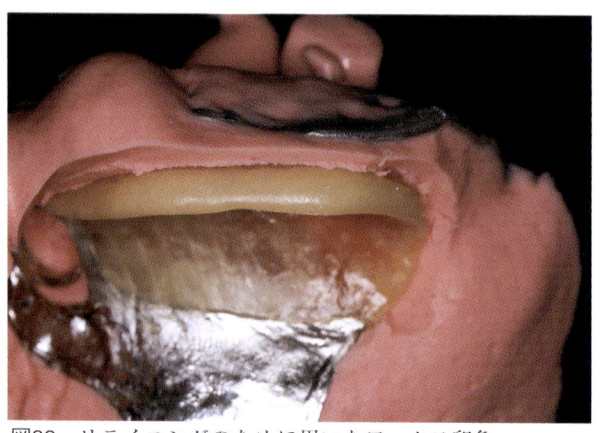

図32 リライニングのために用いたワックス印象.
印象面は滑沢できれいであるが、温度管理が難しいため、できるだけ早く石膏を注ぐ必要がある。アダプトール(Jelenko)使用.

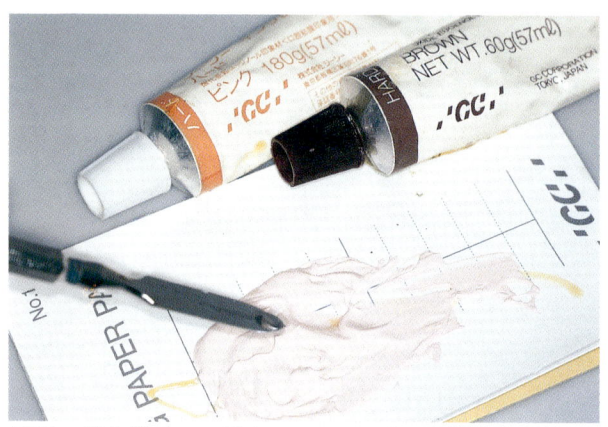

図33 酸化亜鉛ユージノールペースト。非弾性印象材で、精度が高く、粘膜面の印象に用いられるが、部分床義歯での使用頻度は少ない。硬化を促進するときは、水を少し加えると良い(インプレッションペースト・ハード、GC).

臭がないこと、トレーとの接着が可能なことなどが要求され、すべての諸性質を備えている印象材は現在のところない.

また、これらの性質には相反する面もあるため、一つの印象材で正確な印象を行うことは難しい。すなわち、数多くある印象材から症例や部位に応じて印象材と印象方法を選択する必要がある。現在、部分床義歯の印象は、非弾性印象材と弾性印象材を組み合わせた連合印象が主流である.

[非弾性印象材]

印象用コンパウンド・ハイドロプラスティック(図30、31)

加熱によって軟化し、冷却によって硬化する熱可塑性樹脂を主体としており、コンパウンドではステアリン酸などの軟化調整剤が添加されている。口腔内温度から室温まで冷却したときの線収縮率は0.3%程度である。ハイドロプラスティックも同様であるが、コンパウンドよりも熱容量が大きく、操作時間の余裕がある.

両者とも加熱や加温によって流動性が大きくなり、印象の再現性は高くなるが、印象撤去時の変形の可能性が大きくなる。したがって単体で使われることはなく、個人トレーの辺縁形成あるいは後縁封鎖や支持を目的とした粘膜面の加圧に用いられ、それに弾性印象材を連合して使われている.

ワックス印象(図32)

歯科用印象材として最も歴史が古い。1930年代にApplegateが開発したKorecta-waxの一連のシリーズによって部分床義歯の粘膜面の印象材として、日

[弾性印象材]

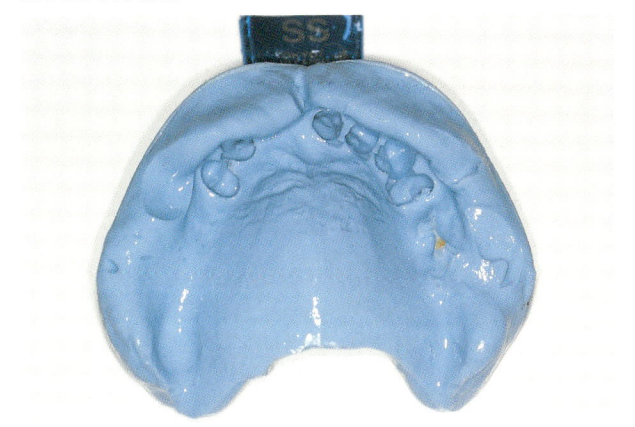

図34 アルジネート印象材は，部分床義歯の印象材に限らず，最も一般的な弾性印象材であるが，離液，乾燥，膨潤するため，できる限り早く石膏を注ぐ．温度，粉液比により粘度が大きく変わるため，辺縁の形態は記録しにくい．辺縁を押し広げるようにやや硬めに練った方が，診断用模型や個人トレーを製作するためには都合がよい．

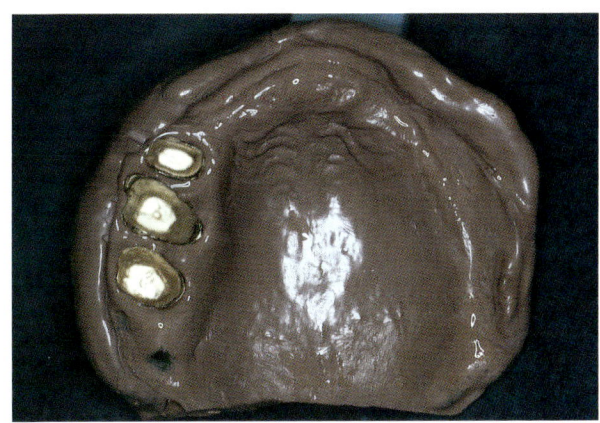

図35 ポリサルファイドラバー印象材は，その粘性と硬化時間が部分床義歯の加圧に適しているため，長く部分床義歯の印象材として使用されてきた．不快臭や硬化時間のコントロールが難しい．個人トレーとシュールフレックス（GC）を用いたコーヌス内冠の取り込み印象．

本でもアルタードキャストテクニックとともに盛んに使われた時期もあった．現在ではこのワックスの入手が困難であること，印象撤去後の変形が大きいこと，テクニックセンシティビティーが高いことから，ほとんど使われていない．

口腔内温度から室温までの冷却で，線収縮は0.6％程度ある．印象採得を終えたワックス印象は変形を避けるため，急激な温度変化を加えないようにして，できるだけ早く石膏を注いだ方がよい．

酸化亜鉛ユージノールペースト（図33）

1930年代に登場して以来，改良が続けられ，現在でも二次印象材として使われている．流動性が高いため，無圧印象を行いたい総義歯での印象がほとんどで，部分床義歯での使用頻度は少ない．印象精度はよく，硬化中の寸法変化はきわめて少ないが，硬化後の強度は低いので，取り扱いに注意する．ユージノールは組織に対して刺激性があるので，印象時にひりひりした感じがする．

[弾性印象材]

寒天印象

1925年，初めて完全な弾性を持った印象材として登場した．弾性回復がよく，印象精度も優れているため，現在でも歯科臨床で多く用いられている．しかし強度が低いため，アンダーカットがあると引きちぎれたり，裂けたりする．

したがって，単独で部分床義歯の印象材として用いることはなく，レストシート，ガイドプレーンに寒天を注入し，アルジネート印象材との連合印象として使用されることがある．

アルジネート印象（図34）

第二次世界大戦で寒天が入手できなくなったため，それに代わるものとして英国で開発されたものである．安価で，操作性が簡便なことから最も普及した印象材となっている．寸法安定性も寒天と同様に比較的よいが，離液，乾燥，膨潤するので石膏を注ぐまで時間を置くことはできない．

一般的には既成トレーを使い概形印象として用いられる．水の量や温度による影響が大きく，概形印象としてはやや硬めに練った方が可動粘膜を拡張させやすく，押し広げられた予備印象として効果的である．

しかし外縁が大きくなりやすいため，遊離端での頬粘膜の辺縁の印象がとりにくい．個人トレーとのコンビネーションも可能ではあるが，印象材が薄い部分では接着が不十分であり，はがれやすく変形しやすいため推奨できない．ただし，辺縁の精密さを求めない歯牙支持型の中間欠損症例では，既成トレーを用いて，寒天との連合印象も可能である．

また，遊離端欠損の義歯床部分をメタルフレーム

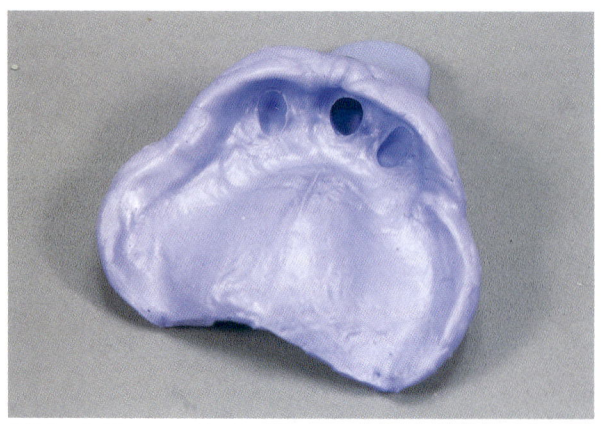

図36 シリコーンラバー印象材は，現在の部分床義歯の印象材の主流である．不快臭もなく，操作性，精度も良いが，硬化が急激に起こるため，辺縁形成しにくい．縮重合型シリコーン（コルテックス・ファイン，コルテン）使用．

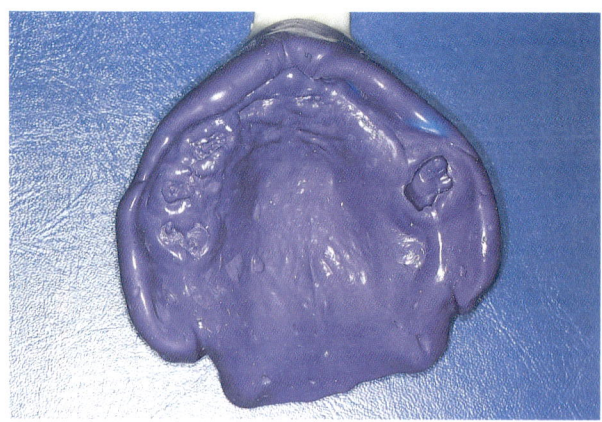

図37 付加型シリコーン（エクザハイフレックス，GC）使用．硬化時間も適当であり，高弾性を示すため，アンダーカットの多い部分床義歯の印象に適している．親水性もあり，石膏に気泡を巻き込みにくくなっている．

製作後に再度印象を採るアルタードキャストテクニックでは，メタルフレームの製作にアルジネート印象を用いる場合もある．ただし，大連結子の部分の印象をアルジネートで採得するのは辺縁の位置が確認できないため，推奨はできない．

ポリサルファイドラバー印象（図35）

ポリサルファイドラバー・ポリマーを過酸化鉛などの酸化剤を用いてゴム状物質にしたものである．1950年頃から弾性印象材として用いられ，その寸法精度と適当な硬化時間，流動抵抗のため，部分床義歯の印象材として長い間用いられてきた．重合後の線収縮率は0.19～0.39％であり，アルジネートや寒天に較べて小さいが，最高精度を得るには1時間を限度になるべく早く石膏を注いだ方がよい．寸法変化を小さくするためには，個人トレーを使って，印象材を薄層にするとよい．ポリサルファイドラバーは，他のラバー系印象材に較べて温度や湿度で硬化時間が敏感に変わるので注意が必要である．

また，ポリサルファイドはイオウを主鎖に含む液状のポリマーであり，不快臭があるため，現在ではシリコーンラバー印象材が部分床義歯の印象材としては主流になっている．シリコーンラバー印象材と比べると応力緩和が遅いので，一気に印象材を撤去する．トレーとの接着剤は付属の接着剤を用いるが，弾性限界が高いため，歯間部が大きく開いている歯がある場合は，歯間部に入った印象材が引きちぎれる前に，印象材がトレーからはがれてしまう．そう

ならないように事前に歯間部は，ユーティリティーワックスなどで埋めておく必要がある．即時重合レジンのモノマーを多くしたものをトレーに塗りつけ，固まらないうちに印象材を盛り，印象採得する．

シリコーンラバー印象（図36，37）

ポリサルファイドラバーとほとんど同時期に開発された．以前のものは硬化がシャープで機能運動させるための十分な時間と適度な流動性を持つものがほとんどなかったため，部分床義歯の印象材としては使いにくかった．しかしこの印象材は不快臭もなく，現在では部分床義歯の機能運動を記録するために硬化時間と速度が適度な印象材が選べるため，ポリサルファイドラバーにとって代わっている．

縮重合型，付加重合型があるが，縮合型の線収縮は0.6％程度であるが，付加型の場合は0.2％程度である．また，ラバー系印象材の欠点である疎水性も付加型では親水性シリコーンがでて，石膏との相性も良くなっており，現在では主流になっている．

ポリサルファイドラバーほどではないが，弾性限界が高く，歯間部へ印象材が入り込まないように注意しなければならない．付属の接着剤はさほど接着力が強くはないようである．

印象法の種類

1960年から70年にかけて，支台歯に負担をかけない設計として緩圧の考え方が主流となり，RPI，ヒ

[アルタードキャストテクニック印象法]

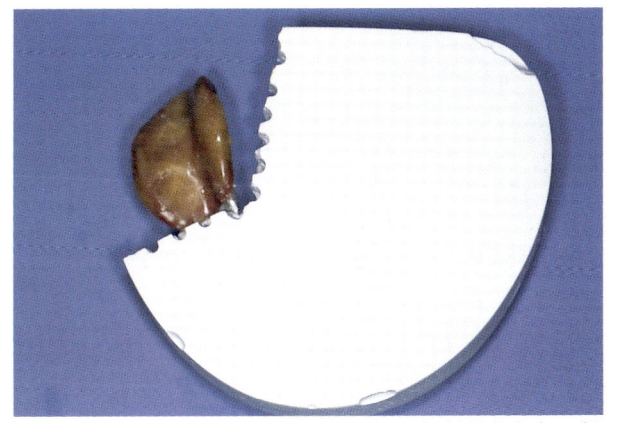

図38 アルタードキャストテクニック．解剖学的印象で製作したメタルフレームにモデリングコンパウンド（GC）と印象用ワックス（アダプトール，Jelenko）を用いて粘膜面の加圧印象を行い，粘膜面のみ再度石膏を注ぎ，粘膜面の機能状態を有する作業模型を製作する．

[ダイナミック印象法]

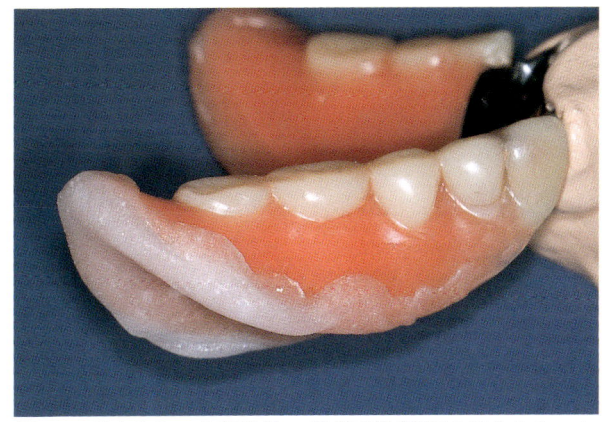

図39 ダイナミック印象法．義歯床粘膜面にダイナミック印象材（ハイドロキャスト，K S Dental）をおき，2〜3日使用後して粘膜の機能状態を記録する．その後，リライニング用ジグを用いて印象材の部分をレジンに置換する方法．

ンジを持つアタッチメントなど数多くの設計が紹介されてきた．それに伴い歯と粘膜の機能時の動きの差をいかに小さくするか，長期的に支台歯に負担をかけない義歯を作るためにはどうするかを追求した結果，さまざまな印象方法が開発された．

80年代になり，日本ではコーヌスクローネに代表されるリジッドサポートと呼ばれる支台歯による支持を主体とした設計が主流となり，印象方法についてはあまり多くの研究がなされなくなってきた．確かに義歯は動かなくなり，粘膜面の調整は少なくなったが，その分支台歯への負担が増し，歯根破折，ポスト脱離がみられるようになってきた．本来は，支台歯に負担を多く求めるリジッドな設計ほど，歯と粘膜の変位差を保証した印象が必要である．

現在，主に使われている印象方法は個人トレーを用いた連合印象法であるが，部分床義歯の印象法の考え方を理解する上で重要であるため，その他の特徴的な印象法についても解説する．

[アルタードキャストテクニック]（図38）

Applegateがワックス印象法を開発した際に紹介した方法である．現在でも模型改造印象法として，改変した方法を行っている臨床家も少なくない．主に臼歯部遊離端欠損症例に用いられる方法である．

解剖学的印象を行う歯の部分は既成トレーでアルジネート印象からメタルフレームを製作し，そのフレームを利用し，さらに粘膜面のみの加圧した印象（Applegateはワックスの流動性を生かして顎堤粘膜が支持しはじめる状態での印象記録であり，故意に加圧した状態ではないといっている）を行い，その部分のみを新たな粘膜面と置き換える方法である．

メタルフレームを口腔内に試適し，適合を確認した後，メタルフレームにつけた基礎床を用いて粘膜面の印象を行う．この方法で用いる印象材は，顎堤粘膜にアンダーカットがある場合は，弾性印象材を用いるが，そうでなければ印象用ワックスや酸化亜鉛ユージノールセメントを用いる．

このアルタードキャストテクニックは，メタルフレームが正しい位置にあるときの粘膜面の加圧された印象が記録されることから，残存歯，粘膜部の被圧変位量の差への対応としては合理的な方法である．しかし，実際には模型を改造した際に粘膜面と大連結子にステップがつきやすいことや，大連結子の下部の位置決定が不正確になりやすいこと，手間がかかることなどの欠点がある．

メタルフレームにつけた基礎床で印象する際に，フレームを手圧で抑えるのではなく，咬合圧で加圧する方法も行われているが，欠損部にかかる咬合圧で間接維持装置が浮き上がってしまわないかどうかを良く確かめて行わないと，かえって不適合な義歯

[特殊なトレーを使用する印象法]

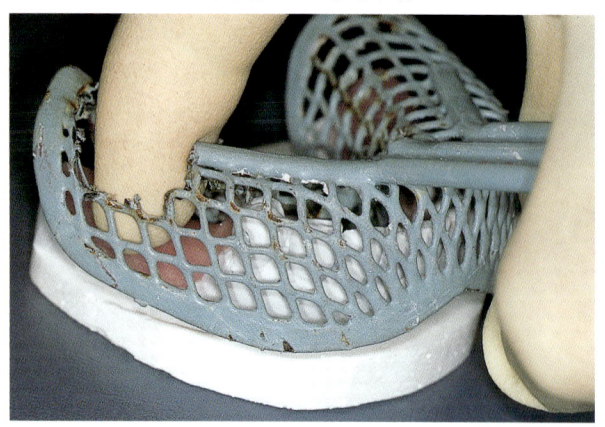

図40 Hindelsの印象法.
　咬合床様のレジントレー（図中ピンク）を用いて粘膜面の機能状態を記録し，酸化亜鉛ユージノールセメントで加圧印象を採った後，穴あきトレーにアルジネートを盛り，穴から指でレジントレーを加圧保持する方法．粘膜部は加圧，残存歯部は静的な印象を採る方法である．

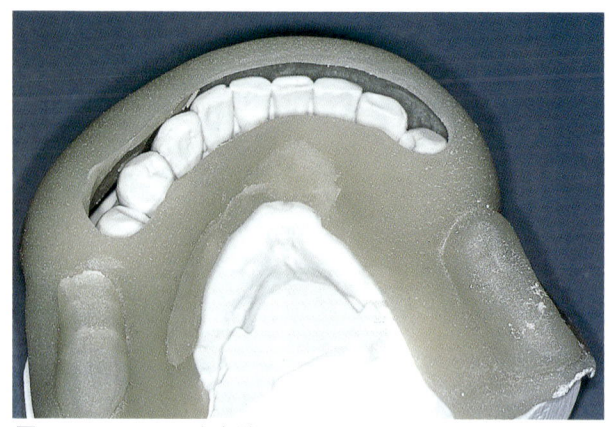

図41 Rapuanoの印象法.
　残存歯部天蓋に穴のあいた個人トレーを用いて，モデリングコンパウンドで粘膜面の加圧記録を行った後に天蓋部分からアルジネートを注入し，残存歯部の静的な印象を採る方法である．

[個人トレーによる印象法]

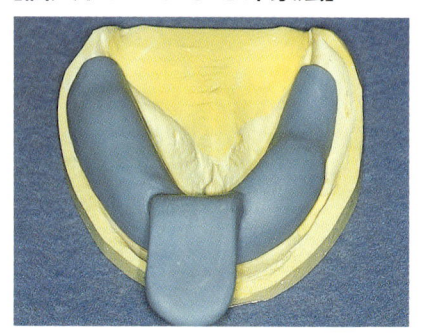

◀**図42**　個人トレーを用いる印象法．
　1回の印象で残存歯と粘膜面の同時印象が可能であり，加圧のコントロールや辺縁形成も行いやすい．現在，部分床義歯の印象方法の主流となっているが，粘膜面の処理の仕方は考え方によりさまざまである．

ができあがってしまうので注意が必要である．

[ダイナミック印象法]（図39）

　部分床義歯の粘膜面の機能状態を記録する方法としてさまざまな印象材，印象法が提出されてきたが，その一つの考え方が，このダイナミック印象法（動的印象法・リライニング印象法）である．解剖学的印象で義歯を製作してしまい，粘膜面のみをリライニングする方法である．

　他の印象方法との大きな違いは，加圧方法の違いである．機能印象あるいは加圧印象と呼ばれているほとんどの印象方法は，手指あるいは咬合圧による印象である．ダイナミック印象法は，ハイドロキャスト（KS Dental）などのいわゆるダイナミックインプレッション・マテリアルを用いて，メタルフレームと印象スペースのある義歯床の内面にこの印象材をいれ，一定時間あるいは一定期間機能運動をさせた後に粘膜内面のみを床用レジンで置換する方法である．

　義歯の機能時の粘膜面形態を記録したいという考え方は良いが，実際には義歯の動きによって粘膜面と印象面の適合が悪くなり，結果として粘膜面との適合の悪い義歯床ができてしまうようである．

[その他の特殊なトレーを使用する印象法]（図40，41）

　粘膜面の加圧印象と残存歯の無圧印象を同時に行うユニークな方法として，HindelsとRapuanoの方法を紹介する．Hindelsの方法は欠損部顎堤全体を覆うアクリリックレジントレーと穴あきトレーの2種を用いて印象する方法である．

　レジントレーに流動性の高い酸化亜鉛ユージノールセメントを盛り，これを介して軟組織に手指で圧をかけた状態で欠損部の加圧状態を記録し，一度口

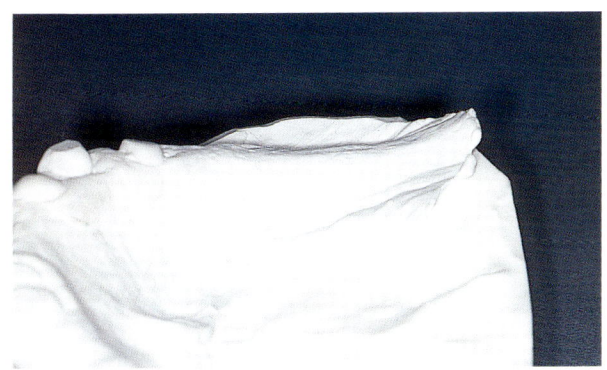

図43a 既成トレーを用いてアルジネート印象を行った模型．舌側の印象が十分とれていない．

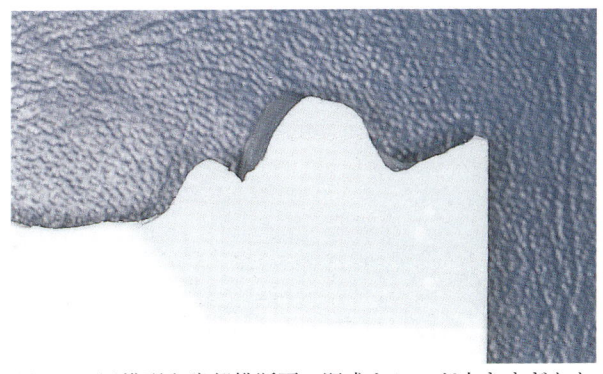

図43b 同模型臼歯部横断面．既成トレーが大きすぎたため，顎舌骨筋があがってしまっている．頬棚の印象も不十分である．

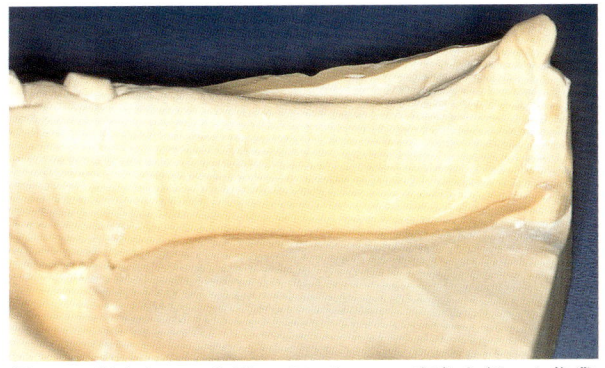

図43c 個人トレーを用いてシリコーン印象を行った作業模型．舌側の顎堤の印象も明確に採れている．

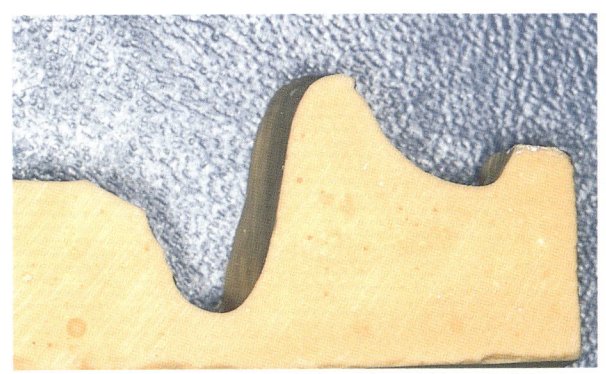

図43d 同模型臼歯部矢状断面．舌側，頬側とも義歯床の支持，把持に十分な形態を記録している．

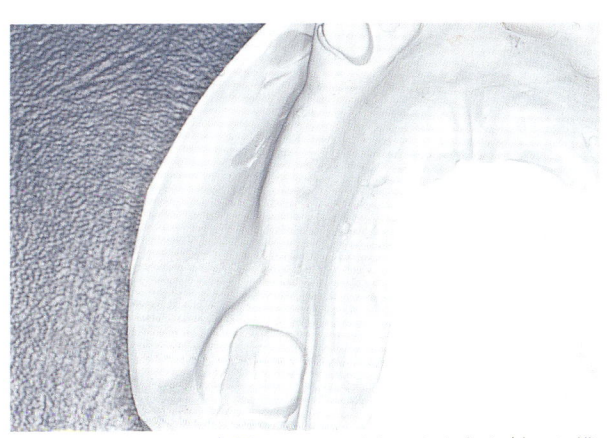

図44a 既成トレーを用いてアルジネート印象を行った模型．頬舌側とも十分とれているようにみえる．

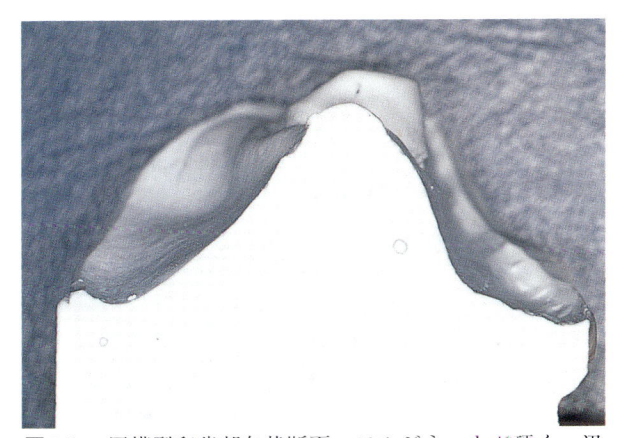

図44b 同模型臼歯部矢状断面．アルジネートが硬く，辺縁が押し広げられており，義歯床縁を決定しにくい．

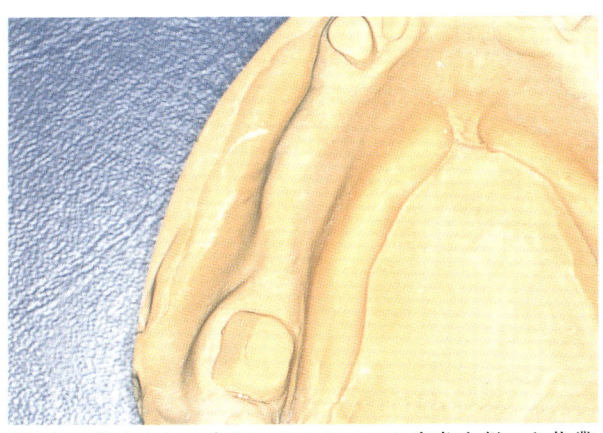

図44c 個人トレーを用いてシリコーン印象を行った作業模型．

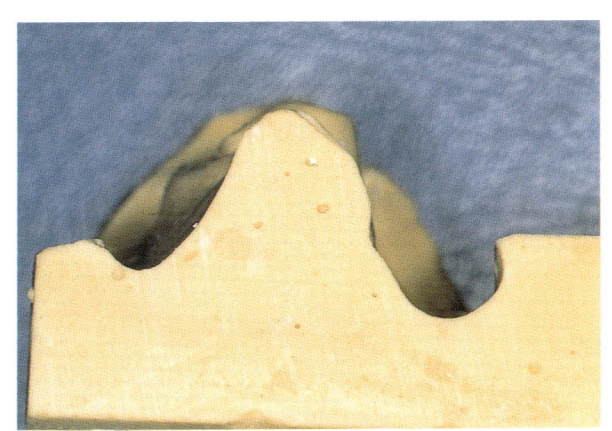

図44d 同模型臼歯部矢状断面．義歯床縁が明確である．

印象採得・精密印象を知る／適合のよい補綴物製作のために

[印象の手順／既製トレーによる予備印象]

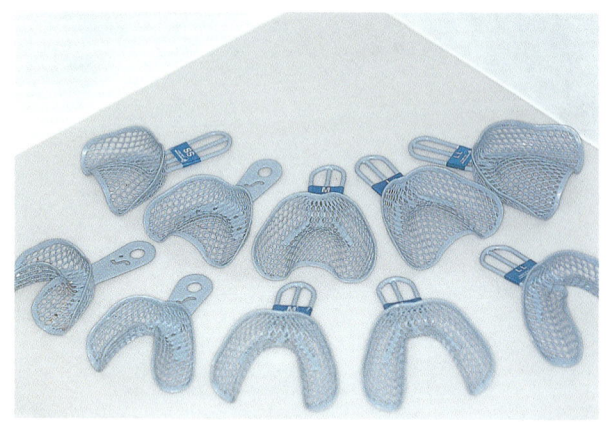

図45　既成トレーは5種類程度あり，アルジネートを十分維持できる網型が良い．ただし網型は一般的に強度が弱く，アルジネートの除去がしにくいため，強度があり樹脂加工しているものが便利である（エイブル）．

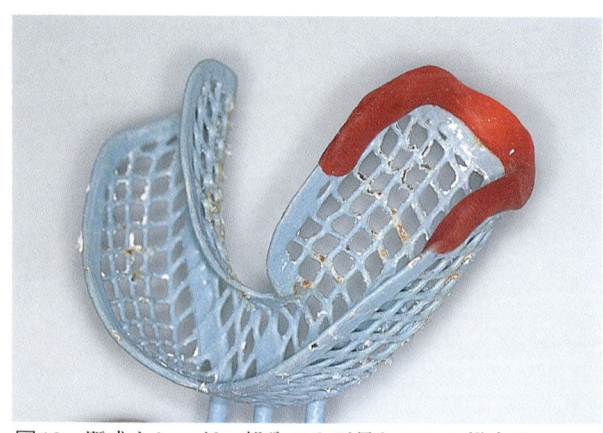

図46　既成トレーが一部分のみ不足している場合は，コンパウンドやユーティリティーワックスで既成トレーを修正する．

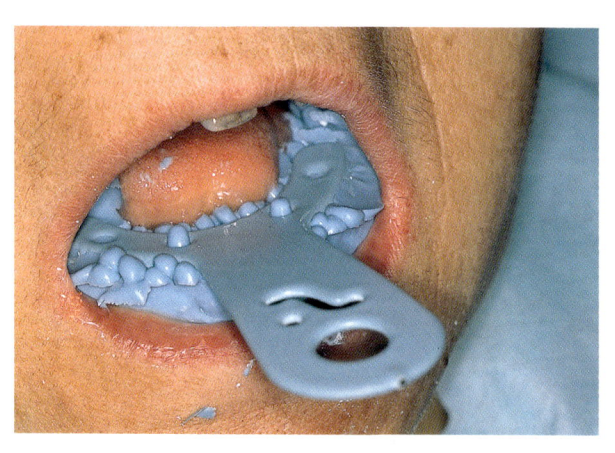

◀図47　印象は舌，頰をリラックスさせた状態で採る．
　もちろん，硬化するまで手指でトレーを固定しておかなければならない．

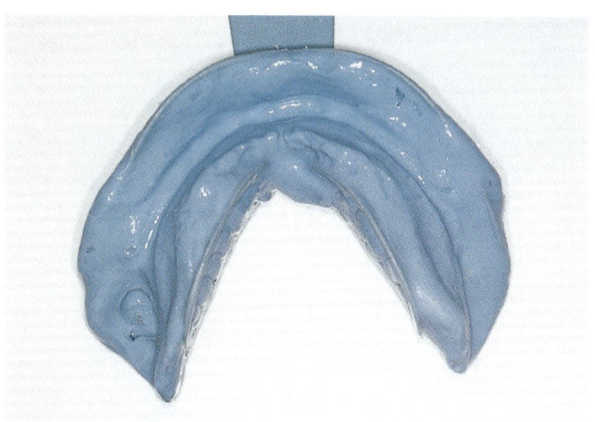

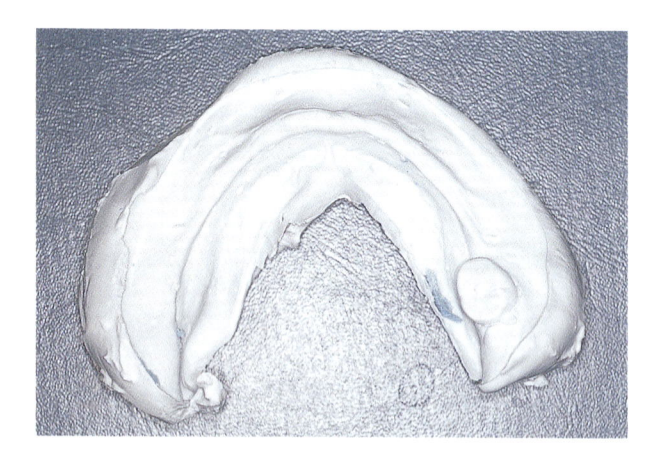

図48a，b　既成トレーを用いたアルジネート印象と模型．
　トレーの選択も適当で，ある程度印象は採れているが，唇頰側はトレーが大きく，既成トレーでは正確な印象の限界があることがわかる．

腔内から取り出して，さらに口腔内に戻して動かないようにして，さらに穴あきトレーの穴から手指で固定しながら，アルジネート印象を行うものである．Rapuanoの方法は，残存歯の周りの天蓋が開いた特殊な個人トレーを製作し，粘膜面に咬合圧をかけた加圧印象後に天蓋の上からさらに残存歯の無圧印象を採る方法である．

[個人トレーによる印象法]（図42）

　現在，部分床義歯の一般的な印象方法は，個人トレーを用いた方法である．細かい点で，印象の取り方に違いはあるが，残存歯の解剖学的印象と粘膜の

60　　2　部分床義歯の印象

[印象の手順／個人トレーの製作／個人トレーの概形]

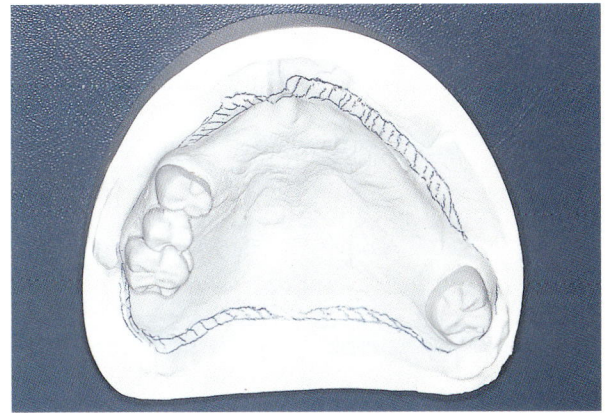

図49　義歯床の外形をイメージしてトレーの外形線を模型上に記入する．

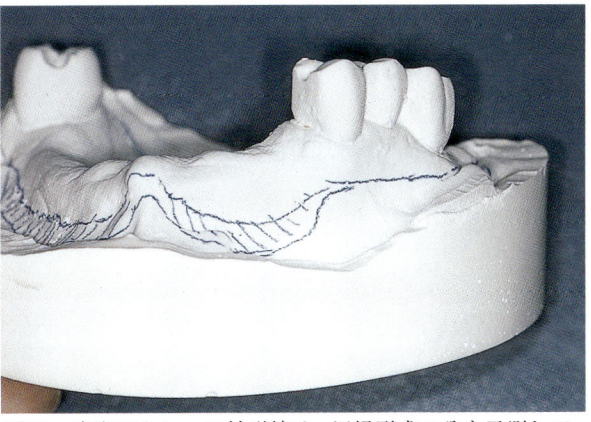

図50　実際のトレーの外形線は，辺縁形成の分を予測して，それより2～3mm内側に設定する．残存歯部は歯頸部を5mm程度越えたところにトレーの辺縁を設定する．

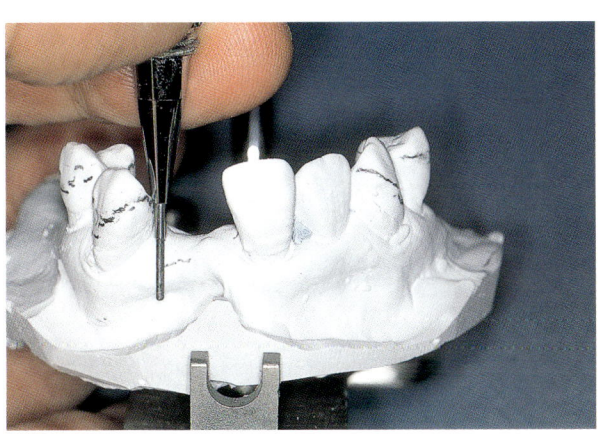

図51　顎堤のアンダーカットの部位は，トレーを撤去する際に印象材の厚さが薄くなり，はがれてしまうため，サーベイングで確認し，ブロックアウトを行う．

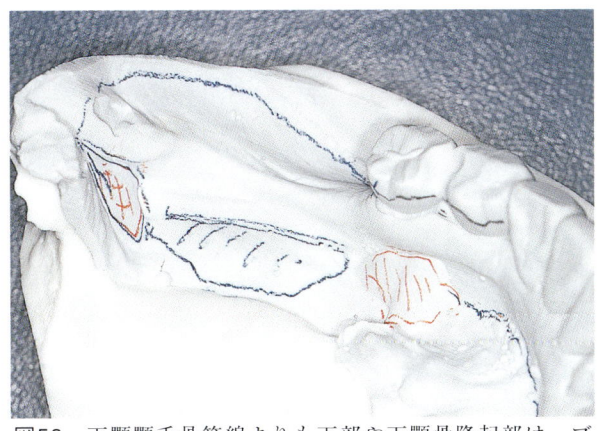

図52　下顎顎舌骨筋線よりも下部や下顎骨隆起部は，ブロックアウトやリリーフを行う必要があるため，外形線を記入する際にチェックしておく．

機能印象を同時に行うことができる簡便で，正確な方法である．

個人トレーを用いることによって，義歯床の形態を予測することが可能であり，事前に義歯床形態の不具合を見つけることもできる．たとえば下顎小臼歯が舌側傾斜していて，歯冠形態修正をしなければ義歯床あるいは大連結子が粘膜と適合しないような場合，既成トレーを用いた印象では見落とされがちであるが，個人トレーを製作する際や辺縁形成をする際に，その不具合を見つけることもできる．

個人トレーを使う利点は，印象材の厚さを少なくし，印象材の収縮変化を最小限に抑えることと，印象材の逃げを制御することによって，加圧の程度をコントロールできることである．術者の意図したような印象を比較的容易にできるが，義歯床の大きさ，加圧の程度は定量化しづらく，術者の経験にゆだねられているのも事実である．

図43，44は，既成トレーを用いた診断用模型と個人トレーを用いて辺縁形成を行った後に，加圧印象を行った作業模型の比較である．本症例のように顎堤の高さが十分でない症例では，既成トレーを用いた印象はとくに舌側面の形態が曖昧になりやすく，逆に頬側が押し広げられたような形態になり，辺縁の位置がはっきりしない．

加圧印象の概念は，機能運動中に義歯が適合するように，粘膜を印象のときに加圧して機能運動時の粘膜の状態を再現することである．しかし，機能力は動的，不連続であるが，加圧印象圧は静的，連続的である．

印象採得・精密印象を知る／適合のよい補綴物製作のために

[印象の手順／個人トレーの製作／前準備]

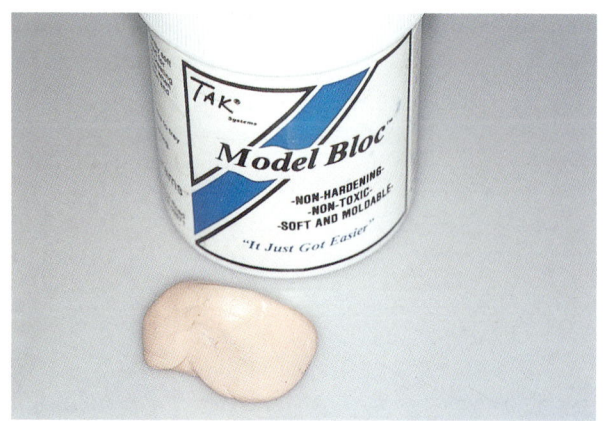

図53　残存歯部は解剖学的印象をとるため，1〜2mmのスペースをあける．パラフィンワックスでもよいが，シリコーンパテは模型からはがす際も楽で便利である（シリコーンパテ，TAK）．

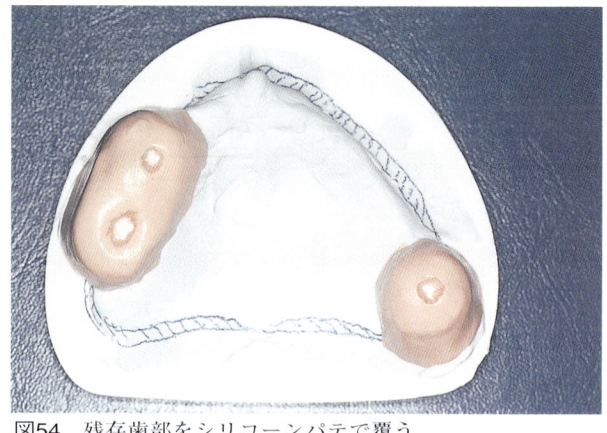

図54　残存歯部をシリコーンパテで覆う．
　レストを設定しない位置に，トレーを安定させるためのストッパーの穴を開ける．

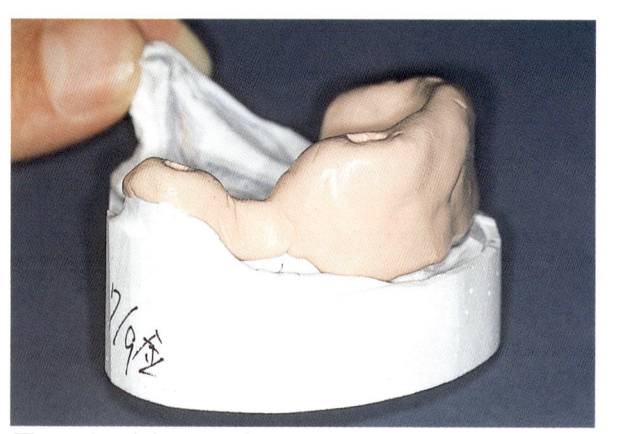

図55　中間欠損部も残存歯部と同様に，解剖学的印象でよい場合はリリーフする．

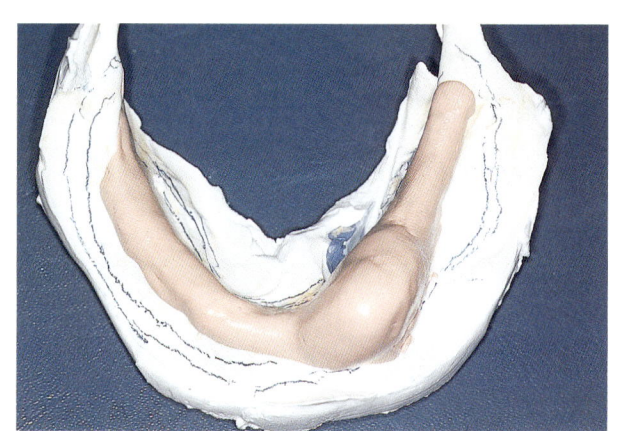

図56　支持に適さない顎堤頂もリリーフの対象である．

印象の手順

[既成トレーによる予備印象]（図45〜48）

　トレーの選択によって辺縁の形態は変わってしまうが，口腔内の解剖学的形態が正しく鮮明に印象されていることが必要である．概形印象では通常，頬舌粘膜，欠損部粘膜の機能的な形態を記録することが難しいため，この模型を作業模型とするのは不適当である．

　概形印象には，十分な強度をもつ既成トレーが必要である．一般に歯列，顎堤の大きさに適する4〜5種類のサイズが用意されているが，トレーの辺縁の一部が不足して十分な印象材の保持ができないと思われるときは，コンパウンドやユーティリティーワックスなどで修正する．既成トレーも各社から多く製品化されているが，穴あきトレーは印象材の保持ばかりでなく，最適なトレーを選択する上でも便利である．

　その際，強度が十分なトレーを用意する必要がある．既成トレーとアルジネートで採得された印象は，トレーの選択あるいはアルジネートの調度によって，大きすぎたり小さすぎたりする．口腔内の可動粘膜と非可動粘膜の境界を診査しておき，研究用模型上で個人トレーの辺縁を決める上でもやや大きめの印象をとっておく方がよい．

[個人トレーの製作]

個人トレーの概形について（図49〜52）

　診断用模型上に記録された解剖学的ランドマーク

[印象の手順／個人トレーの製作]

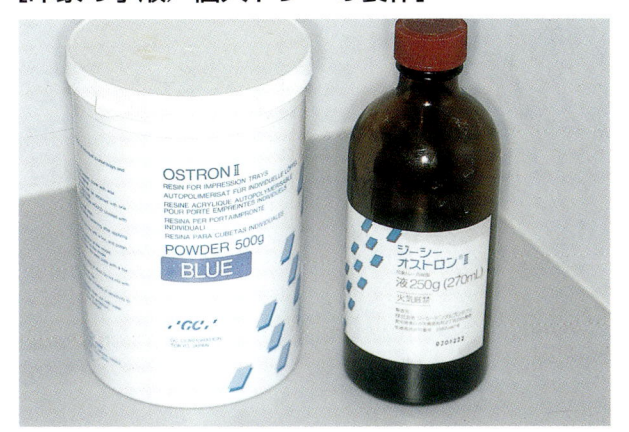

図57a　個人トレー材料として最も一般的なものは，即時重合型のトレー用レジンである（オストロンⅡ，GC）．

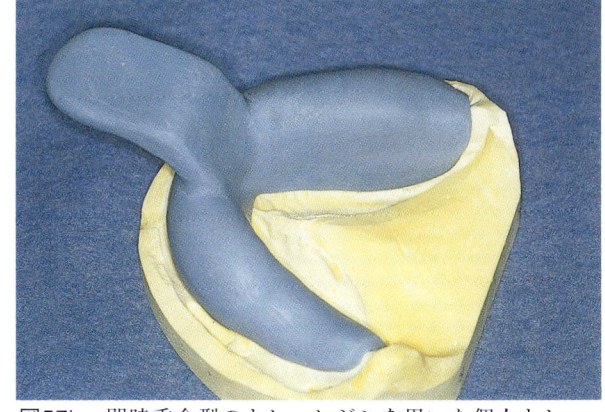

図57b　即時重合型のトレーレジンを用いた個人トレー．変形しにくい十分な強度を持つ．

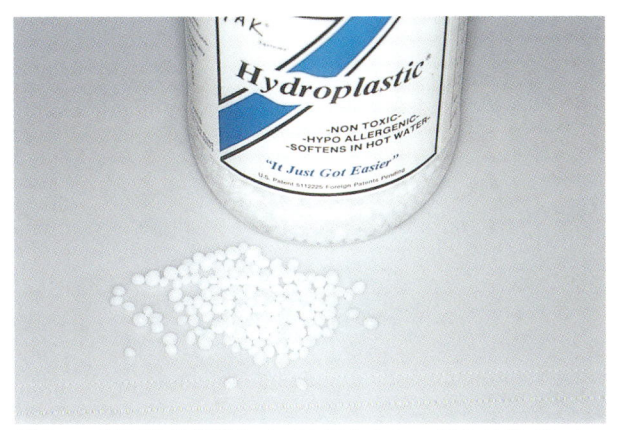

図58a　熱可塑性樹脂タイプの個人トレー用の材料（Hydroplastic,TAK）．

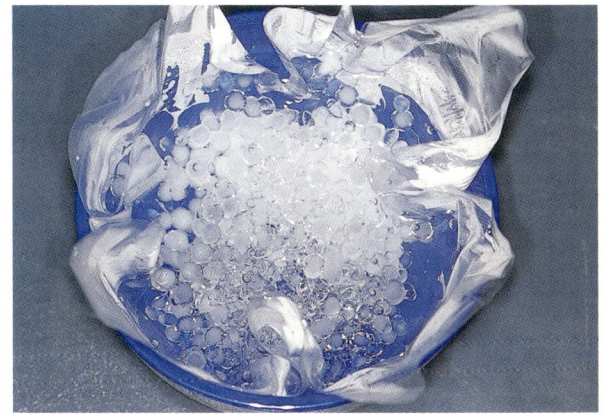

図58b　軟化しやすいように粒状になっており，熱湯に1〜2分で透明になり使用可能となる．直接ラバーボウルで軟化させると，ラバーボウルにくっついてしまうため，ポリエチレンシートを介して軟化するとよい．

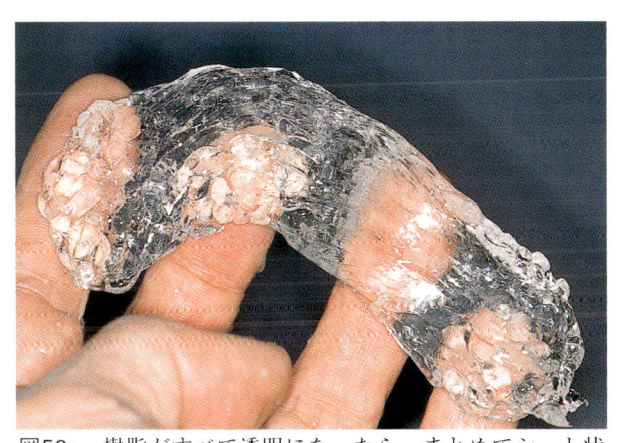

図58c　樹脂がすべて透明になったら，まとめてシート状にする．

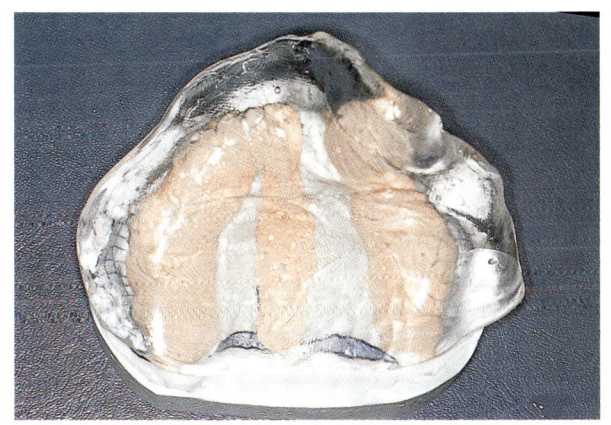

図58d　模型上に圧接された樹脂．操作時間はかなり余裕がある．

を見て，完成義歯の床形態を立体的にイメージする．顎堤の吸収の程度にかかわらず，義歯床の形態は一定であるはずであるため，吸収の大きな顎堤では義歯床の厚みは自ずと厚くなる．

まず，自分がイメージした床外形より2〜3mm内側にトレーの外形線を設定する．すなわち，トレーは完成義歯よりも辺縁においてひとまわり小さいものとなる．しかし，辺縁の厚さは完成義歯と同

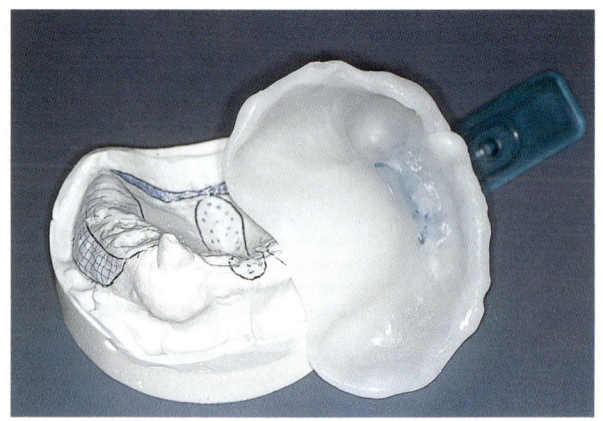

印象採得・精密印象を知る／適合のよい補綴物製作のために

図58e　30分程度冷却し，白色になったら模型からはずす．冷却時の収縮が大きいため，変形には注意する必要がある．再度温湯に浸けると軟化するため，孤立歯のような破折の危険がある症例では有効である．

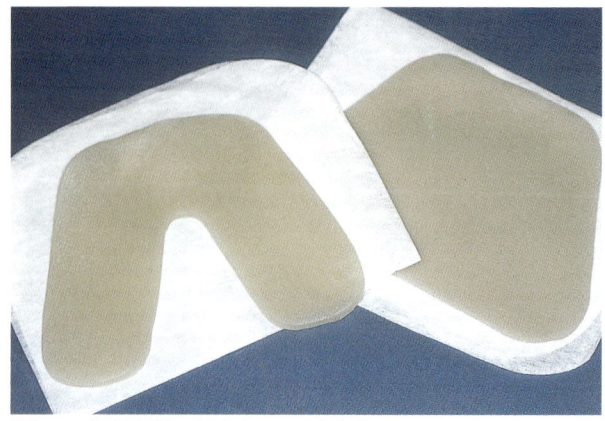

図59　光重合型の個人トレー用材料．
上顎用，下顎用がある．粘土状のシートとなっており，光重合で十分な硬度を持つようになる（カスタムトレイ－LC，フィード）．

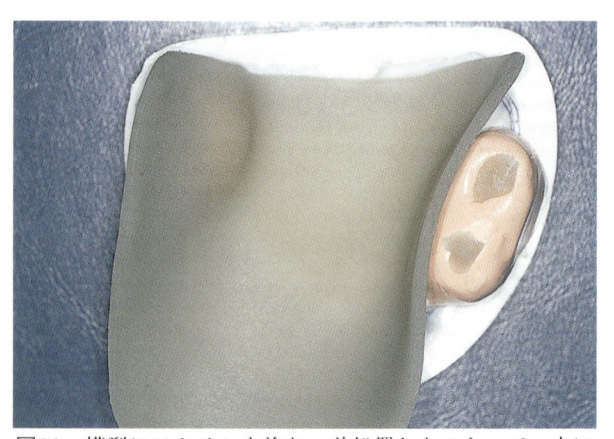

図60　模型にワセリンを塗り，前処置したストッパー内にあらかじめトレー材料を詰めて，シートを気泡が入らないように一方から圧接していく．

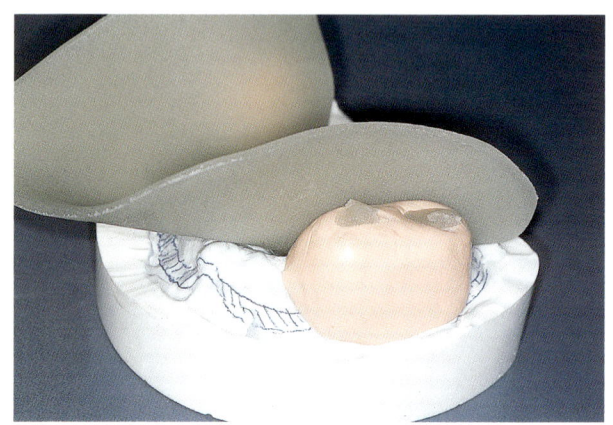

図61　上顎の場合，口蓋から外側へ圧接するとよい．

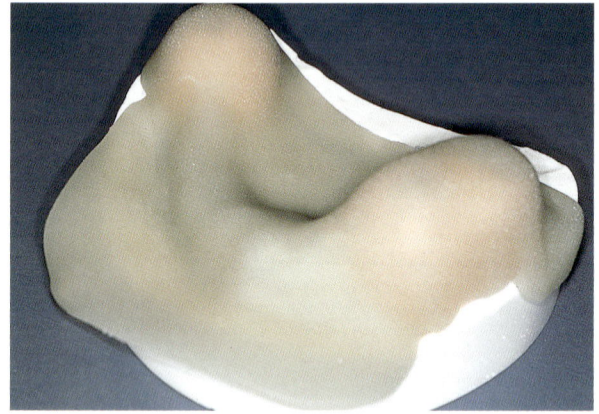

図62　外形線を全て覆う．

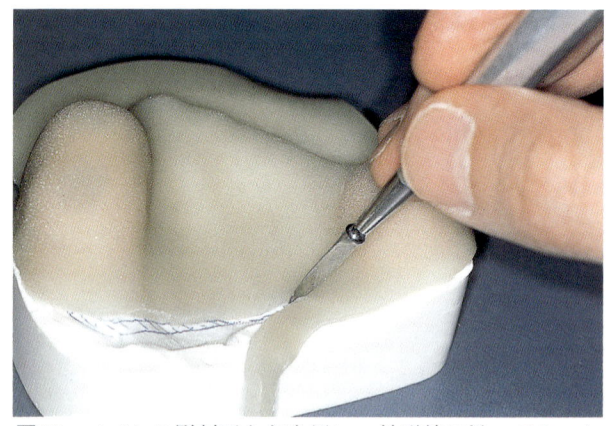

図63　エバンス彫刻刀などを用い，外形線に沿ってカットする．

じにする．つまり，顎堤の吸収が大きい場合には厚くし，吸収が小さい場合には薄くする．このようにすると，顎堤の吸収が左右で異なる場合でも必要な辺縁の厚さを自然に確保することができるようになる．

前準備について（図53～56）

診査時に得た情報を基に，診断用模型上で義歯の負担域およびリリーフ領域を決定する．上顎では切歯乳頭部，口蓋隆起などであり，下顎では顎舌骨筋線，下顎骨隆起，ひも状の顎堤頂などである．

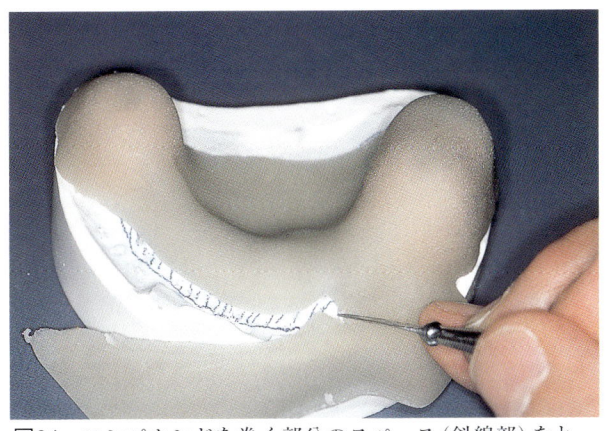

図64 コンパウンドを巻く部分のスペース（斜線部）をとって，カットしていく．

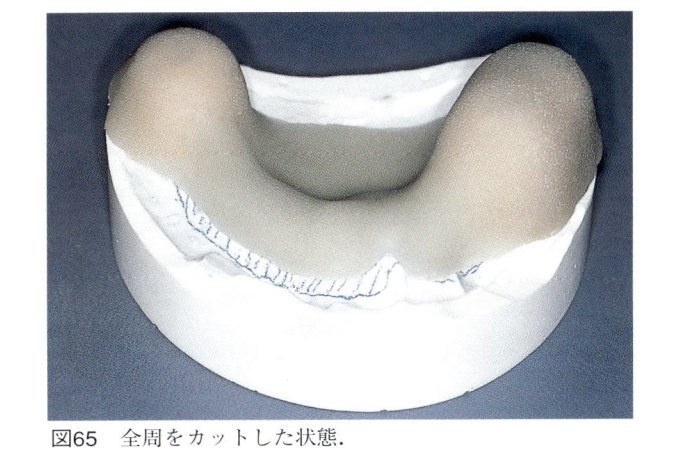

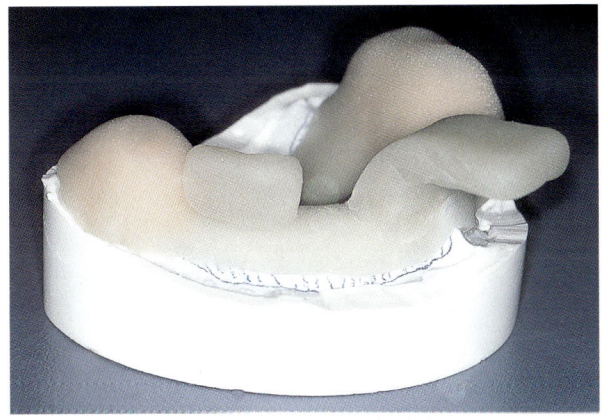

図65 全周をカットした状態．

図66 トレーを撤去するための柄と保持するためのフィンガーレストを付ける．トレーの柄は辺縁形成する際のじゃまにならない位置に付け，方向は咬合平面とほぼ並行にしておくと，石膏注入するときに参考になり，模型の基底面を咬合平面と平行にしやすい．

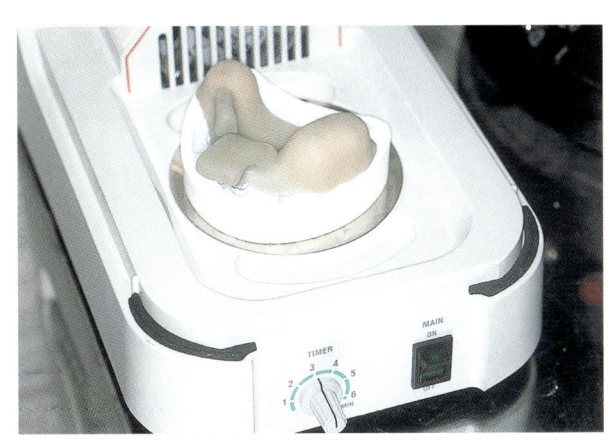

図67 形態を整えたトレーを光重合器にセットする（プチライト，GC）．

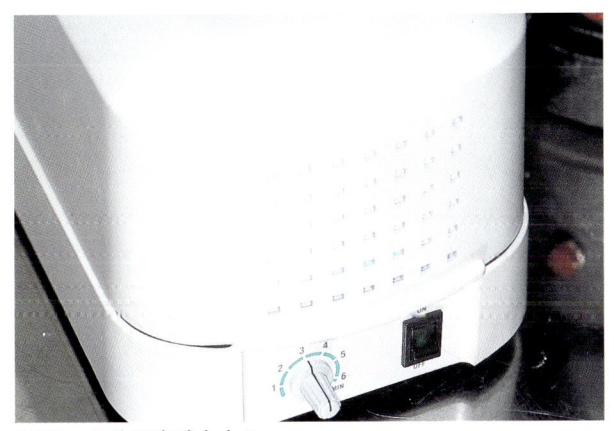

図68 3分間光重合する．

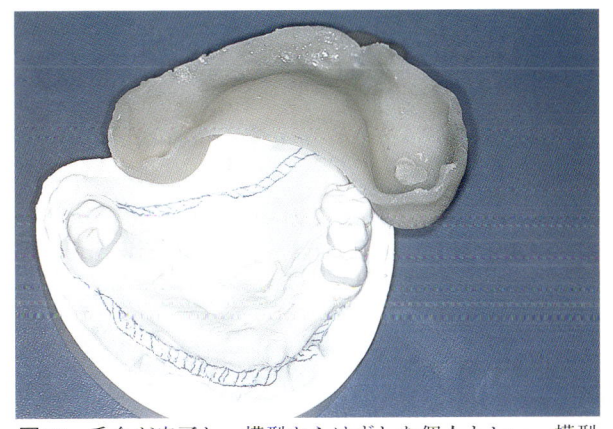

図69 重合が完了し，模型からはずした個人トレー．模型上でスムーズに出し入れができるか，安定しているかを確認し，必要に応じて修正する．

　残存歯は1～2mm程度のスペースをあける．また，中間欠損部や加圧をしない部分もリリーフする．リリーフに使用する材料は，ワックスでも良いが，シリコーンパテが簡便で便利である．残存歯の設計に関与しない部分に個人トレーが定位置に収まり安定するようにストッパーを3～4か所設定する．

個人トレーの製作（図57～71）

　個人トレーは印象採得時に変形しない十分な強度

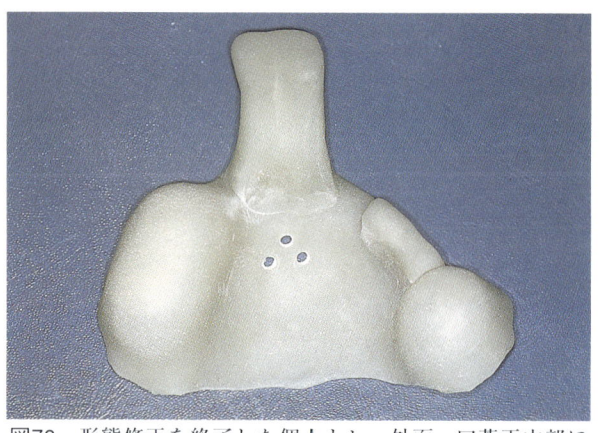

印象採得・精密印象を知る／適合のよい補綴物製作のために

図70 形態修正を終了した個人トレー外面．口蓋正中部に3〜4か所ラウンドバーで孔を開けておき，気泡の逃げ道を作る．

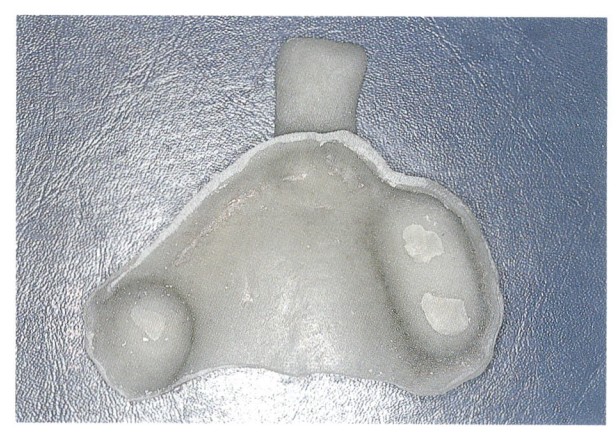

図71 個人トレー内面．コンパウンドを巻く部分は斜めにカットし，接着面積を増やしておく．

[印象の手順／印象採得法の実際]

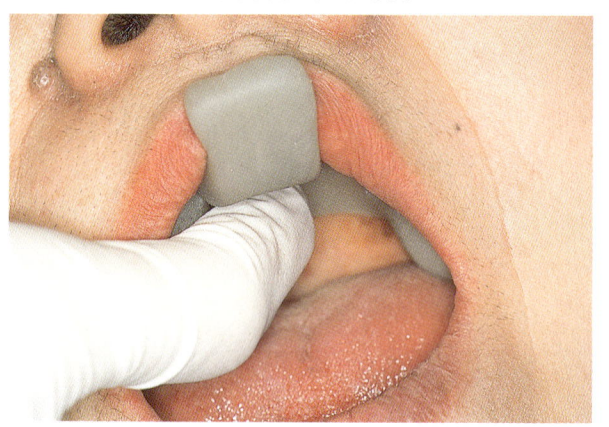

図72 コンパウンドを付与していない個人トレーを口腔内に試適し，出し入れのスムーズさ，がたつき，痛みの有無を確認する．

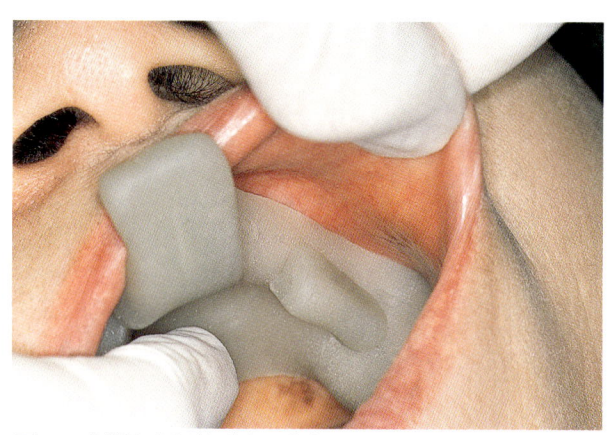

図73 上顎印象辺縁形成の実際．
　辺縁形成する部分の位置を確認する．コンパウンドの幅としては2〜3mmが適当である．長すぎる場合はカットするが，短すぎる場合はコンパウンドだけでは変形が大きくなるため，即時重合レジンで再補強する必要がある．

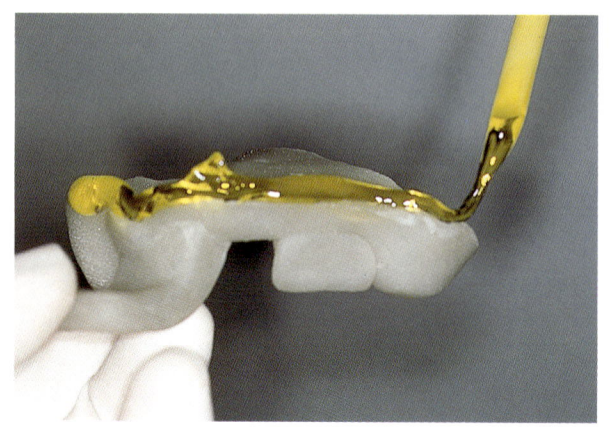

図74 軟化したハイドロプラスティックをトレー周囲に巻いていく．

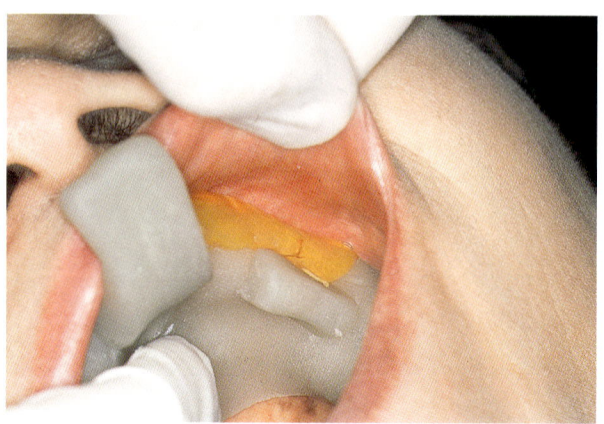

図75 かるく口唇を手指で動かし，辺縁の位置と厚さを記録する．

66　　2 部分床義歯の印象

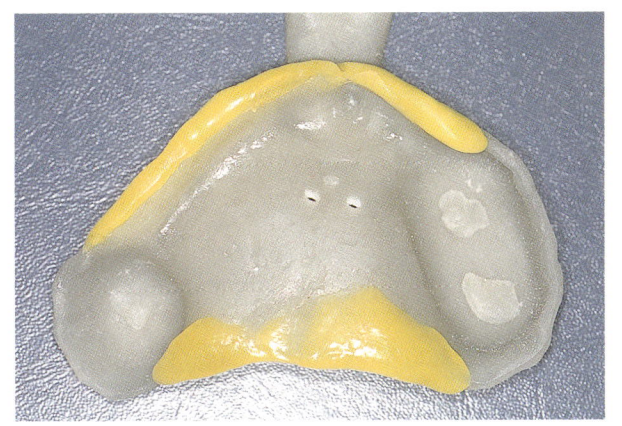

図76 辺縁形成が終了した上顎の個人トレー．
小数歯残存であり，義歯床による辺縁封鎖を期待するため，床後縁は加圧する．

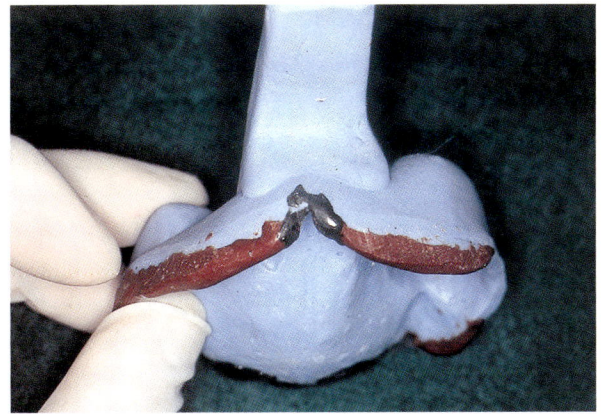

図77 上唇小帯部は左右に大きく動かしてはならない．上唇部を持ち，まっすぐ下に引っ張り記録する．

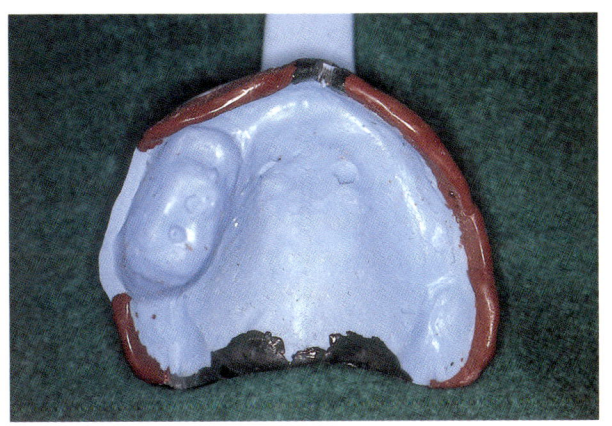

図78 コンパウンドで辺縁形成が終了した上顎個人トレー．KARRのレッドコンパウンドを用いているが，粘膜が柔らかい部分はさらに融点の低いグリーンコンパウンドを用いている．

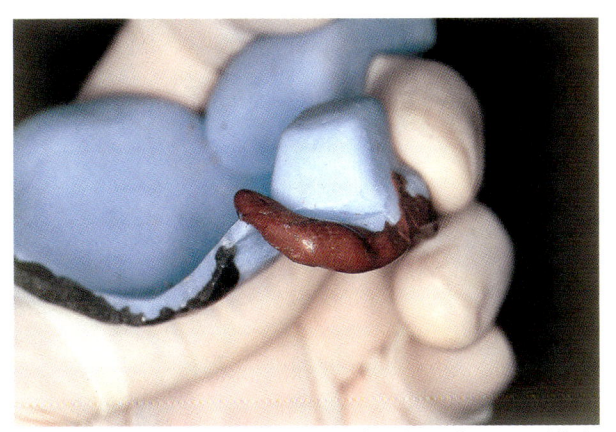

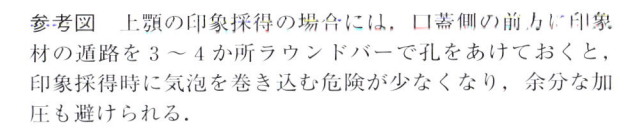

図79 上顎の臼後結節の頰側は，義歯床が厚いと下顎筋突起がぶつかり，下顎運動に支障をきたすこともあるため，辺縁形成をする際に大きく開口してもらったり，かるく閉じて左右に顎を動かすよう指示する．

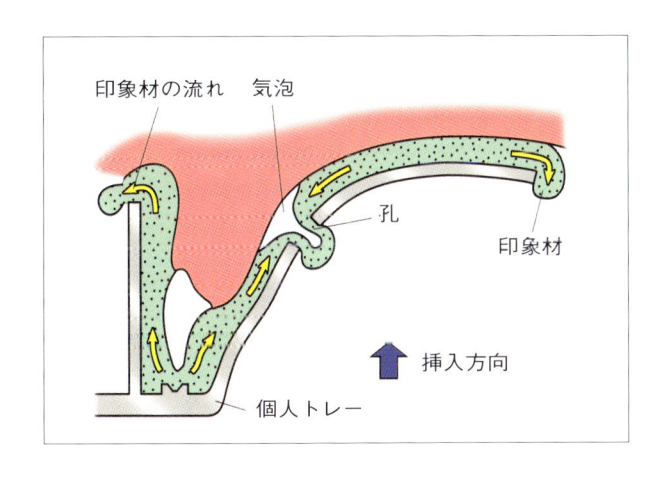

参考図 上顎の印象採得の場合には，口蓋側の前方に印象材の通路を3～4か所ラウンドバーで孔をあけておくと，印象採得時に気泡を巻き込む危険が少なくなり，余分な加圧も避けられる．

を持つ必要がある．従来はほとんど粉液型の即時重合レジンであったが，最近は光重合型，熱可塑性型の樹脂が多く用いられている．光重合型はあらかじめシート状になっているため，簡便で非常に短時間で製作可能であり，強度も十分である．

また，熱可塑性樹脂も簡便で短時間で製作可能であるが，変形に注意する必要があり，製作後，十分な時間を置いて模型から撤去する必要がある．ただし熱可塑性樹脂は，再度温湯につけることにより軟化するため，印象採得後に注いだ石膏から印象材をはずす際に模型を破折させる危険は少ない．したがって，孤立歯で模型の破折が危惧されるケースで

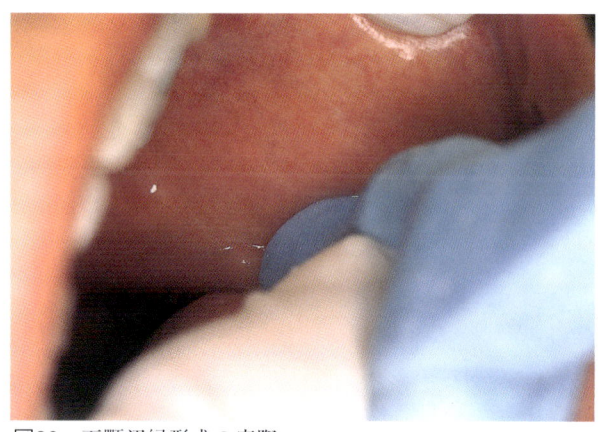

図80　下顎辺縁形成の実際.
　　　トレーの辺縁が長すぎるため,削除する必要がある.

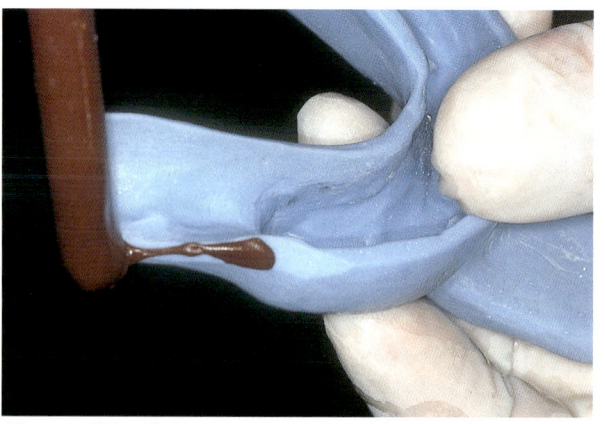

図81　下顎の場合,コンパウンドは頬側から巻いていきトレーを安定させる.

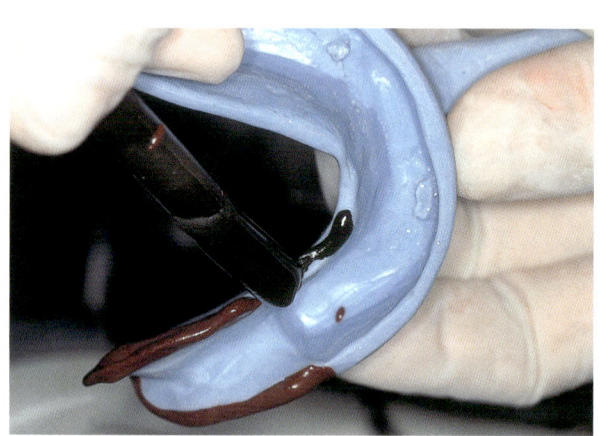

図82　コンパウンドを用いる場合,下顎舌下腺部は柔らかく変形しやすいため,融点の低いコンパウンドを用いる方が不必要な加圧がされずにすむ.

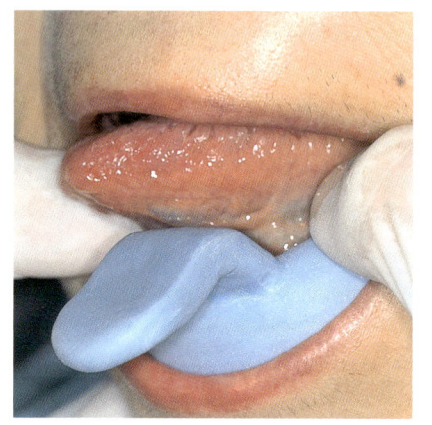

図83　舌側の辺縁形成は,トレーをしっかりと抑え,舌で上唇を左右に舐めてもらい記録する.

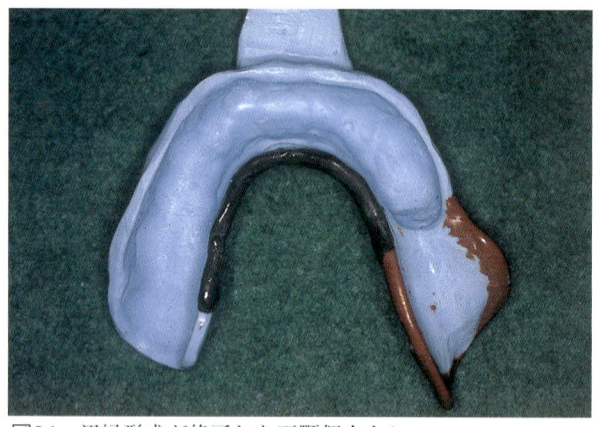

図84　辺縁形成が終了した下顎個人トレー.
　　　当然であるが,欠損部だけでなく設計に関わるリンガルバーの部分まで辺縁形成を行う.

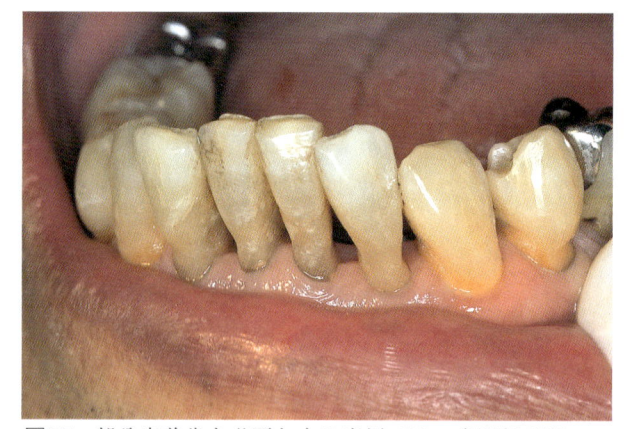

図85　部分床義歯を必要とする症例では,歯間部が開いている場合が多い.印象撤去時の変形を防ぐためにも,印象前に必ずチェックする.

は有効である.
　前準備ができたところで,個人トレー用材料で個人トレーを製作する.トレーの柄は十分把持できるようにしっかりした幅と厚さが必要である.とくに前歯部の辺縁形成がある場合には,口唇の動きのじゃまにならないような配慮が必要である.また,遊離端部などはトレーを保持するためのフィンガーレストを設定しておくと,辺縁形成時や印象採得時に個人トレーが不安定にならずにすむ.
　トレーができあがったら,模型上でスムーズに出

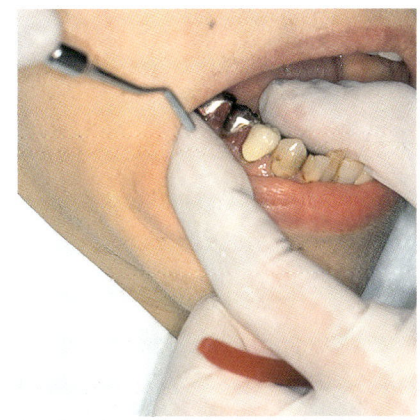

図86　開いている歯間部は設計線にかからないようにユーティリティーワックスで埋めていく．印象採得中にはずれてしまうため，事前に歯面を十分乾燥しておかなければならない．

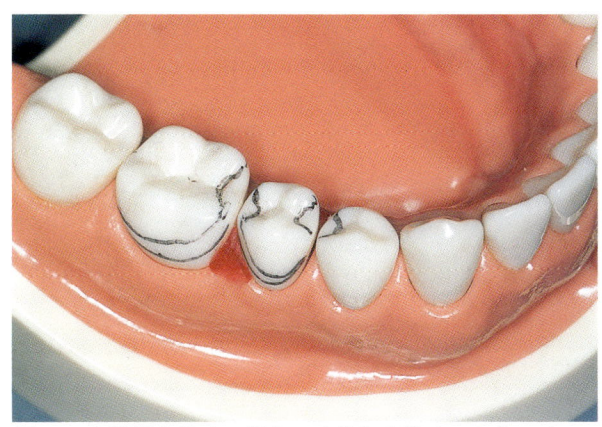

図87　歯間部を埋める場合には鉤先を避けるようにする．鉤腕の肩部は頰側からでもよいが，鉤先にかかる部分は舌側から埋める．

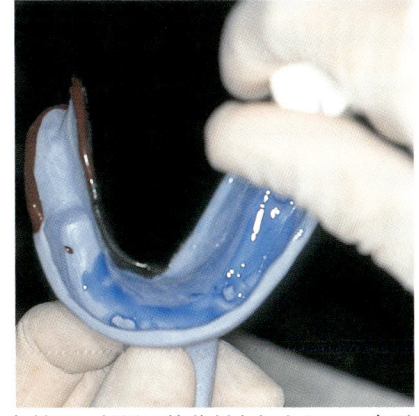

図88　使用する印象材に，付属の接着剤を個人トレー内面に塗布する．

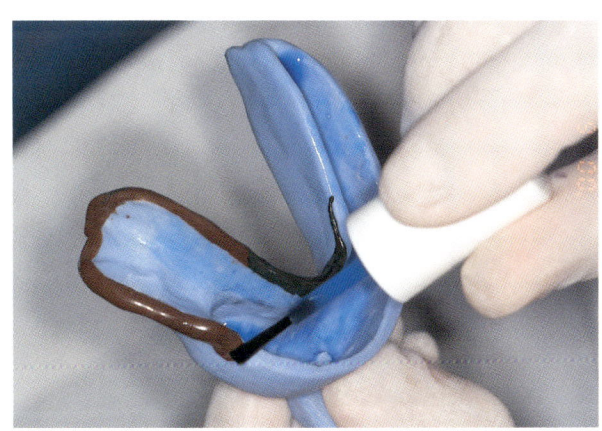

図89　印象材が回り込む外側辺縁にも接着剤を塗布する．

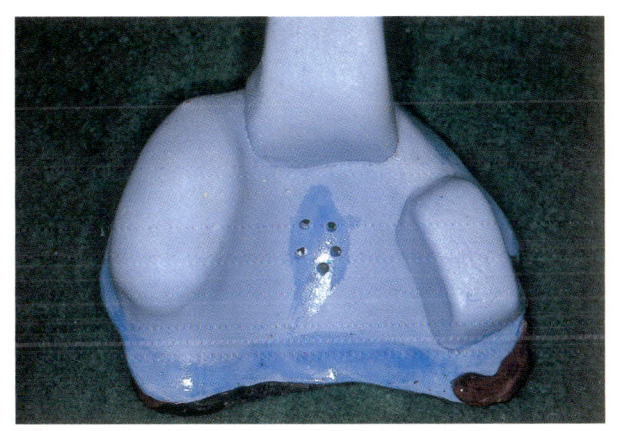

図90　接着剤が塗布された上顎個人トレー外面．

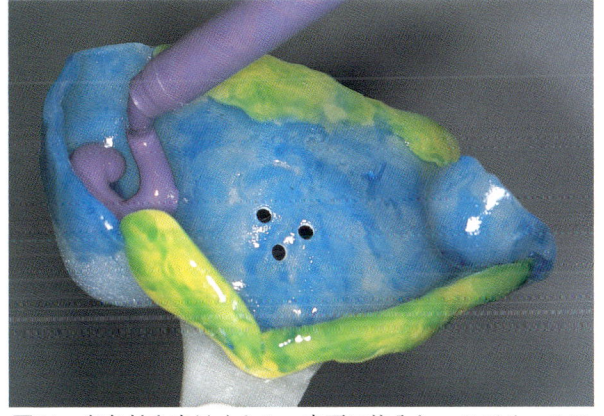

図91　印象材を素早くトレー内面に注入し，スパチュラで広げる．

し入れできるかどうかを確認する．なお，トレー辺縁にあらかじめ模型上でコンパウンドを添加するのは，口腔内でトレーの調整を行う際の妨げになるため好ましくない．

[印象方法の実際]（図72〜97）

　トレーを口腔内に適合し，出し入れのスムーズさ，安定性と痛みの有無を確認する．その後，トレーを適合したまま，頰粘膜や舌，口唇などを動かして，可動粘膜にトレーの辺縁がかかっていないかを確認

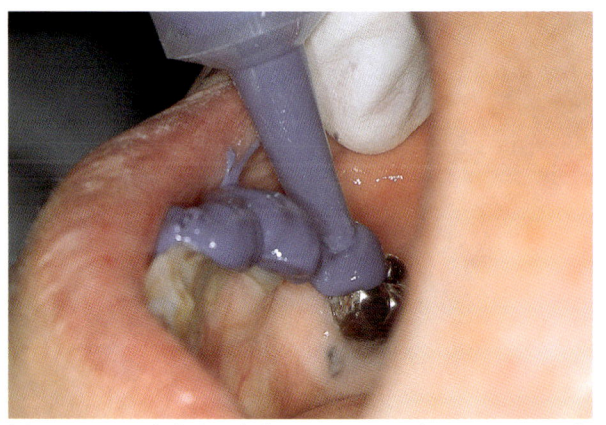

印象採得・精密印象を知る／適合のよい補綴物製作のために

図92 レストを中心に気泡が入らないようにシリンジで支台歯に印象材を注入する．

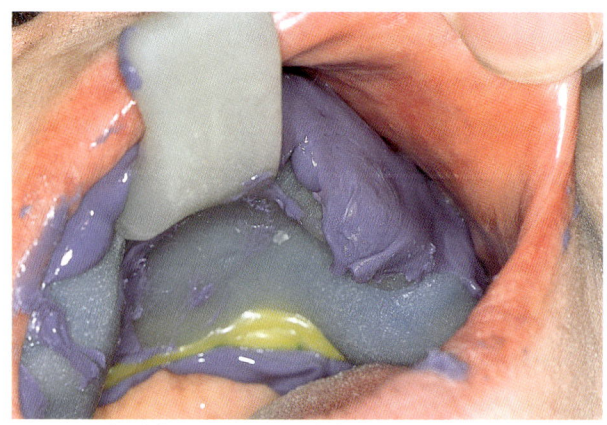

図93 辺縁形成した部分まで印象材を出すため，トレーをしっかり押さえて上唇を動かす．

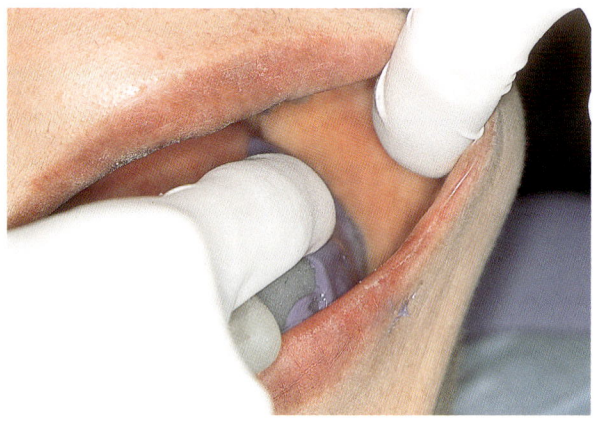

図94 フィンガーレストをしっかり押さえて，頰粘膜を十分に引っ張る．

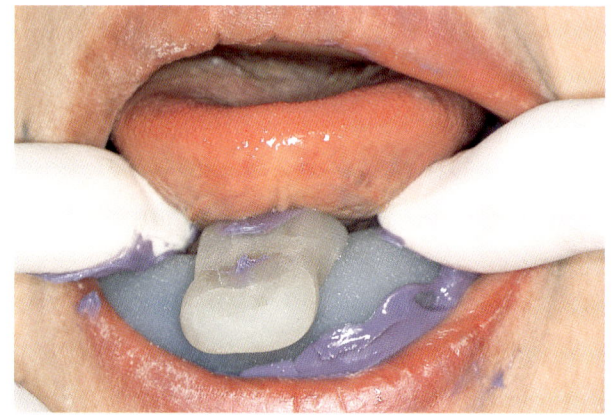

図95 舌を前に突き出すよう指示する．

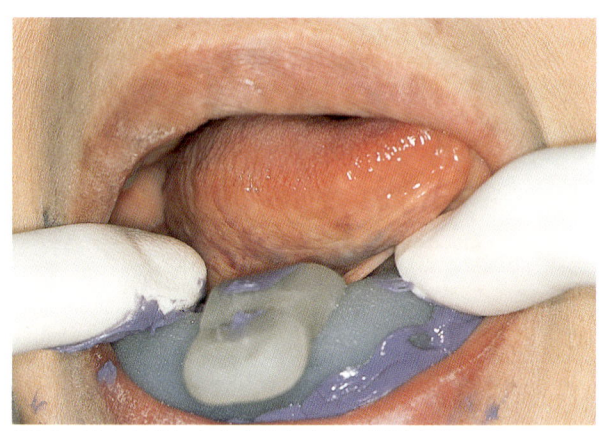

図96 舌を左右に大きく動かすよう指示する．

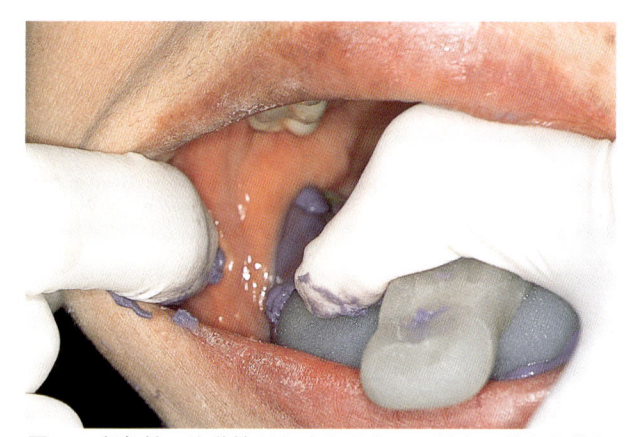

図97 印象材の流動性がなくなるまで，以上の動きを繰り返す．

する．トレーが長すぎる場合には，コンパウンドを巻く前に修正する．辺縁形成は頰側臼歯部，頰側前歯部，舌側臼歯部，舌側前歯部の順で行うとトレーも安定し，舌側の形態も安定してとれる．
　コンパウンドは，あらかじめ義歯床のイメージを作りながら，指で形態を整えてから口腔内で機能運動をさせるとよい．とくに舌の運動は過剰にならないように，せいぜい上唇の外側を舐める程度の動きを指示する．
　下顎両側遊離端義歯では，頰舌側の床縁が長すぎてしまうことがある．義歯を装着して，術者が指で押さえると落ち着くが，指をはなすと義歯が浮き上

2 部分床義歯の印象

[印象の手順／印象面の評価]

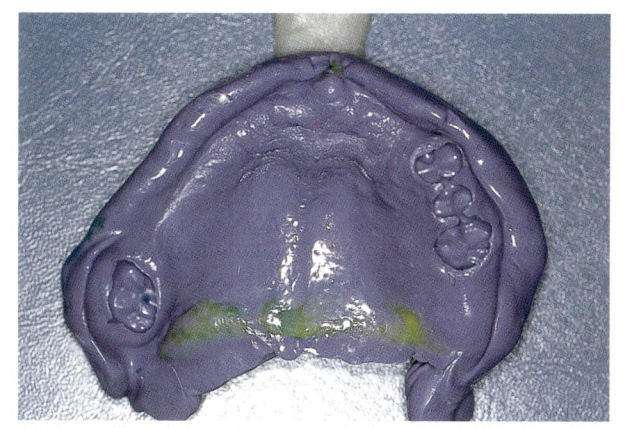

図98 硬化したらスリーウェーシリンジで少量の水や空気を辺縁から入れ，一気にはずす．
印象採得の終了した上顎．
レストに気泡がないか，印象材がはがれていないか，トレーが強く当たりすぎていないかを確認する．

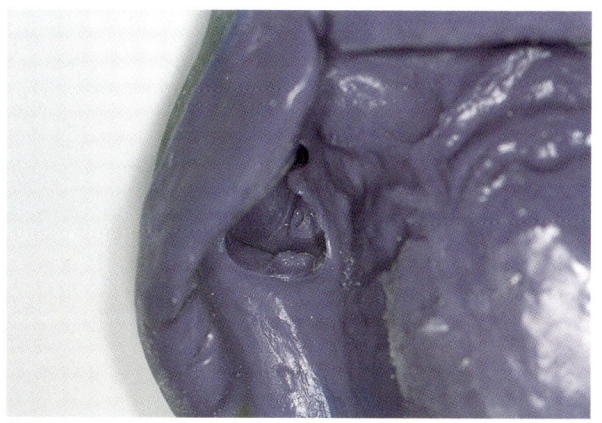

図99 近心のレストに気泡が入っている．
遠心の印象材がはがれている．

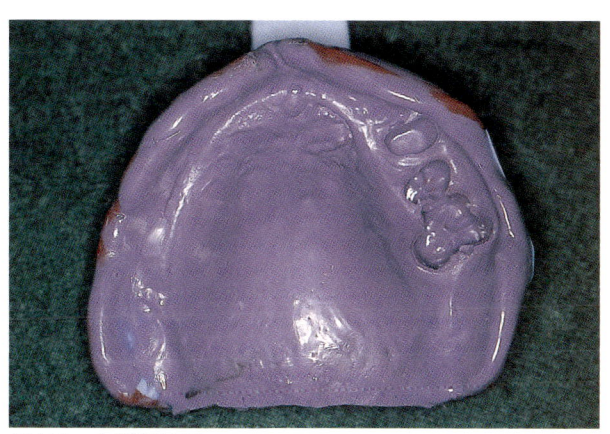

図100 上顎印象例．
臼後結節部がやや強く当たっている．

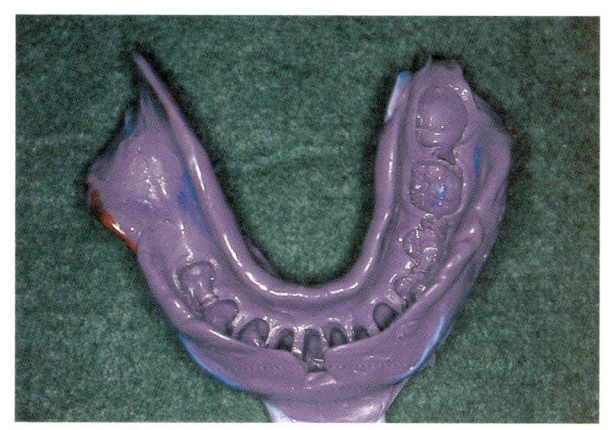

図101 下顎印象例．
辺縁形成した部分がきちんと記録されているかを確認する．

がってくる．これを残存歯による維持力の不足が原因として，クラスプを締めるのではなく，床縁の長さが長すぎることを確認すべきである．辺縁形成の段階でトレーが落ち着くか，浮き上がってこないかを確認する．

辺縁形成が終了したら，口腔内では残存歯の歯間部をユーティリティーワックスや仮着材，アルジネート印象材などでのブロックアウトを行う．ブロックアウトは設計を考え，鉤先やガイドプレーンにかからないように注意して行う．また上顎の印象の場合には，口蓋側の前方に印象材の逃路を3〜4か所ラウンドバーで開けておくと，印象採得時に気泡を巻き込む危険が少なくなり，余分な加圧も防げる．

辺縁形成が終了したら，再度トレーを口腔内に試適し，挿入時の感覚と痛みがないかどうかを確認する．問題がなければ，トレー内面を十分水洗し，接着剤を内面だけでなく印象が回り込む外面まで塗布して，2〜3分程度乾燥させる．

印象材を素早くトレー内に盛りつけるとともに，口腔内のレスト，ガイドプレーンや鉤腕が走行する支台歯周囲に印象材を塗りつけ，手早くトレーを口腔内にセットする．トレーが定位置に収まったら，できるだけ大きく頬粘膜や口唇，舌を動かす．硬化が始まるまで数回動かすようにする．

印象材が硬化したら，辺縁から水銃で軽く水を注入し，一気にはずす．

印象採得・精密印象を知る／適合のよい補綴物製作のために

[印象の手順／模型を読む]

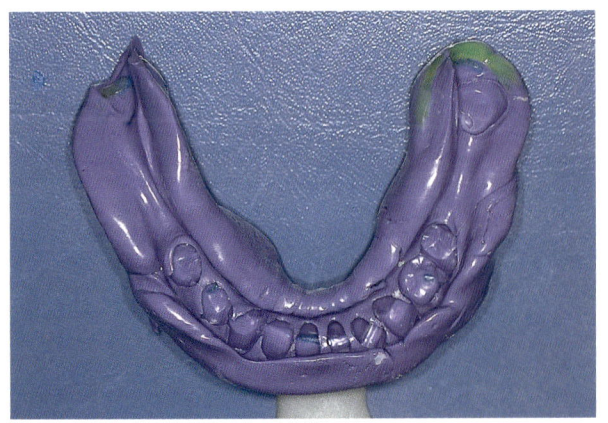

図102　下顎印象例.
　印象採得時，舌の側方運動が少なく，舌側前方の印象材が厚くなっている．辺縁形成した状態とは明らかに違っている．

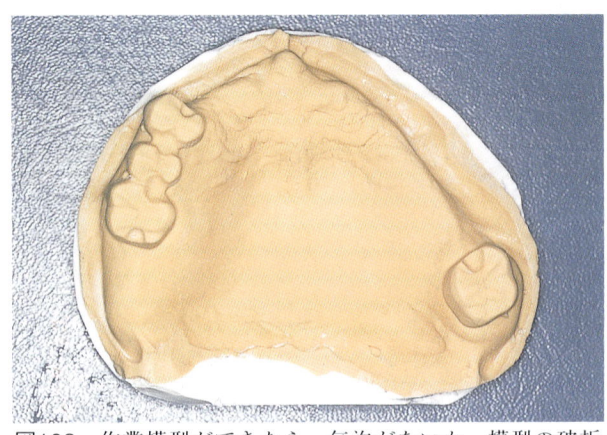

図103　作業模型ができたら，気泡がないか，模型の破折がないか，変形がないか，意図した辺縁形態が得られているかなどを十分診査する.

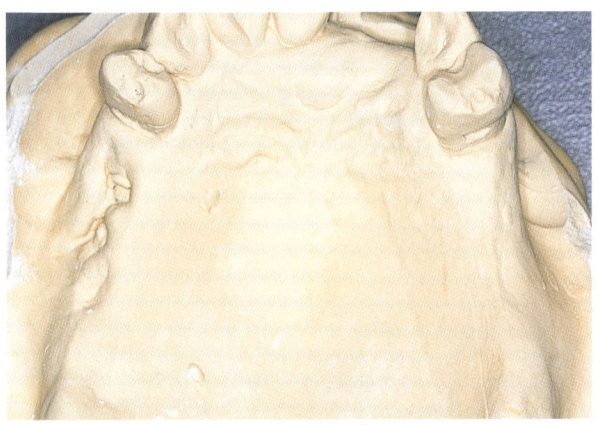

図104　|4 遠心レストに気泡が認められる.
　口蓋側に左側口蓋斜面部に気泡が認められる．
　どちらも印象時の気泡が原因であり，印象を評価する時に気づかなければならない．口蓋部の気泡は模型上の修正が可能である.

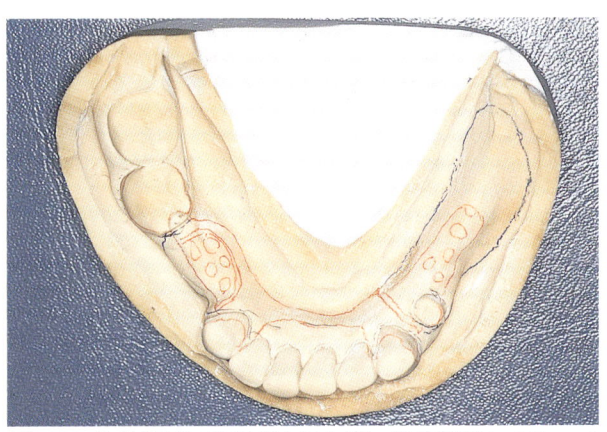

図105　作業模型に問題がなければ，作業模型上でサーベイングを行い，フレームワークの設計線と義歯床の外形線を記入する.
　さらにブロックアウトの部位，リリーフの部位，ポストダムの位置なども記入し，歯科医師と歯科技工士が模型を通して機能的な完成義歯のイメージを共有できるようにする.

[印象面の評価]（図98－101）

　印象がとれたら，レストシート，舌側面や鉤先に相当する歯頸部に気泡が入っていないかどうか，トレーが強く当たっていて印象材が薄くなっている箇所はないか，印象材のはがれはないかどうかを確認する．
　辺縁部やとくに歯間部に印象材が入ってしまった場合には，トレーから印象材がはがれてしまい，変形している可能性があるため，注意深くチェックする．

[模型を読む]（図102，103）

　一般に精密印象によって得られた作業模型は，院外の技工所に依頼して義歯を製作する．技工サイドでは得られた作業模型が唯一の情報源になるため，メタルフレームの設計線はもちろんのこと，歯科医師サイドで十分な診査を行った上での粘膜の情報を作業模型に記す必要がある．たとえば，床外形線の印記，ポストダムの位置，リリーフする部位を記入することにより，歯科医師と歯科技工士の間で完成した義歯のイメージを共有することができる．技工サイドで設計してもらうのはもってのほかで，できあがった義歯に文句をつける資格はない．

使用する石膏も普通石膏で技工所に送られてくるケースもあると聞くが，基本的には超硬石膏を用いるべきであし，いくらシリコーン印象をとったとしても印象採得したまま，技工所に送るようなことはしてほしくない．あくまでも作業模型上で設計，製作を指示するのは歯科医師であることを心にとめて，できあがった作業模型をチェックする必要がある．

模型表面の異常としては，気泡が最も多い．とくに，鉤先端やレスト座の気泡はメタルフレームの適合に関与するため注意する．また大連結子，義歯床になる部位の気泡も注意する．印象材がはがれていた結果，残存歯が変形していることもあるが，よほどのことでないと気がつかない．トレーが強く当たっていたために粘膜が変形している場合にも，模型に不自然な段差がついているためチェックしておく．致命的な気泡や変形でなければ模型上で修正する．

メタルフレームを正確に適合させるのは，ワンピースキャストでは限界があるが，いくら精密な印象を採ったとしても，作業模型からきちんとした設計をしなければ，適合の良い補綴物はできない．

とくに，クラウン・ブリッジと違い歯のアンダーカットを利用し，なおかつ正確に支台歯に適合させなければならない部分床義歯の場合は，ブロックアウトすべき部位と，ブロックアウトしてはならない部位を明確に模型上に記さなければならない．

義歯を口腔内に試適する際に，レジン部分が障害していることや，床辺縁が唇側，舌側，頰側に当たって挿入できないことがある．わずかな隣接面部のレジンの削除ですめばよいが，残存歯の隣接面部のアンダーカットが不完全であるとかなり削合が必要になる．

また，床縁概形が顎堤のアンダーカット部まで延長していると挿入できない．そのためにも，模型上でのサーベイングは正確な印象を生かすためにも必ず行わなければならない．

[義歯の装着から印象を再評価する]

義歯装着後の調整で最も多いのは，辺縁が当たって痛い，あるいは発赤，潰瘍を起こしている場合である．個人トレーが長すぎて辺縁を延ばしすぎてしまったり，辺縁形成する際のコンパウンドの軟化が不十分であったり，実際の機能運動を想定できていない辺縁形成や，印象採得時の印象材保持の偏りなど，多くの理由がある．

また，せっかく床辺縁の形態を義歯床に近く印象採得したのに，技工操作の段階で床辺縁が薄くなっているために，粘膜に食い込んでしまっている場合もある．顎堤頂の痛みは，咬合に起因することも多いが，印象採得時のリリーフ不足や印象圧の偏在の可能性もある．

粘膜面の印象は，基本的には静的な状態が記録されるのであって，実際は義歯が動的に動くために，いかに慎重に印象採得を行ったとしても装着後に粘膜面の調整をする場合も少なくない．辺縁形成する際の粘膜の動かし方，コンパウンドの軟化の程度，リリーフする部位の決定，設計と義歯床面積との関係の把握など，実際に印象を採ったときの感覚とその結果を評価することによって，印象方法を再評価して加圧の程度を体得することが重要である．

まとめ

部分床義歯の印象は残存歯と粘膜の荷重に対する変位の違いを最小限にするための方法として，さまざまな研究がなされてきたが，どちらかといえば粘膜の印象に重点がおかれている．適合の良い義歯は，顎堤粘膜に過大な負荷をかけない．すなわち，あらゆる方向に義歯床が動く設計では，いかに印象採得に注意を払ったとしても調整に手間どる可能性がある．義歯の動きは矯正力による一方向への力と違い，支台歯の周囲の歯槽骨は吸収されるが添加されることはない．さらに，顎骨の吸収も促進される危険がある．

印象方法と予後の関係を考えた場合，まだまだわかっていないことが多いが，設計により義歯床にかかる負荷の方向を規制することにより，印象を単純化することができると考える．正確な印象を採ることは重要ではあるが，いくら正確に口腔内の記録ができたとしても，設計，支台歯形成が不十分であれば，適合の良い安定した義歯を製作することはできない．

精密印象を行う前に，診断用模型上でのサーベイヤーを用いた十分な診査を心がけていただきたい．ここで述べた印象方法はベストではないが，部分床義歯の勘所，押えどころをつかめていただければ幸いである．

参考文献

1. Glen P McGivney, Dwight J Castleberry: McCrecken's Removable Partial Prosthodontics, 9th ed, Mosby, St.Louis, 1995；306－344.
2. 藍 稔：小部分床義歯学，第2版，学建書院，東京，1994；137－146.
3. 藍 稔編：スタンダード部分床義歯補綴学，学建書院，東京，1997；157－165.
4. 藍 稔，水谷 紘，安田 登編：材料からみたパーシャルデンチャー，クインテッセンス出版，東京，1990；19－29，51－58，72－89.
5. R G Craig, FA Peyton:長谷川二郎訳：修復材料の歯科理工学(上巻)，クインテッセンス出版，東京，1978；231－278.
6. Addison PI: Mucostatic impressions, J Amer Dent Ass. 1944; 31: 941－946.
7. FJ Kratochvil, RG Vig: UCLA REMOVABLE PARTIAL DENTURE SYLLABUS, 1976; 54－61.
8. Hindels GW: Load Distribution in Extension Saddle Partial Dentures. J Prosthet. Dent. 1952；2: 92－100.
9. Rapuano JA: Single-Tray Dual-Impression Technique for Distal Extension Partial Dentures. J Prosthet Dent. 1970；24: 41－46.
10. Chase WW: Tissue conditioning utilizing dynamic adaptive stress. J Prosthet Dent. 1961；11:804－815.

3 全部床義歯の印象

中村順三

予備印象 ——— 76
研究用（診断用）模型を読む ——— 85
精密印象 ——— 89

印象採得・精密印象を知る／適合のよい補綴物製作のために

3 全部床義歯の印象

北海道開業（中村歯科医院）

中村順三

予備印象

考え方

　全部床義歯の予備印象は，診査・設計用の研究用模型を得るために，一般には既製トレーを用いて採得する印象で，概形印象あるいは準備印象とも呼ばれている．

　適切な予備印象が行われなければ，精密印象の印象域，すなわち解剖学に基づいた義歯床の外形線が記入できない．そして精密印象を採るための正確な個人トレーの製作は不可能となるので，予備印象は全部床義歯の製作上，非常に重要な意味を持っている．

　予備印象の第一歩は，"トレーの選択"からはじまる．予備印象材としては，主としてアルジネート印象材，モデリングコンパウンド印象材が用いられている．上顎印象は口腔周囲組織の動きが下顎よりも少ないために，アルジネート印象材が用いられることが多い．下顎印象は周囲組織の動きが大きいために，辺縁形成のできるモデリングコンパウンド印象材が用いられることが多い．

　いずれにしても，印象材の精度をよく熟知して，その特性を生かした印象が行えるように練習を重ねる必要がある．そして何よりも印象採得の前に，術者の頭の中に義歯床の外形線や全部床義歯の完成した形態が"イメージ"として頭の中に描かれていなければいけない．

方法

［既製トレーの選択］

　トレーの大きさは，上顎では上顎歯槽結節部を過不足なく包含するもので，下顎では臼後結節（臼後パッド）を十分包含するトレーを選ぶようにする．また，顎堤にピッタリ合ったトレーでなく，印象材が4〜5mm程度の厚みで均等に入るくらいの余裕がある方が良い．

　トレーは，必要に応じてユーティリティワックスを付加して形態を修正する．トレーは通常，既製トレーが使われるが，解剖学的に考慮された種々なトレーもでており，便利である．

［各種の予備印象法］

　予備印象法には次のような方法がある．
1．一般的な予備印象法
　①アルジネート印象法
　②モデリングコンパウンド印象法
2．連合印象法
　①モデリングコンパウンド印象＋アルジネート印象

[モデリングコンパウンド印象法／モデリングコンパウンドの単一印象]

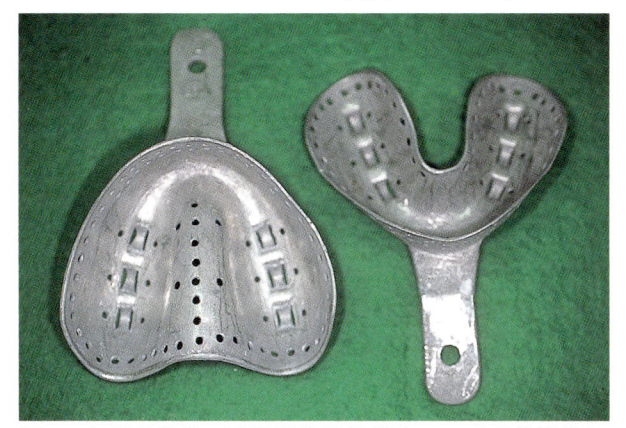

図1　全部床義歯の予備印象用既製トレーは印象操作によって変形しない強度をもつものが望ましい．

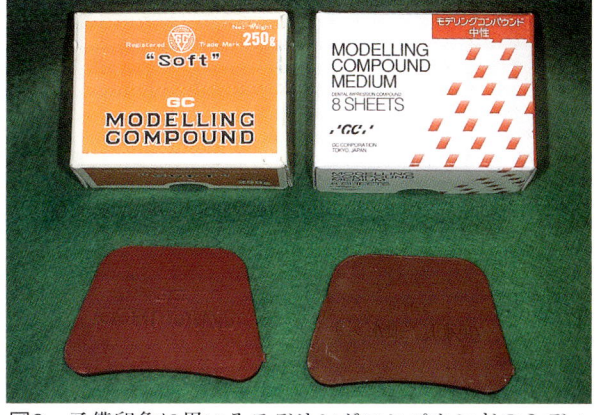

図2　予備印象に用いるモデリングコンパウンドのミディアムとソフト．それぞれ単独で，あるいは両方を混ぜて使用する．

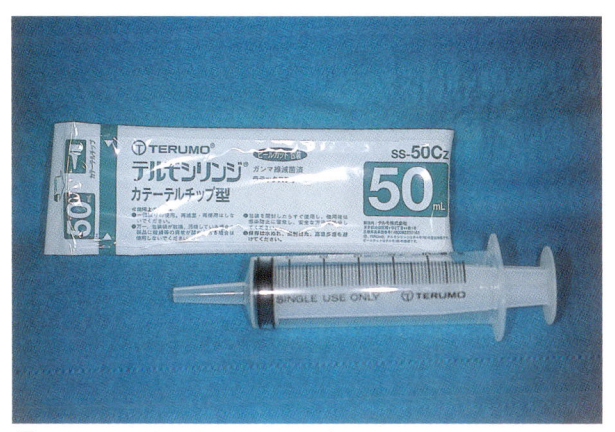

図3　ディスポーザブルシリンジ．

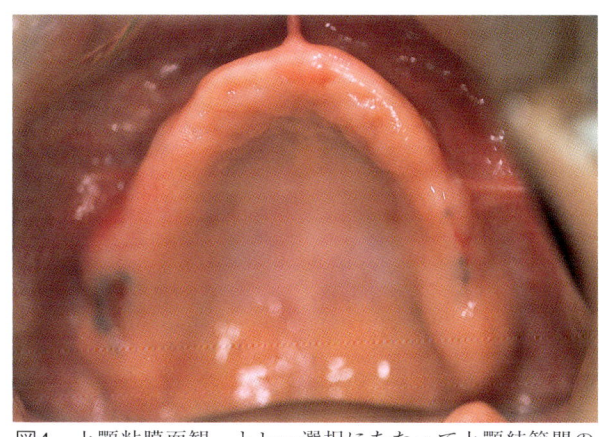

図4　上顎粘膜面観．トレー選択にあたって上顎結節間の距離をディバイダーで計測しておく．

　②アルジネート積層法
　　アルジネート印象＋アルジネート印象
3．その他の印象法
　①使用中の義歯（複製義歯）＋アルジネート印象orティッシュコンディショナー
　②モデリングの個人トレー＋アルジネート積層法
　③アルギン酸二重印象

[アルジネート印象法とモデリングコンパウンド印象法]

　最も一般的に行われる方法とその他の印象方法について述べる．

アルジネート印象法

　アルジネート印象材の混水比は，頬や舌下腺などの隣接する口腔周囲軟組織を少し押しのけて解剖学的形態をとらえるために，やや硬練りが望ましい．予備印象だからといって手を抜かずに，上顎歯槽結節部や下顎の舌側，とくに後顎舌骨筋窩においては，あらかじめアルジネート印象材をスパチュラか，あるいはディスポーザブルのシリンジで注入してから，アルジネートを盛り上げたトレーを挿入すると，印象域が広く，深く採れる．

　アルジネート積層法の場合は，アルジネートで一度採った後に，アンダーカット部や余剰部をハサミかバートパーカーナイフで切除する．そしてアルコールトーチをあてて，軽く焼いて乾燥後に，1回目よりはやや軟練りのアルジネートを上にのせて印象を採る．本法は，アルジネート印象の欠点（圧接やトレーの固定が難しく，筋形成が不十分となり印象辺縁が不足したり厚くなったりすること）をカバーしてくれる方法といえる．

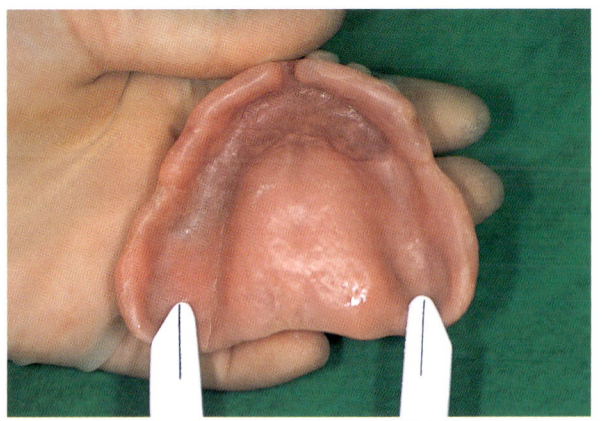

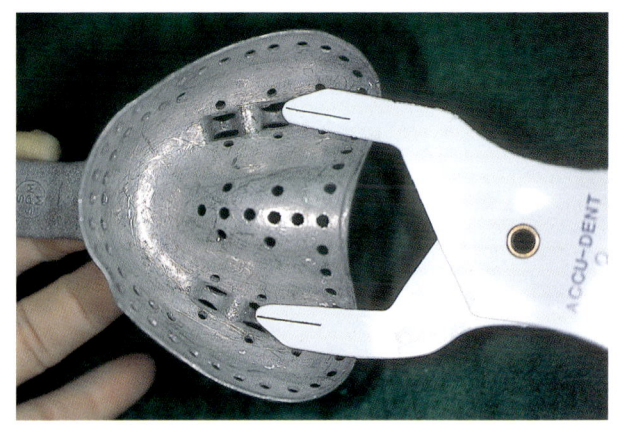

印象採得・精密印象を知る／適合のよい補綴物製作のために

図5,6 旧義歯の両側の上顎結節間の距離をディバイダーで計測し，トレーの選択をする．

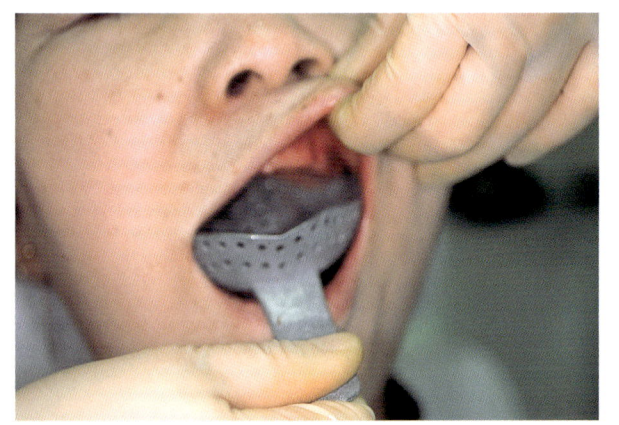

図7,8 選択した上顎トレーを口腔内に挿入してチェックする．

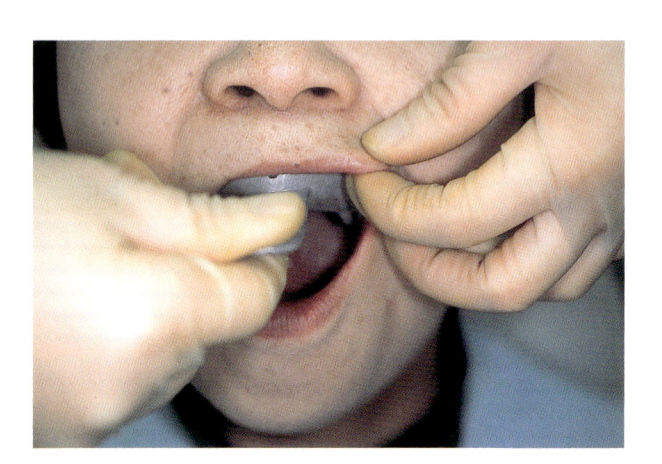

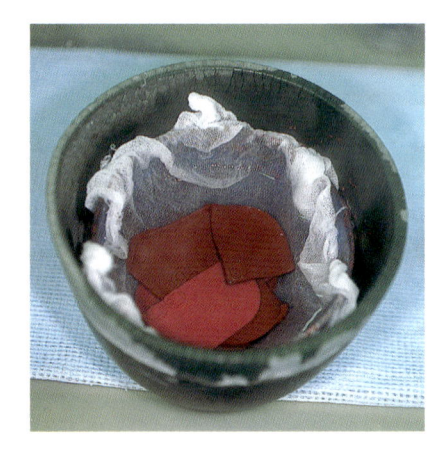

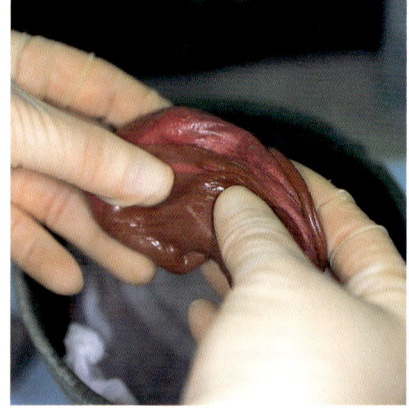

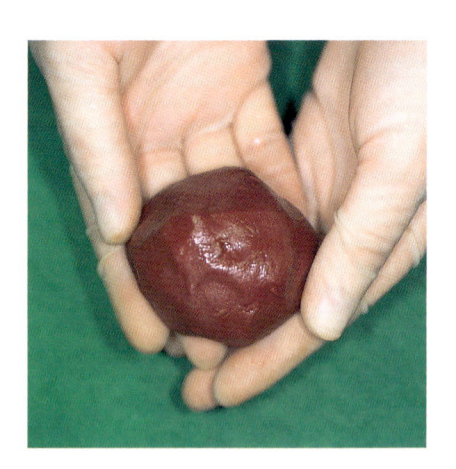

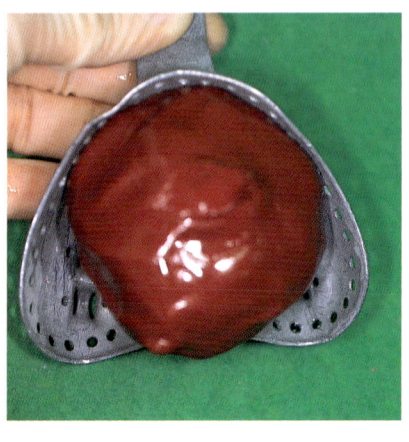

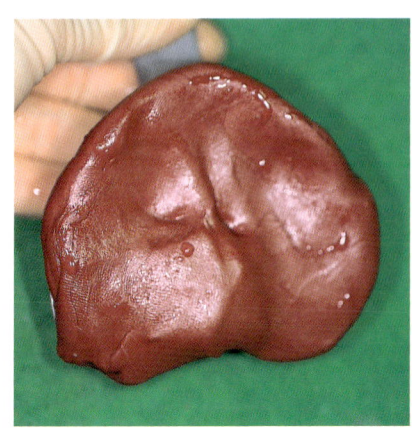

| 図9 | 図10 | 図11 |
| 図12 | 図13 | |

図9 モデリングコンパウンドのソフトとミディアムをお湯の中で軟化する．
図10〜13 軟化後お湯から取り出して，手指でよく混ぜ合わせてトレーに盛る．そして口腔内へ挿入する．

78　　3　全部床義歯の印象

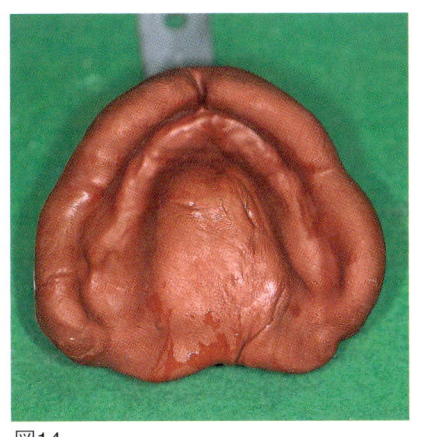

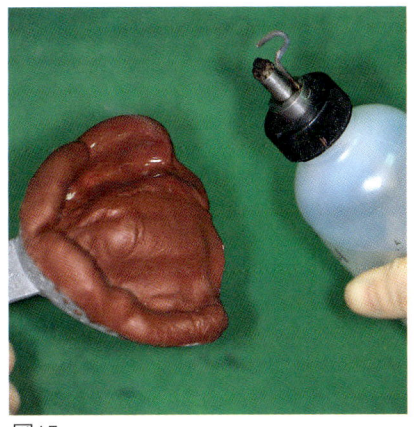

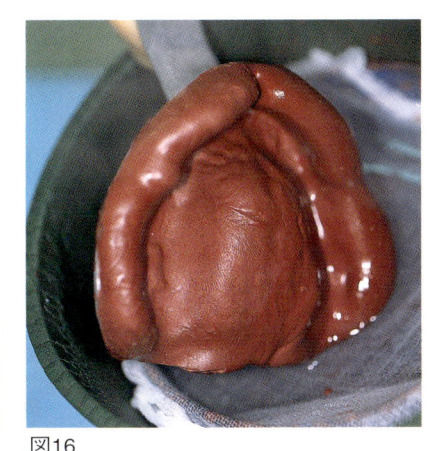

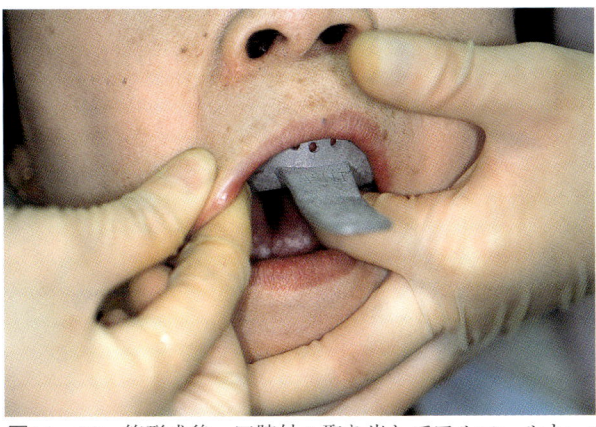

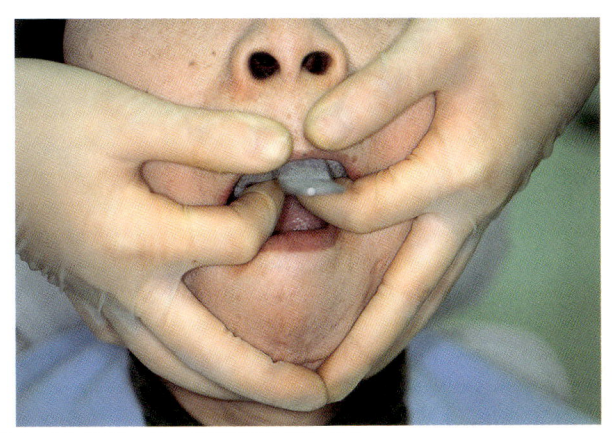

図14〜18 筋形成後，口腔外へ取り出してアルコールトーチで軟化してお湯につけ，口腔内に挿入する．

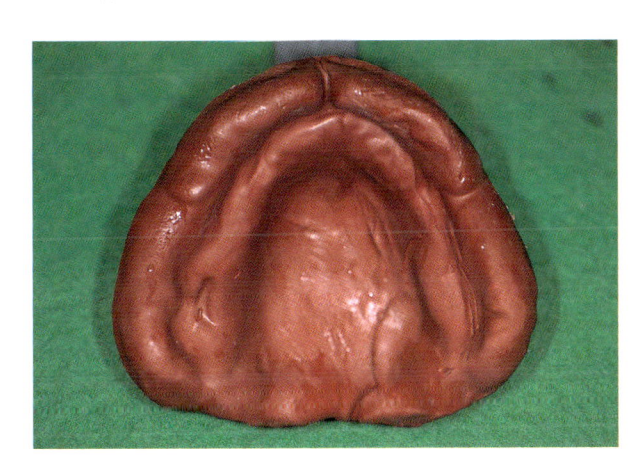

▶図19 モデリングコンパウンドによる予備印象．これに石膏をついで予備印象を仕上げる．単一印象．

モデリングコンパウンド印象法（図1〜22）

モデリングコンパウンドの中性（Medium）単独か，軟性（soft）を混ぜ合わせて行う．最初のうちは時間がかかるが，顎堤の形態や筋肉の緊張度など最終印象のための予備情報が得られる．術者の熟練が必要とされるが，全部床義歯上達へと近づく欠かせない方法と考えている．

方法

①モデリングコンパウンド（中性）を55℃に調節したウォーターバスの中に入れて軟化する．
②軟化したモデリングコンパウンド（中性）をトレーに盛り，表層をアルコールトーチを用いて均一に軟化する．
③軟化後，モデリング印象材を口腔内に挿入する前に，ウォーターバス中に浸漬する．この操作をテン

印象採得・精密印象を知る／適合のよい補綴物製作のために

[モデリングコンパウンド印象法／モデリングコンパウンド+アルジネート印象の連合印象]

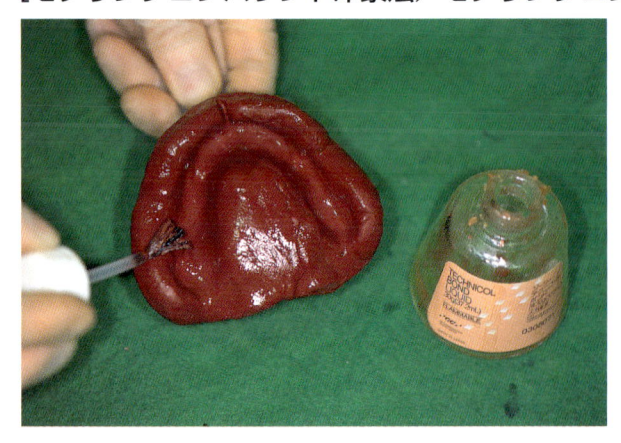

◀図20　モデリングコンパウンド印象の上に，さらにアルジネート印象材で連合印象を行うために，接着剤を塗布．

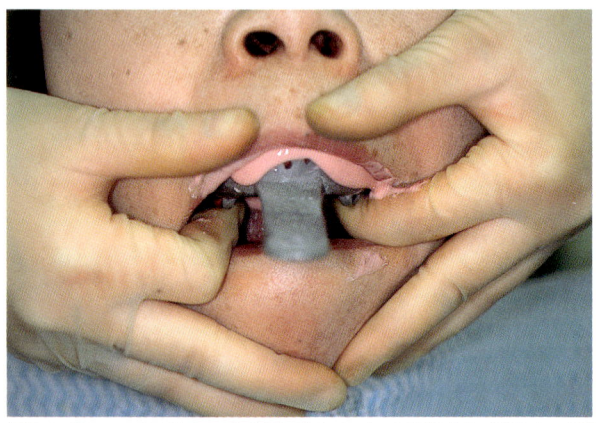

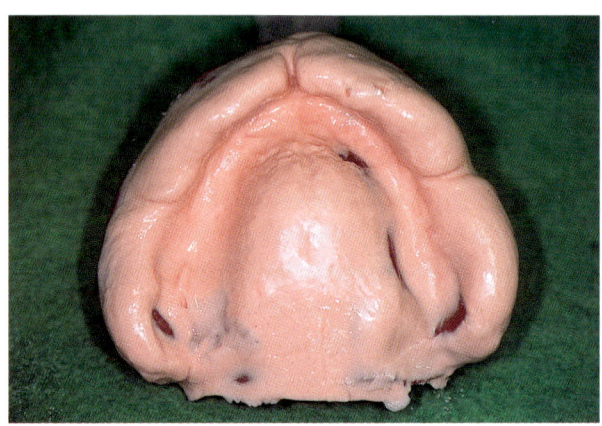

図21，22　アルジネート印象材をのせて口腔内に挿入して硬化後取り出して連合印象を完成させる．

[その他の印象法／使用中の義歯（複製義歯）+アルジネート印象orティッシュコンディショナー]

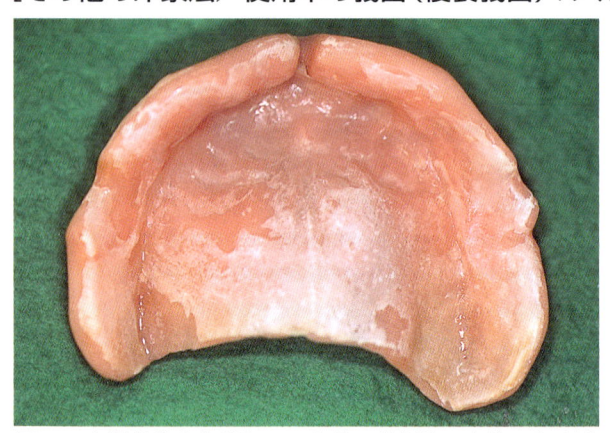

図23　上顎義歯を作製して3.5年後，遠隔地に在住のため近隣にてリライニングするもすぐ落ちるために来院した．

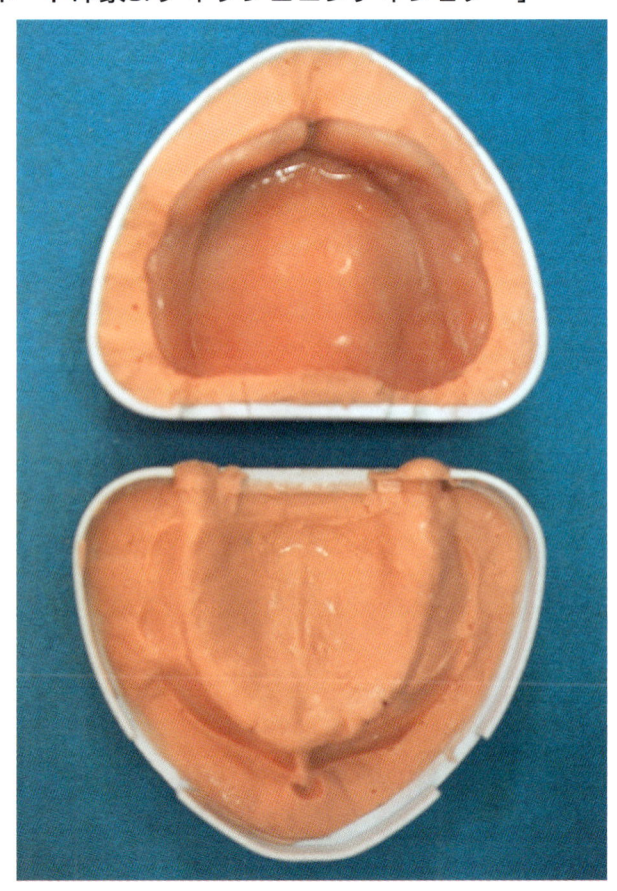

▶図24　上顎を即時重合レジンで辺縁封鎖後にリライニングをして主訴を解消の後に，複製義歯の製作のため印象を採る．

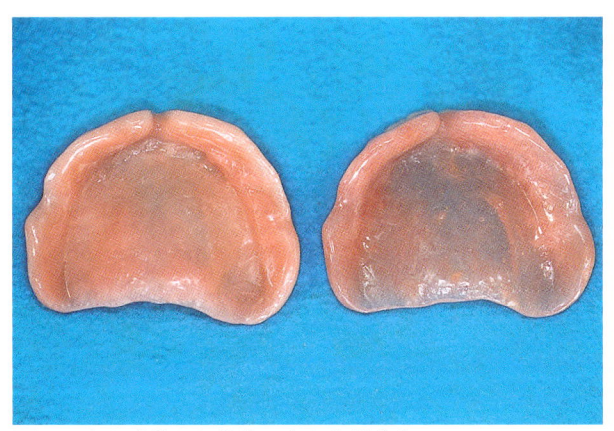

図25 左が改善した義歯．右が複製義歯．

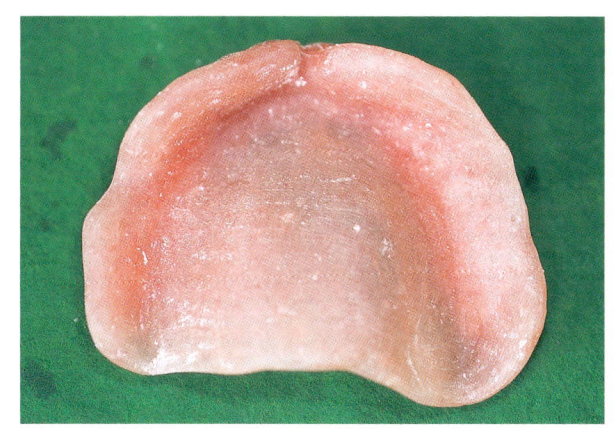

図26 複製義歯の辺縁ならびに粘膜面を全体にわたり一層削合する．

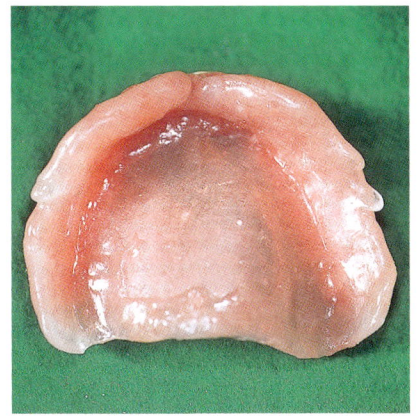

図27 ティッシュコンディショナーでの1回目の印象．辺縁のみに少し硬練りのティッシュコンディショナーをおいて口腔内に挿入し，筋圧形成をして外したところ．

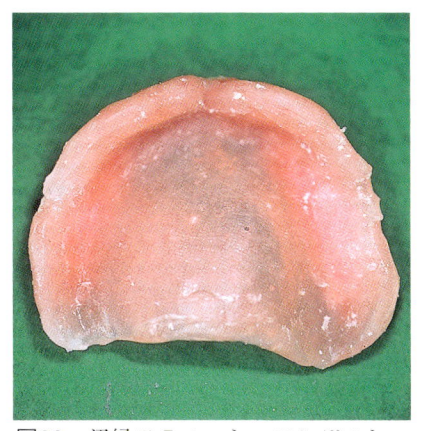

図28 辺縁のティッシュコンディショナーを少量（1mmくらい）はさみで切り取り，内面のティッシュコンディショナーも全部除去する．

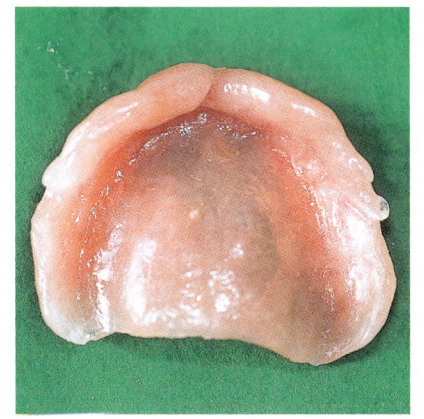

図29 ティッシュコンディショナーでの2回目の印象．1回目よりは若干流動性をよくしたティッシュコンディショナーを流して印象をとる．

［その他の印象法／モデリングコンパウンドの個人トレー＋アルジネート積層法］

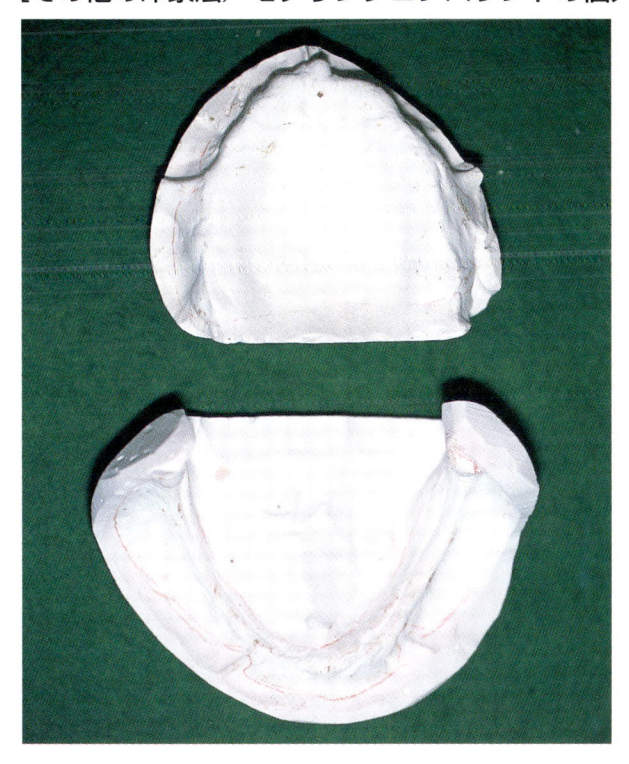

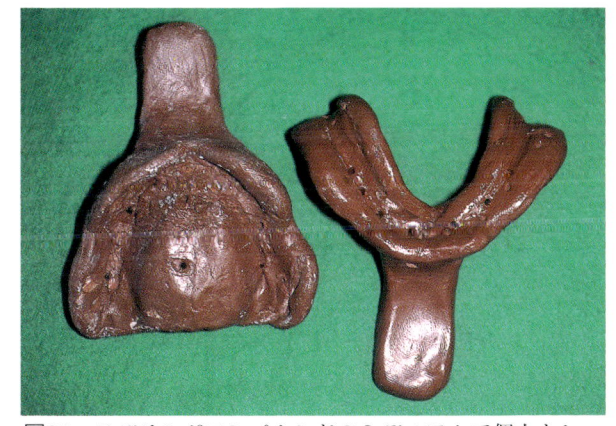

図31 モデリングコンパウンドのミディアムで個人トレーを製作する．

◀図30 既製トレーで印象を採り，石膏模型を作製する．

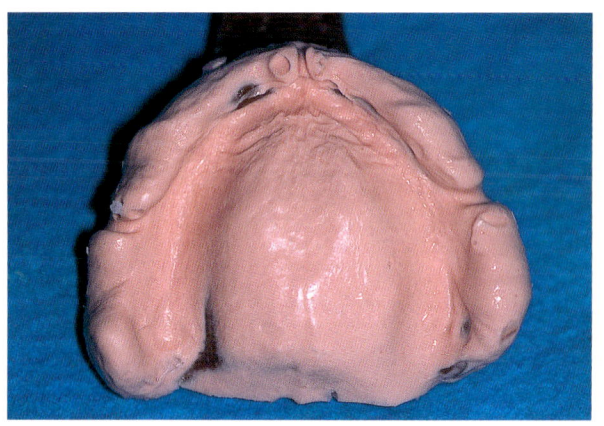

印象採得・精密印象を知る／適合のよい補綴物製作のために

図32　アルジネートで1回目の印象．

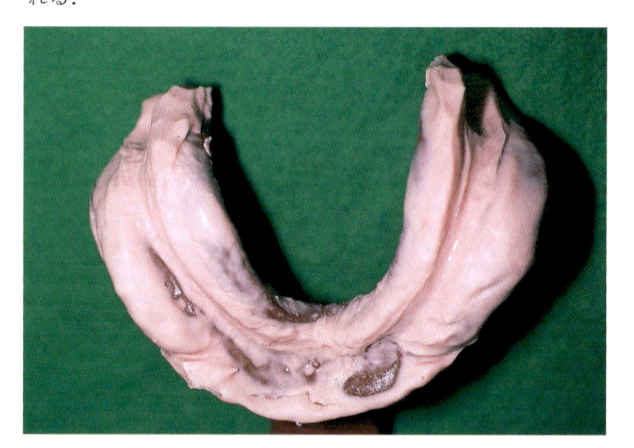

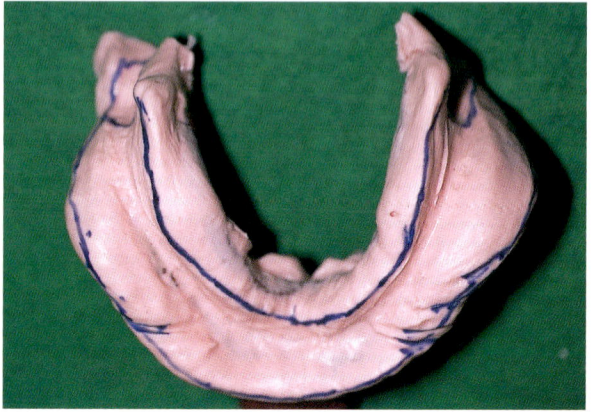

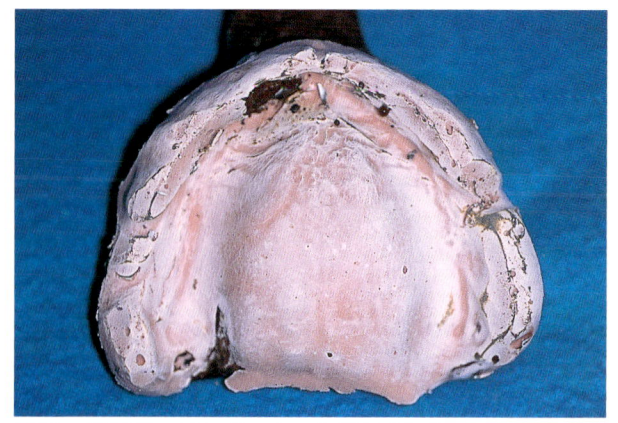

図33　辺縁部，アンダーカット部をはさみで切り取り，当る箇所も削除して，アルコールトーチでモデリングトレーを変形させないように注意して，1回目の印象面が白濁するくらいまで乾燥させる．

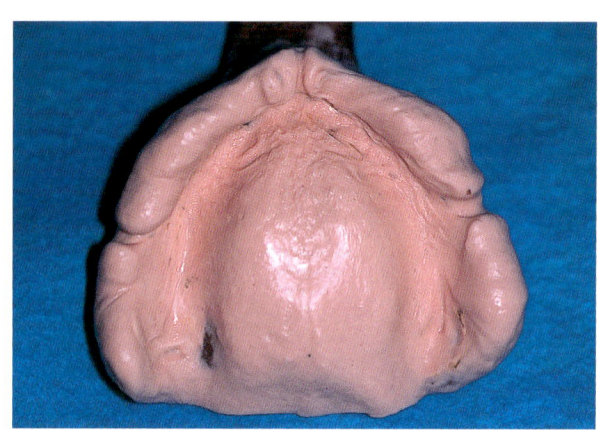

図34　さらにアルジネートを積層させて2回目の印象を採る．この方法は来院回数が1日増えるが良好な印象が得られる．

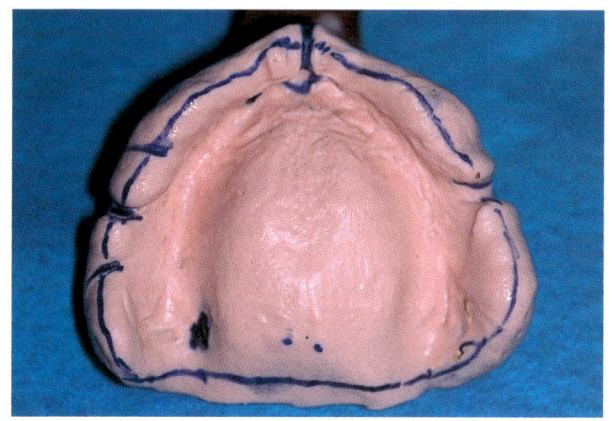

図35　コピー鉛筆で床の外形をなぞる．
　　　これに石膏をつぐと石膏面に印記される．

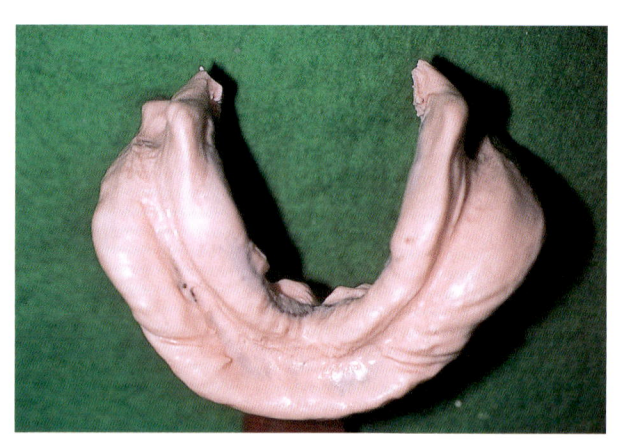

図36	図37
図38	

図36　下顎も同様に行う．当りの部分などを削除して，アルコールトーチで乾燥させる．
図37　アルジネートを積層して得られた印象面．
図38　コピー鉛筆で床の外形をなぞる．

3　全部床義歯の印象

3 全部床義歯の印象

[アキューデント印象システム]

図39, 40a,b　アルギン酸二重印象システムの「アキューデント印象システム」のトレー．

　通常の既製トレーよりも，より正確な印象が採得できる．Accu-Dent SystemはSystem1（主にフルデンチャー専用）とSystem2（主にパーシャルデンチャー専用）の2種類から構成される（白水貿易）．総義歯用にはSystem1が使用され，上顎5種類，下顎10種類のトレーが用意されている．印象材はトレーに直接盛りつけるトレーアキュゲル（ペースト色調，ホワイト）と，シリンジに入れて使用するシリンジアキュゲル（ペースト色調，オレンジ）の2種類よりなる．

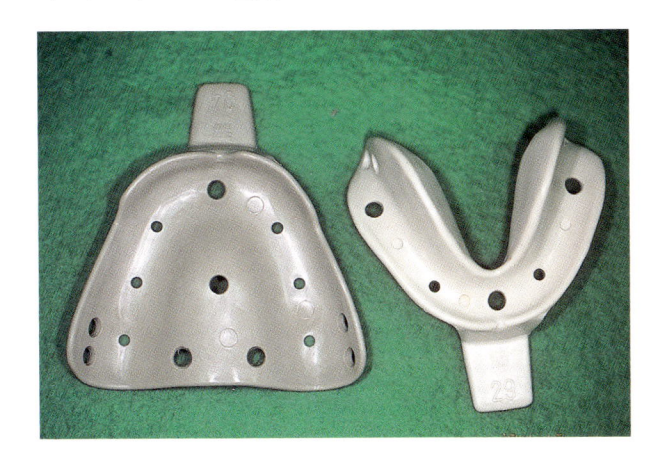

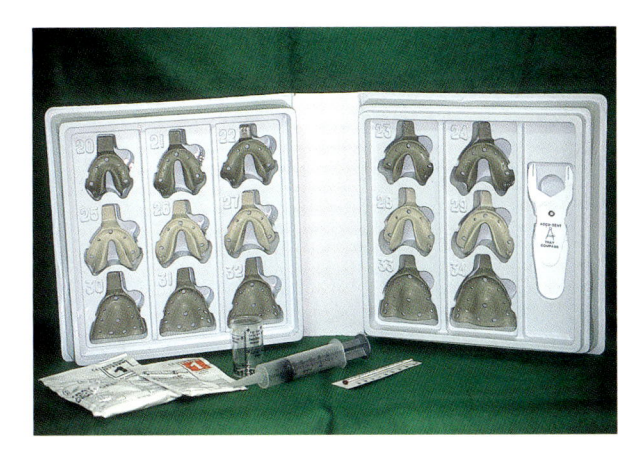

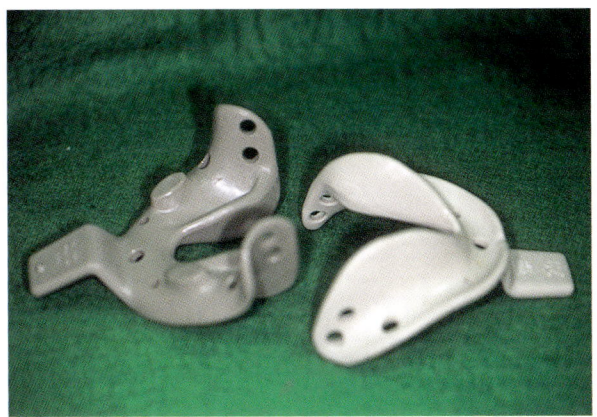

[アルギン酸二重印象／上顎]

図41｜図42

図41　トレーアキューゲル（トレーに盛る）とシリンジアキューゲル（シリンジに入れる）．
図42　ディバイダーで計測してトレーを選択（5種類の上顎トレーと10種類の下顎トレーが用意されている）．

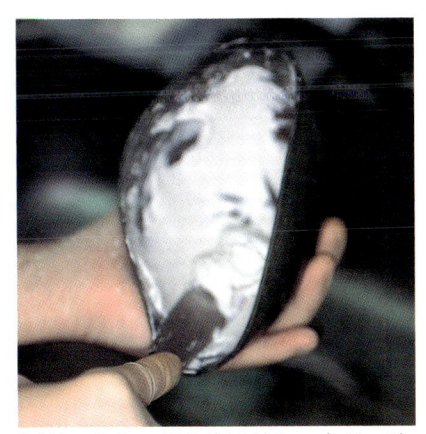

図43　トレー用1袋に対し，水42mlを計量カップで計量して加えて30秒間練和する．

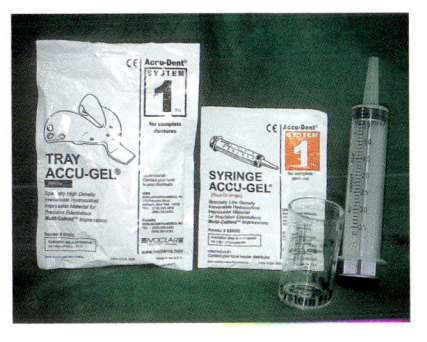

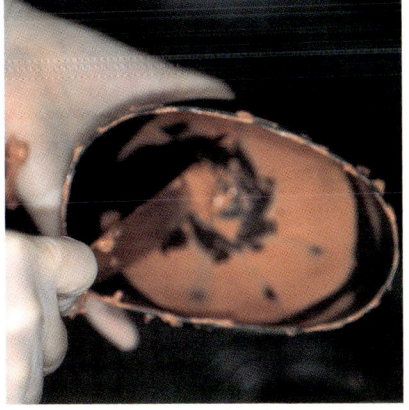

図44　シリンジ用1袋に対し，水15mlを計量して加えて40秒間練和する．

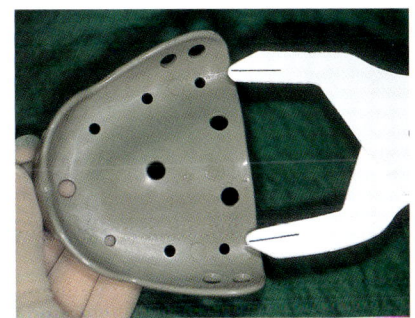

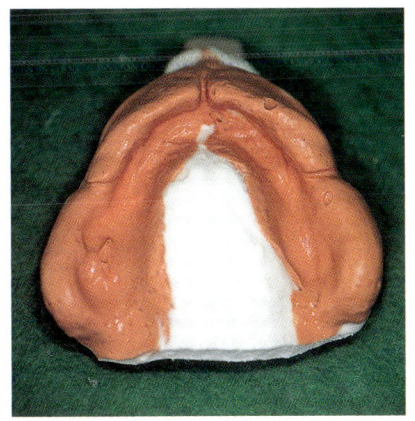

図45　シリンジ用アキューゲルをあらかじめ口腔辺縁部に注入し，次いでその上にトレー用アキューゲルを盛ったトレーを装着する．硬化後（2分），口腔外へ取り出す．

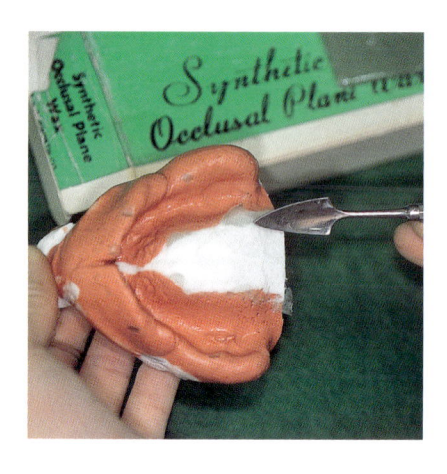

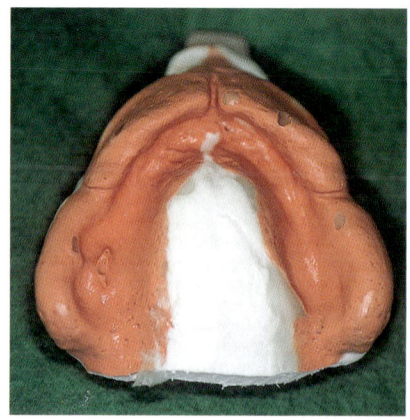

印象採得・精密印象を知る／適合のよい補綴物製作のために

図46｜図47

図46, 47　気泡があれば，Synthetic Occlusal Plane Waxを軟化して埋め合わせると良い．

[アルギン酸二重印象／下顎]

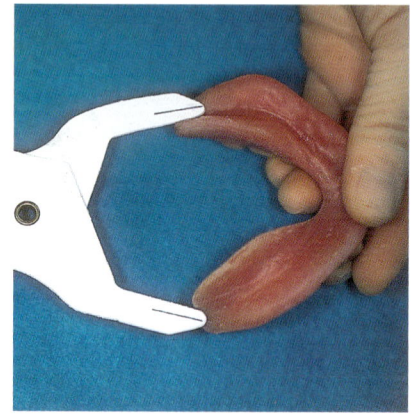

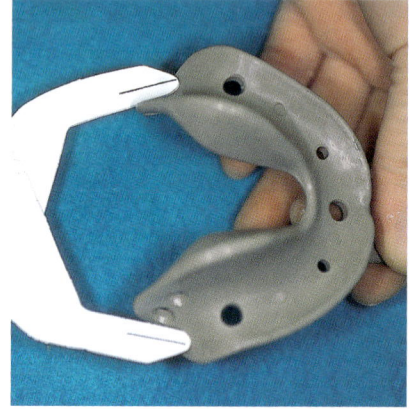

図48, 49　下顎も同様に旧義歯をディバイダーで計測してトレーを選択する．

図50　舌側域が深くなっている．

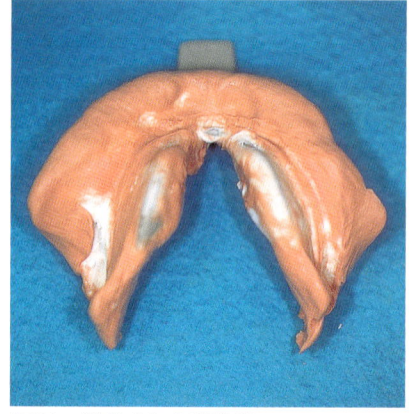

図51　採得された印象面．

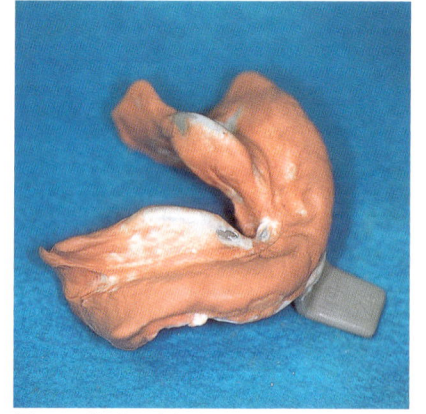

図52　若干の当りがみられる．

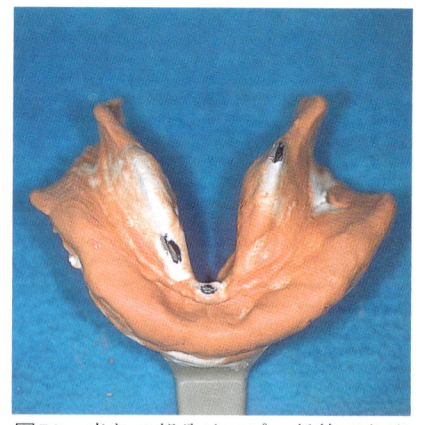

図53　当りの部分はコピー鉛筆でなぞり，石膏をついだ後に削合する．

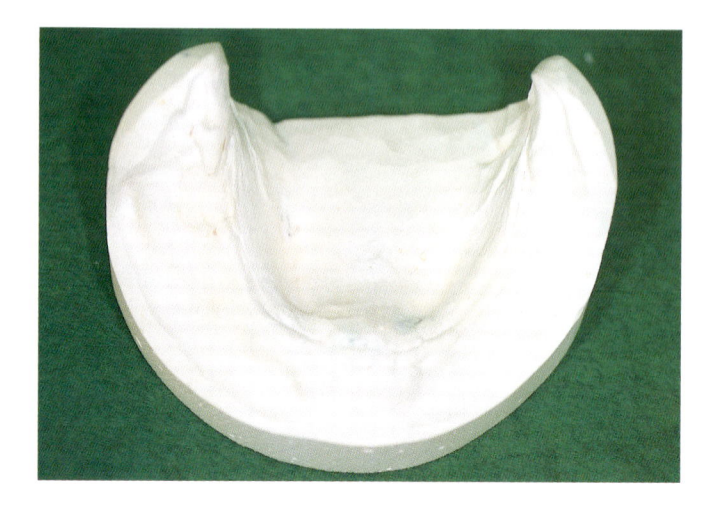

◀図54　石膏を注入すると正確な印象面を得られる．

3　全部床義歯の印象

[研究用（診断用）模型作製のためのボクシングならびに石膏注入]

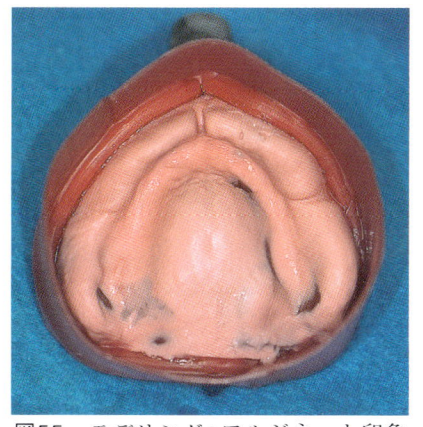

図55　モデリング＋アルジネート印象採得後に，ユーティリティワックスとパラフィンワックスでボクシングを行ったところ．

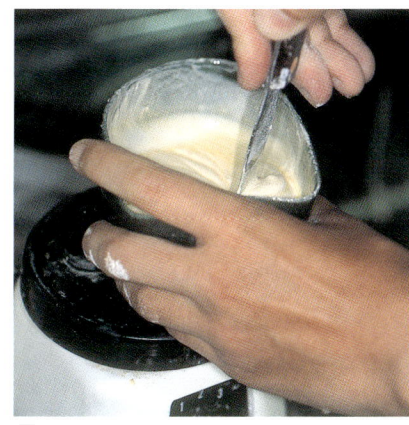

図56

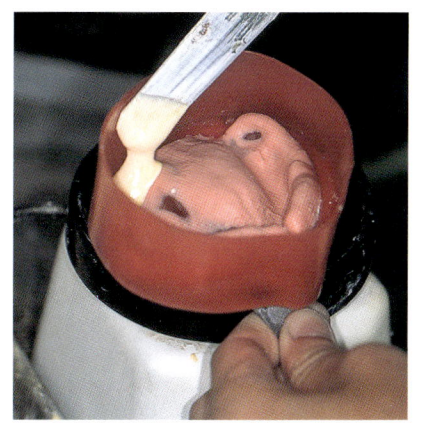

図57

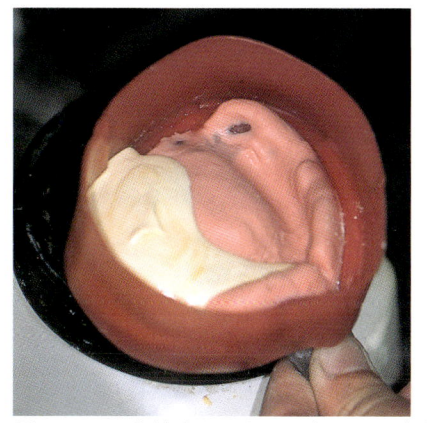

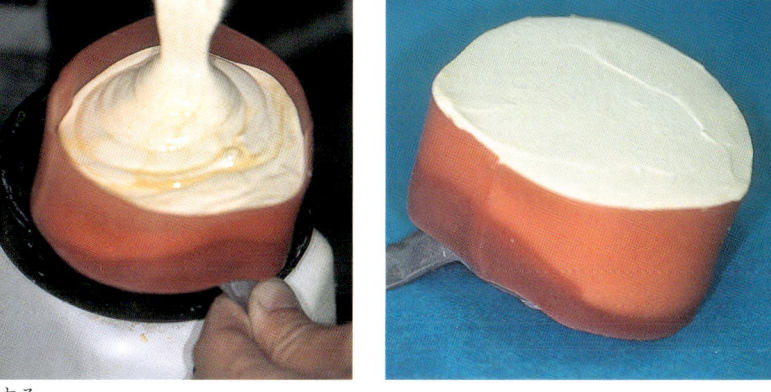

図58〜60　気泡を入れないように，石膏を注入する．

パリングという．テンパリングは，印象材の過熱部の温度を下げ，部位による温度差をなくして，モデリング印象材が粘膜や皮膚にベタベタくっつくのを防止するために行う．
④トレーを口腔内に挿入し，圧接を行う．
⑤硬化後，口腔外に取り出して印象面を診査する．採得された印象面が印象域の全体を含んでいれば，区域ごとに分けて辺縁形成（筋圧形成）を行う．
⑥アルコールトーチで軟化を行った際は，必ずウォーターバス中でテンパリングを行い繰り返し口腔内に挿入して行う．モデリングコンパウンドが熱可塑性を保っている間に，機能運動を行わせる．術者は，その部の粘膜を牽引したり誘導を繰り返し行い，機能的な形態を印象辺縁に記録する．
　モデリングコンパウンドは軟化温度がやや高く，流動性が悪いため，やや強めの筋運動を行うようにする．
　モデリングコンパウンド印象法は習得が難しく，コンパウンドの軟化が不十分だと，軟組織を部分的に加圧し過ぎて，変形をきたす恐れがある．
⑦モデリングコンパウンド印象の上にアルジネート印象材をのせて連合印象を採ると，よりきれいな面が得られ，石膏注入後も剥しやすい（図23〜54）．

研究用（診断用）模型を読む

　研究用模型とは，診査，診断，治療方針の決定，個人トレーの製作および記録などのために予備印象から得られる模型をいう（図55〜60）．

[義歯床の外形線の記入]

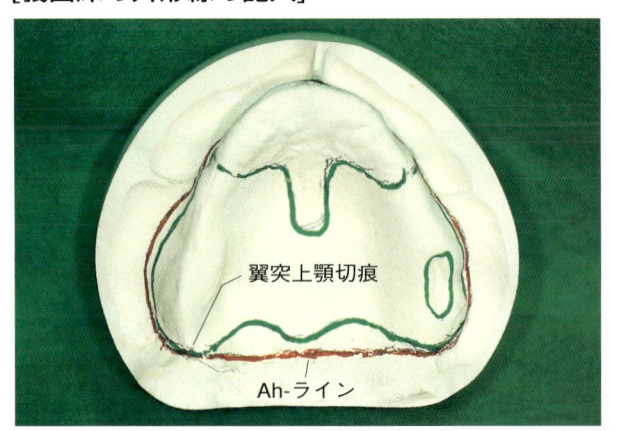

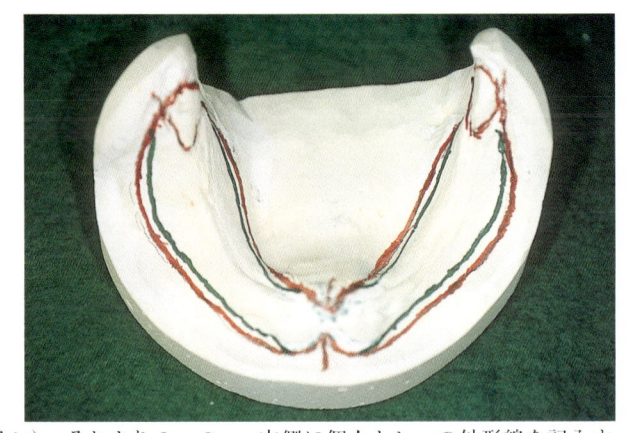

図61, 62　予備印象で得られた石膏模型に床外形線を記入（赤ライン）．それより2～3mm内側に個人トレーの外形線を記入する．

[アンダーカット部のブロックアウトおよびリリーフ]

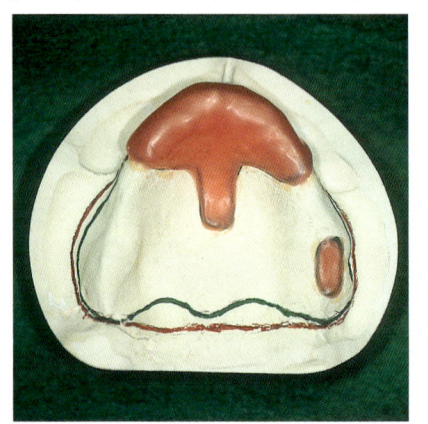

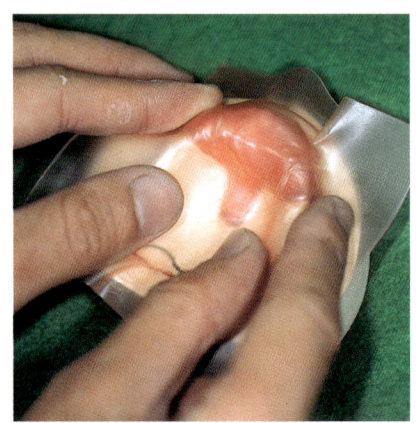

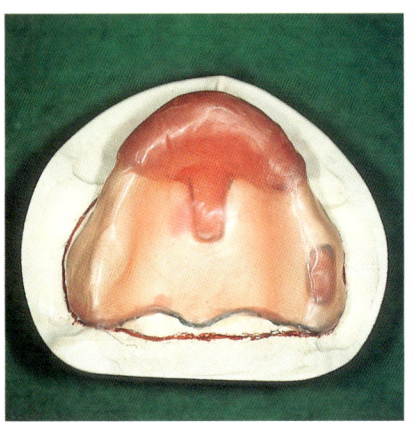

図63～65　パラフィンワックスでアンダーカットのブロックアウトを行い，シートワックスをスペーサーとして1枚圧接をする．

義歯床の外形線

[義歯床の外形線の決定]

　個人トレー製作のための床外形線を，研究模型上に記入する．個人トレーの外形線は，義歯床の外形線に基づいて決定される．実際は義歯床の外形線より2～3mm短く設定される．

上顎（図61～65）
①唇側および頬側の口腔前庭部では，歯肉・唇頬移行部（粘膜反転部），辺縁の最深部とする．
②上唇小帯および頬小帯には，少しゆとりを与える．上唇小帯は線維性結合組織のヒダで，動きは主に上下的であるため，通常狭くなる．幅が広くなりすぎると封鎖が破壊されてしまう．一方，頬小帯はほとんどの場合，上唇小帯部より幅が広くなる．
③後縁は，上顎歯槽結節部の頬側からハミュラーノッチ（翼突上顎切痕）を経由して，Ah-ラインを床の後縁とする．Ah-ラインが不明の場合は，両側のハミュラーノッチを結んで線を引いたところで，1～2mm後方を後縁とする．

下顎
①唇側および頬側の口腔前庭部は，歯肉・唇頬移行部（粘膜反転部），辺縁の最深部とする．
②下唇小帯および頬小帯には，少しゆとりを与える．前歯部では下唇小帯，臼歯部では頬小帯を避ける．下唇小帯の運動は上下方向であるため，外形線は狭くするべきであるが，上唇小帯と比べると上下的長

さは短かく，幅は広くなる．
③頰側後方は，臼後隆起（レトロモラーパッド）を十分（約2/3以上）被い，咬筋溝に向って45°に外形線を描く．舌側後方は，臼後隆起後方から舌側に向かい垂線を降ろして舌側辺縁まで下降し，舌側歯肉溝（舌粘膜反転部）に外形線を記入する．舌小帯には少しゆとりを与える．

[個人トレーの外形線の決定]
①床外形線の2～3mm内側に床外形線と平行になるように内線を記入して，個人トレーの外形線とする．
②上顎トレーの後縁部は，最終的な後縁と一致させる．
③個人トレーの外形を床外形線よりも2～3mm短く内側に設定するのは，最終印象時の辺縁形成用印象材のためのスペースを確保するためである．

アンダーカット部のブロックアウトおよびその他のリリーフの付与

アンダーカット部をパラフィンワックスなどで，ブロックアウトする．過剰にブロックアウトをし過ぎると，とくに前歯部においては，トレー辺縁が顎堤から離れてしまい，辺縁が厚くなったりして失敗の原因となりやすい．

リリーフ（緩衝）とは，義歯床を介して粘膜および顎骨に加えられる咬合力を限定した部分で緩和することをいう．リリーフをするためには，口腔内診査のときに，義歯床下粘膜面の被圧縮性の高い部分（軟かい部分），と低い部分（硬い部分）とを見分けておく必要がある．

[リリーフの目的]
①咬合圧による障害や疼痛の防止
　義歯床下粘膜，顎骨，血管，神経などの組織．
②義歯動揺の支点の防止
　義歯床と義歯床下組織の緊密な接触部．

[リリーフの部位]
①口蓋皺壁部（横口蓋ヒダ部）
　脂肪組織を含み軟弱なため，また形態が複雑で義歯床が密着すると機械的刺激が過大となりやすいため．

[作業模型の調整]

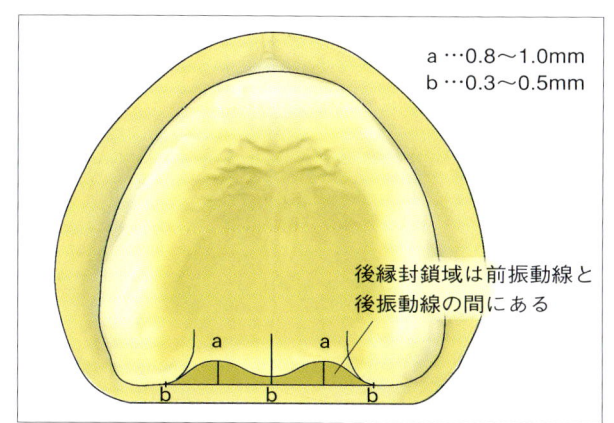

参考図1　後堤法の形と厚さ（参考文献1より引用改変）．
a…0.8～1.0mm
b…0.3～0.5mm
後縁封鎖域は前振動線と後振動線の間にある

②口蓋隆起，口蓋縫線部
　この部の粘膜は菲薄であり，組織の傷害および疼痛防止のため．また義歯動揺の支点となるのを防止するため．
③切歯乳頭，オトガイ孔，大口蓋孔，小口蓋孔
　血管および神経の圧迫による栄養障害や疼痛防止のため．
④下顎隆起，上顎結節，顎舌骨筋線
⑤骨の鋭縁
⑥フラビーガムなどの粘膜の軟弱な部位
⑦抜歯後の骨吸収不全部

[リリーフの方法]
①作業模型上で行う方法
　個人トレーの製作時に行われる．
②印象採得時に行う方法
　印象採得終了後，咬合床を利用して咬合圧下で加圧印象採得を行う場合に行う．内面を削合して粘膜面の間のスペースを大きくとったり，あるいは印象材の溢出孔を設けることにより，その部分の印象圧を小さくして緩衝する．

後堤法
（床後縁閉鎖堤，ポストダムの形成）

上顎総義歯の床後縁の辺縁封鎖を確実にして，義歯の維持向上を図るために，後縁軟口蓋の軟弱な区

域に堤防状の隆起，つまり後堤（Post-dam）を施すことをいう．

後堤法はまた，床後縁と硬口蓋移行部粘膜とがなめらかに移行するために，後縁部の異物感が減少して発音障害も防止できる．

[印象による方法]
アルジネート印象

既製トレーにアルジネート印象材をのせて，一度印象を採ってから口腔外へ取り出して，余剰部を切り取り，形態を整える．次いで後縁部1/3のところに少し硬めに練ったアルジネート印象材を部分的に盛り，口腔内に挿入する．患者に「アー」と発音させて，軟口蓋が振動してくぼんだ部分を印記する．アー発音時は，術者も一緒に声を出す方が良い．

モデリングコンパウンド印象

モデリングコンパウンド印象においては，個人トレーの辺縁形成時に，トレーの後縁にコンパウンドをとって当該粘膜部を圧迫して採得する．

精密印象

精密印象採得後に後堤部に，シリコーン印象材やラバーベース印象材，あるいは印象用ワックスなどを盛って口腔内に挿入し，「アー」と発音させて，Ah-ラインを振動させて印記する．

[作業模型の削除による方法]

作業模型上で後堤域を削除することによって，義歯床粘膜面に後堤を築く方法である．削除部の最深部は，後縁から1/3の部位にあり，その深さは粘膜の状態によって異なるが，標準的な深さは参考図1のとおりである．

[精密印象採得のための個人トレー（上顎）]

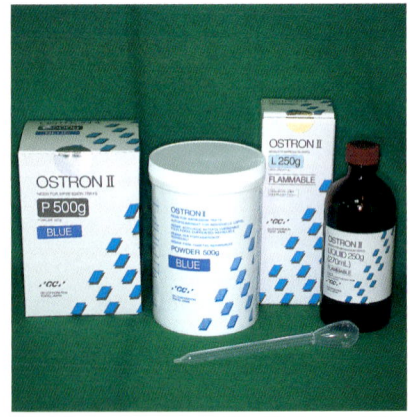

図66　個人トレーに用いるトレー用即時重合レジン，オストロンⅡ．

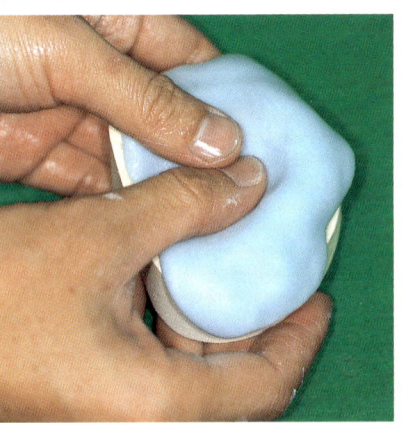

図67，68　板状に成型したオストロンを上顎模型に圧接し，軟らかいうちに辺縁の余剰部をナイフなどでトリミングをする．トリミング後も十分に圧接を繰り返す．

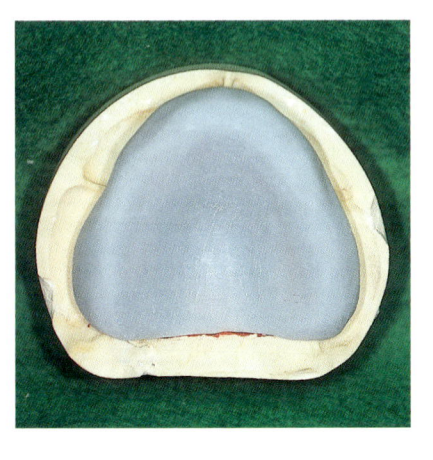

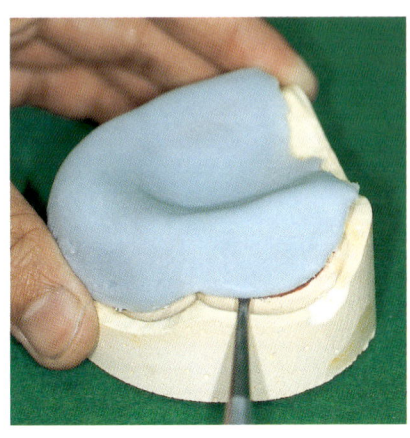

図69｜図70

図69，70　硬化後，辺縁より取り外す．

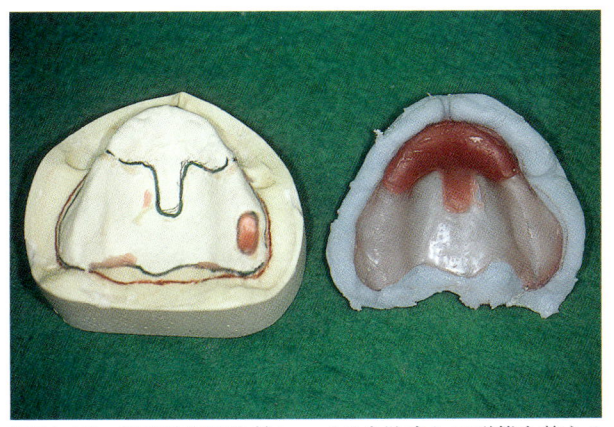

図71,72　硬化後に取り外し，バリを除去して形態を整える．

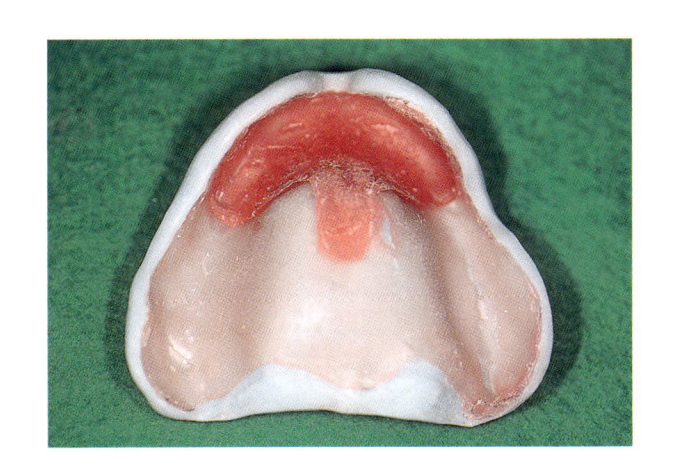

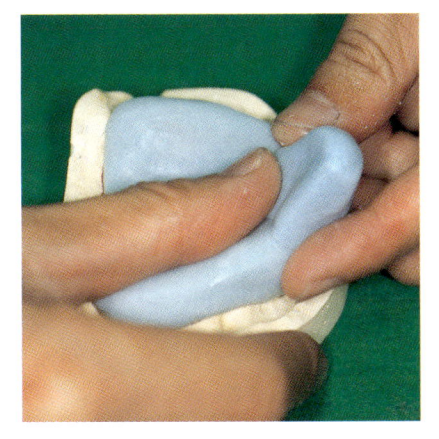

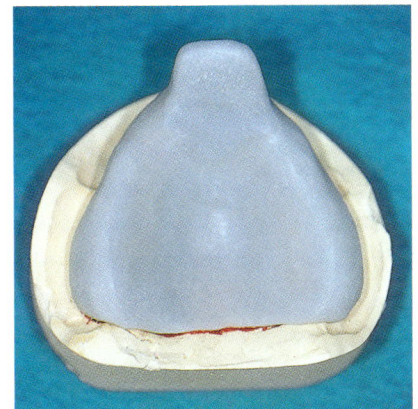

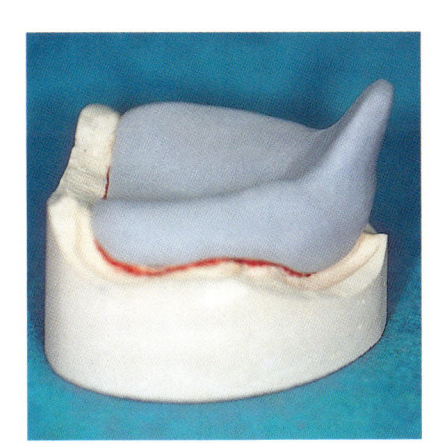

図73	図74	図75
	図76	

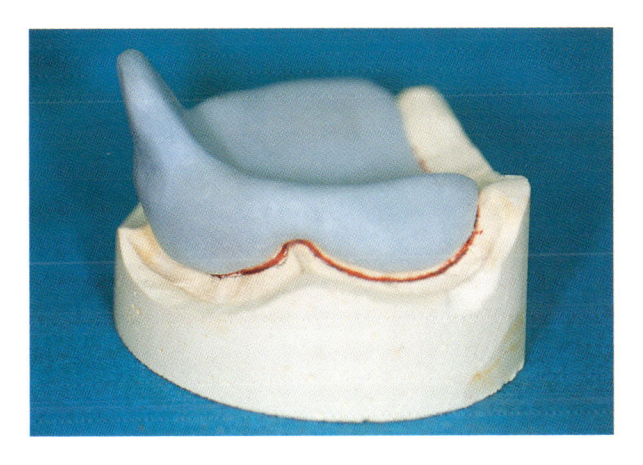

図73〜76　トレーにハンドルを取りつける．印象採得時に機能運動を妨げないように，長さ15mm，幅10mm，厚さ5mm程度の大きさとし，中切歯の歯軸を想定して設置する．

精密印象

　精密印象（最終印象，完成印象）とは，個人トレーを用いて全部床義歯の製作に用いる作業模型を得るために行う印象のことをいう．

個人トレー

［研究用模型の準備］（図66〜80）

　個人トレーは，精密印象を採得するための印象用トレーのことをいう．研究用模型上で製作する．各個トレー，またはカスタムトレーとも呼ばれる．
①個人トレーの外形線を記入
　義歯床の外形線に基づき，それより2〜3mm内側に記入する．

[精密印象採得のための個人トレー（下顎）]

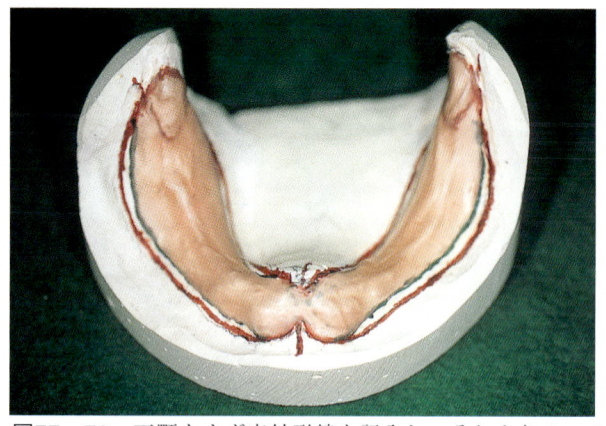

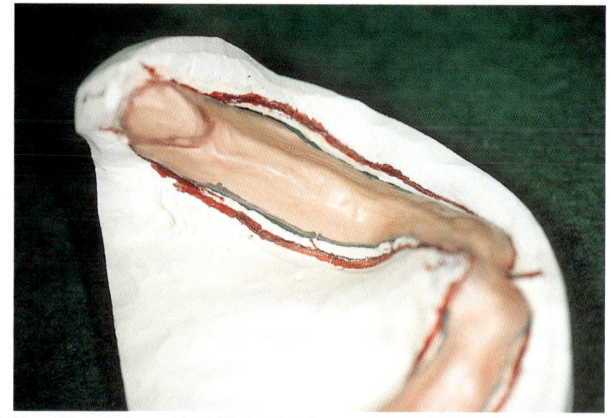

図77〜78　下顎もまず床外形線を記入し，それより2〜3mm内側に個人トレー外形線を記入し，スペーサーとしてシートワックスを1枚圧接する．

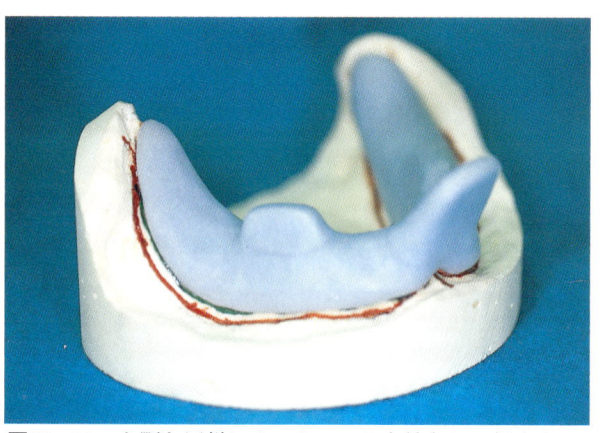

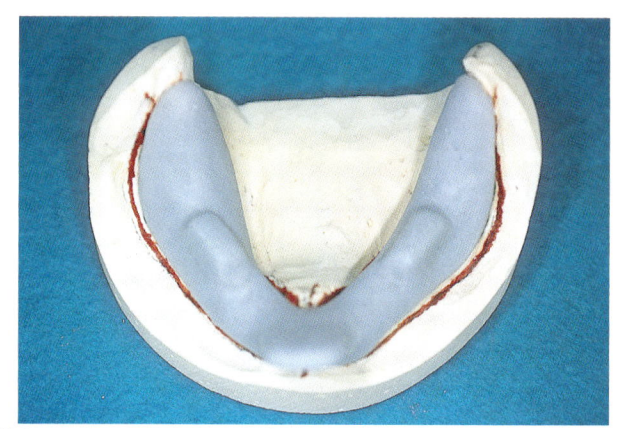

図79, 80　上顎と同様にオストロンIIを練和して個人トレーを作製する．トレーのハンドルを下顎中切歯を想定して設置する．両側臼歯部（第二小臼歯部から第一大臼歯の近心部）に，近遠心的長さ10〜15mm，頬舌的幅径3〜5mm，高さ7〜10mm程度のフィンガーレストを設置する．

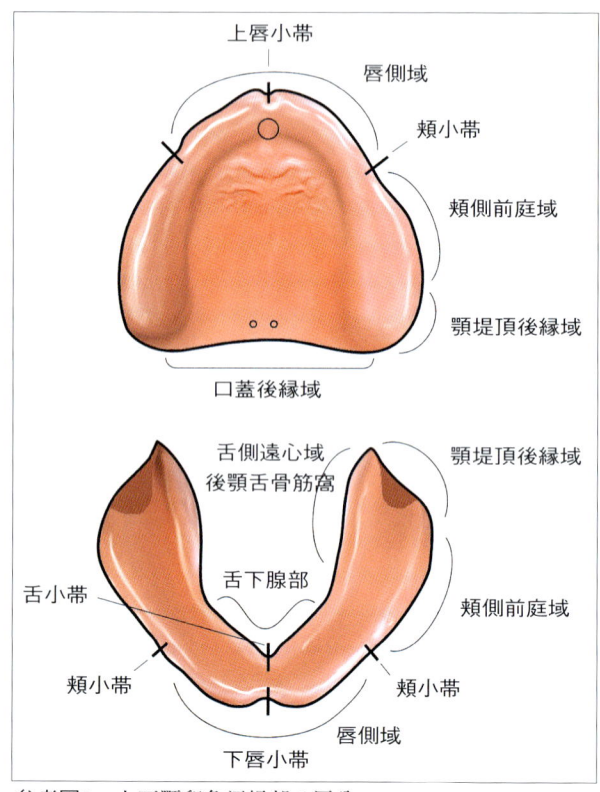

参考図2　上下顎印象辺縁部の区分．

②リリーフ・ブロックアウトを行う
③スペーサー

　スペーサーとは，個人トレーと被印象面である粘膜との間に，印象材を介在させるための間隙を設けることをいう．通常パラフィンワックスやシートワックスなどを用いて行う．スペーサーの厚さは0.5〜1.5mm程度である．

[個人トレーの製作]

①研究用模型に分離材を塗布．
②トレー用常温重合レジンの粉末と液を練和して板状にしたものを圧接する．

　個人トレーの厚さは，印象採得の操作中に変形しない，1.5〜2.0mm程度の厚さが必要である．
③トレーのハンドルは，辺縁形成を行っているときに口唇や頬の運動を妨げないように設置する．その

[基本的な上顎の筋形成（辺縁形成）の順序]

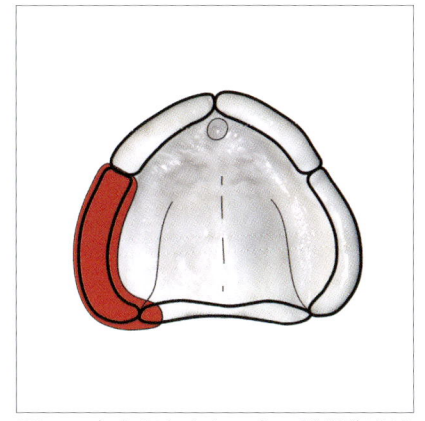

図81　左右どちらか一方の頬側前庭域から後堤頂後縁域にかけて使用材料をおいて筋形成を行う．余剰部はそのたびごとに必ず除去する．

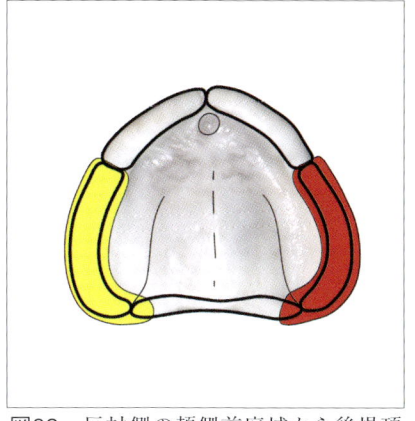

図82　反対側の頬側前庭域から後堤頂後縁域にかけて行う．

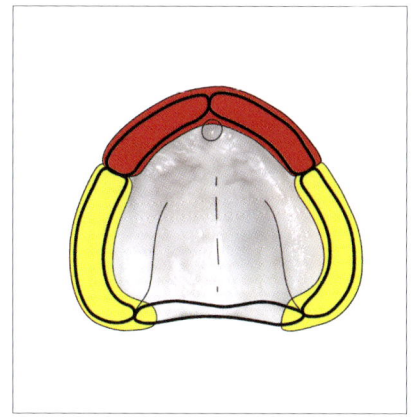

図83　唇側域にかけて行う．

図84 ｜ 図85

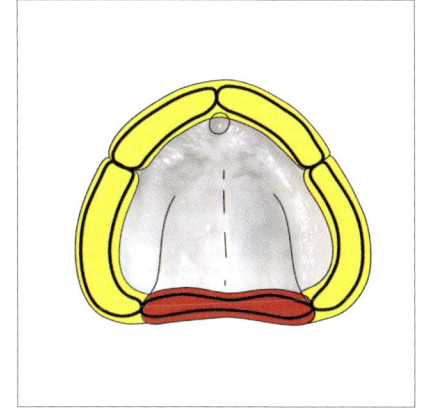

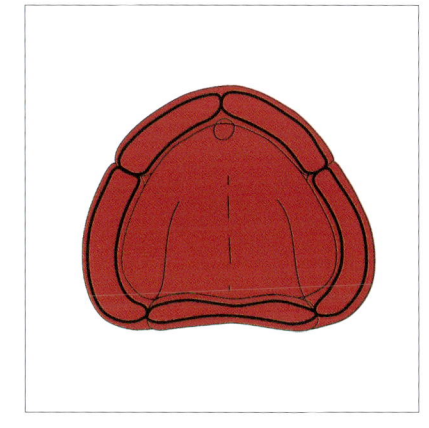

図84　口蓋後縁域にかけて行う．
図85　辺縁ならびに粘膜面の全面を一層削除して，最終印象材などが入るスペースを作り，軟練りでウォッシュして仕上げる．

大きさは，近遠心的幅径10mm，唇舌的幅径5mm，高さ15mm程度の大きさとする．角度は，正中部の顎堤頂に，ほぼ垂直または中切歯の歯軸方向に設置する．
④下顎個人トレーの場合，第二小臼歯部から第一大臼歯の近心部にかけて，フィンガーレストを左右両側に設けると，トレーを口腔内に圧接したり，固定するときに便利である．

　フィンガーレストの大きさは，近遠心的長さ10～15mm，頬舌的幅径3～4mm，高さ5～10mm程度とする．

筋形成（辺縁形成）

　個人トレーの筋形成は，通常スティック状の辺縁形成用コンパウンドを用いて行う．良好な辺縁形成ができるようになるまでには，やや練習を要するが，全部床義歯の形態を把握するためにも，非常に重要なステップである．術者の技能に沿い，区域ごとに分けて筋形成を行う．

　コンパウンドを火焔上で軟化してトレーの辺縁部に盛り，アルコールトーチで軟化して，45～50℃に調節したウォーターバス中に浸漬（テンパリング）した後に，トレーを口腔内の所定の位置に保ち，機能運動を行わせる．同時に術者は，小帯部を軽く引っ張ったり，顔の外部から手指で形態を整えていく．

　スペーサーを個人トレーの内面に付着した状態でトレーの辺縁形成を行った場合は，筋形成の完了後にスペーサーを取り除く．

[上顎の筋形成]（参考図2）
頬側前庭域
　頬筋．
　頬小帯と上顎骨頬骨突起の頬骨下稜との間の口腔

[基本的な下顎の筋形成（辺縁形成）の順序]

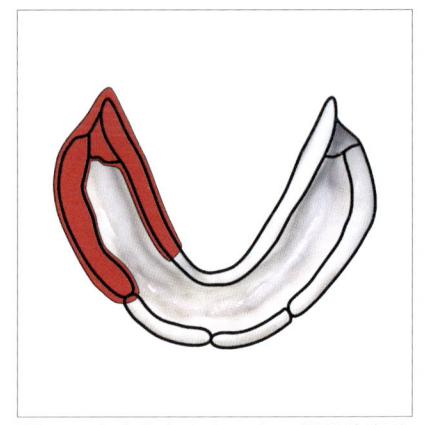

図86 左右どちらか一方の頬側前庭域から後堤頂後縁域，舌側遠心域にかけて筋形成を行う．余剰部はそのたびごとに必ず除去する．

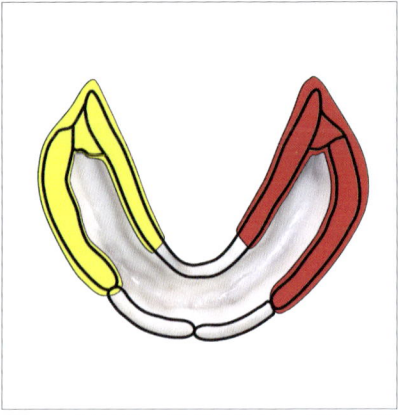

図87 反対側の頬側前庭域，顎堤頂後縁域，舌側遠心域にかけて筋形成を行う．

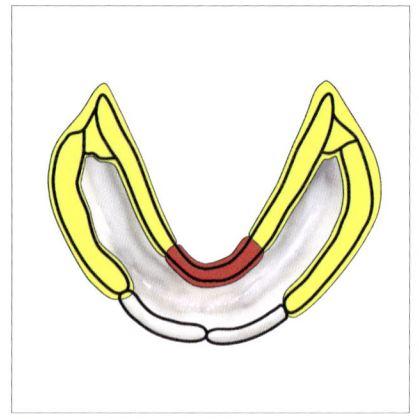

図88 舌下腺部を行う．

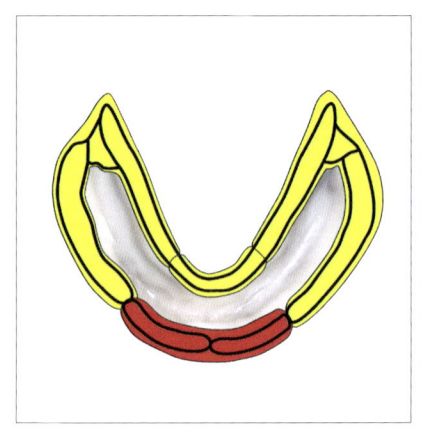

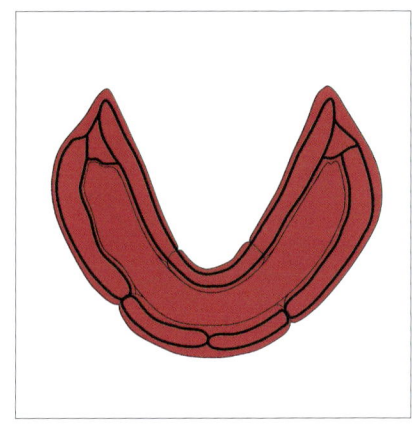

図89 唇側域を行う．
図90 辺縁ならびに粘膜面を全面にわたり一層削合して，最終印象材などが入るスペースを作り，軟練りでウォッシュして仕上げる．

前庭部．

辺縁形成

　頬の吸引，頬部のマッサージ．

頬小帯の辺縁形成

　術者が口角外方のモダイオラス部を前下方に牽引した状態で前後に動かす．

唇側域

　口輪筋，表情筋，頬筋．
　上唇小帯と頬小帯の間の口腔前庭部．

辺縁形成

　上唇の下制，口唇の吸引．

上唇小帯の辺縁形成

　患者自身の機能運動では十分に行えないので，術者がこの部を前方に牽引した状態で上下に引っ張る．

顎堤頂後縁域

　ハミュラーノッチ（翼突上顎切痕，鉤切痕），上顎結節と下顎枝との間にみられる間隙である．

辺縁形成

　この間隙は，大きく開口すると狭くなり，側方運動時の平衡側では最も狭くなる．翼突上顎切痕の後壁には翼突下顎縫線があり，大きく開口すると緊張する．それゆえ，軽く開口して下顎を前突させた状態で左右の側方運動を行わせ，次いで大きく開口させて翼突上顎切痕域の辺縁形成を行う．

口蓋後縁域

　口蓋小窩の1～2mm後方のところ．
　硬口蓋と軟口蓋の境界部あるいはその後方のところ．Ah-ライン．

［上顎の精密印象／シリコーン印象材（筋形成……エクザデンチャーボーダータイプ）］

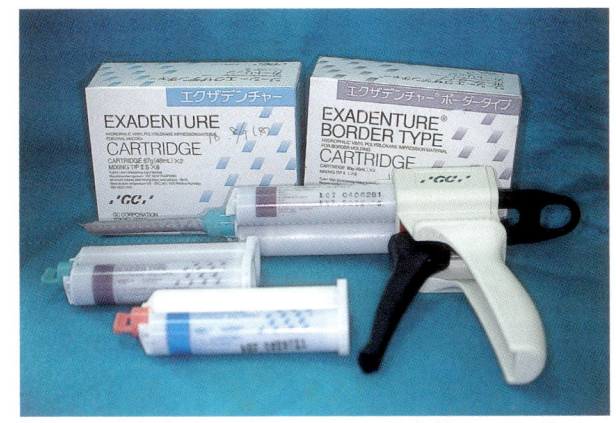

図91 親水性ビニルシリコーン印象材のエクザデンチャー．

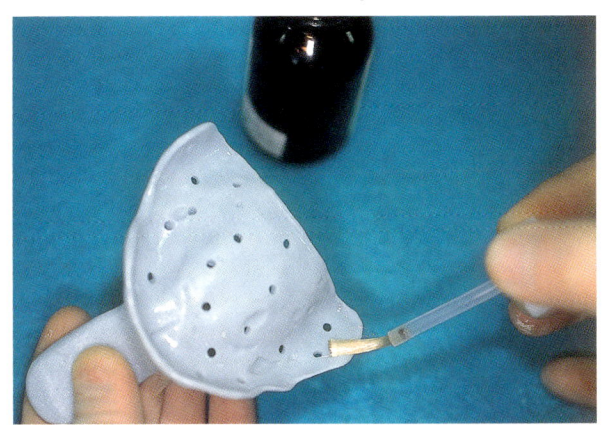

図92 個人トレー辺縁部にアドヒーシブを塗布し，乾燥させる．

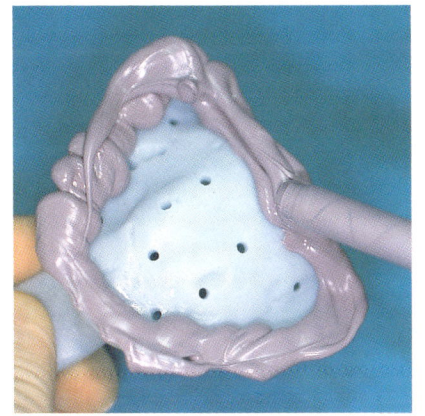

図93 トレー辺縁部にエクザデンチャーボーダータイプを盛り上げ，口腔内に圧接し，機能運動を行う．

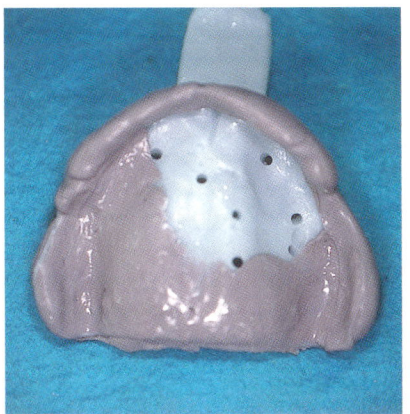

図94，95 辺縁以外に溢出した余剰部を削除し，アドヒーシブを塗布する．

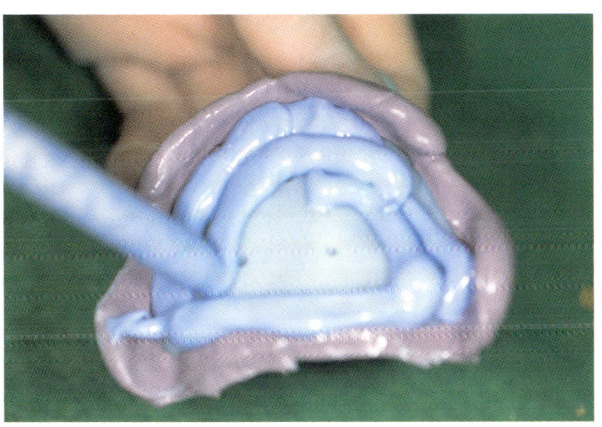

図96，97 エクザデンチャーを盛り上げ，口腔内に挿入して筋形成を行い，印象面を完成させる．

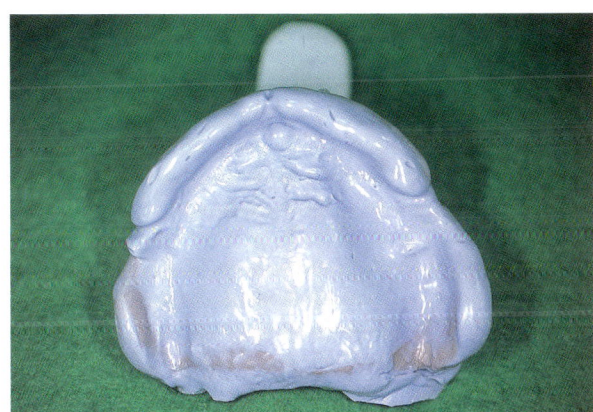

口蓋後縁域の辺縁形成

①患者にAh（アー）と発声してもらうと，振動する部分．このとき，術者も患者と一緒に"アー"と発声すると患者も発声しやすくなる．

②患者に鼻をつまんで鼻孔を塞ぎ，静かに鼻から息を吹き出させると，確認が容易になる．"アー"と発声しても，ほとんど振動が起こらない場合には，本法が役立つ．

［下顎の筋形成］

頰側前庭域

頰小帯から外斜線，すなわち頰側棚にいたる部分．

印象採得・精密印象を知る／適合のよい補綴物製作のために

[下顎の精密印象／シリコーン印象材（筋形成……エクザデンチャーボーダータイプ）]

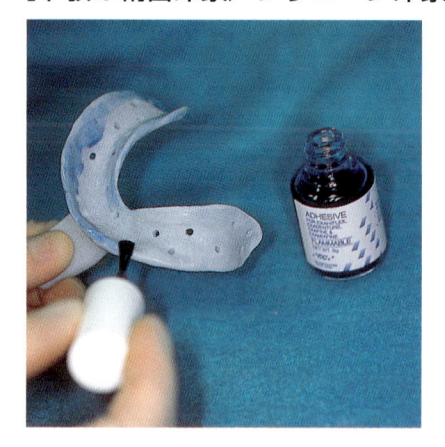

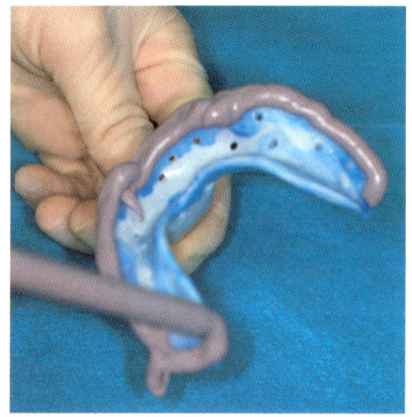

図98│図99

図98, 99　下顎個人トレー辺縁にアドヒーシブを塗布．ボーダータイプを辺縁に盛り口腔内に挿入．

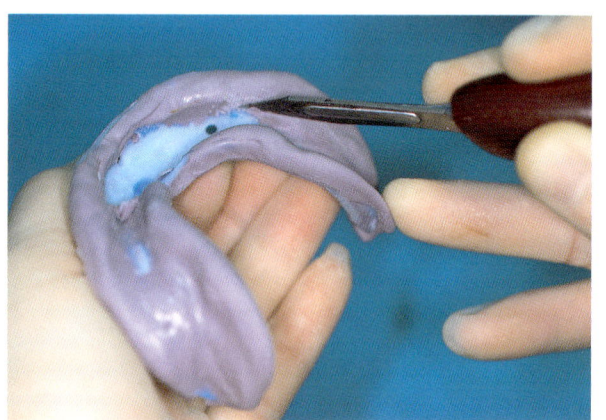

図100　余剰部分を削除する．

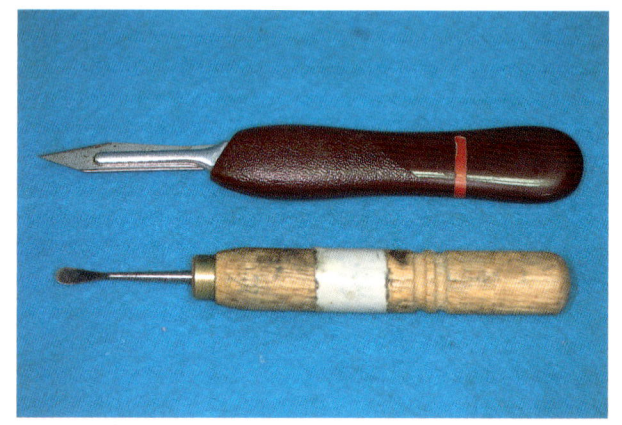

図101　削除に用いるバートパーカーナイフとスクレイパー．

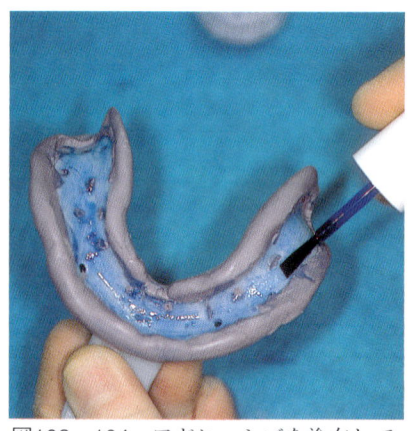

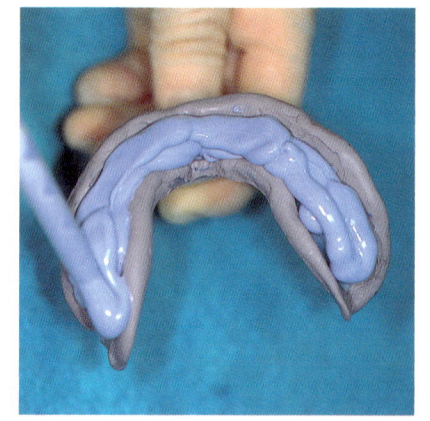

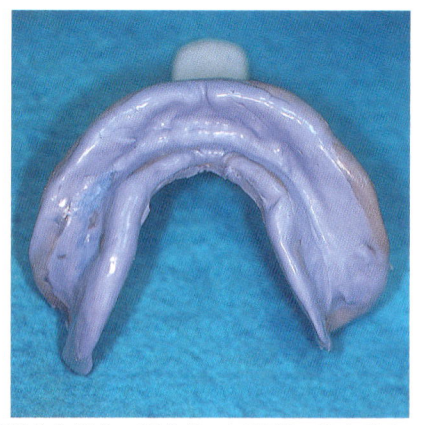

図102〜104　アドヒーシブを塗布してエクザデンチャーを盛り，口腔内に挿入して筋形成を行う．硬化後，口腔外へ取り出した下顎最終印象面．

頬側棚は1次支持域で，下顎の支持域のなかでは支持能力の最も大きな領域である．外斜線を1〜2mm越える．
辺縁形成
　頬の吸引．術者の掌による頬の圧接マッサージ．
　頬小帯……術者がモダイオラスを前上方に牽引して前後に動かす．

顎堤頂後縁域（頬側遠心域と臼後隆起）
咬筋溝
　トレーを圧接しながら口を閉じてもらい，噛むよう命じると，頬側遠心域の粘膜に溝または上方への反転部が生じる．咬筋に力があると顎堤頂後縁から頬側域に向かって斜めに溝が形成される．これを咬筋溝という．

[下顎の精密印象／ポリサルファイド系ラバーベース印象材（筋圧形式……ペリコンパウンド）]

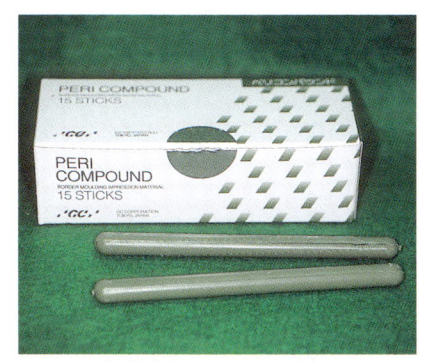

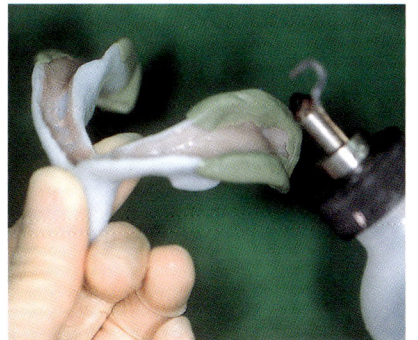

図105　最終印象用の辺縁形成に用いられるGCペリコンパウンド．

図106, 107　辺縁部に軟化して盛り，テンパリングをして口腔内に挿入する．

臼後隆起域

　大きく開口させることによって臼後隆起の後方の翼突下顎縫線が緊張する．

頰側遠心域

　術者が両側臼歯部に下方への圧を加えながら閉口させることによって，咬筋を収縮させて辺縁形成を行う．

唇側域

　下唇小帯と頰小帯との間の口腔前庭部．

辺縁形成

　下唇の挙上
　口唇の吸引
　下唇小帯……術者が下唇を前方に牽引した状態で左右に動かす．

舌側遠心域と後顎舌骨筋窩

　舌側歯槽溝の後方約1/3の区域．歯槽堤の吸収の著しい場合は，この区域は下顎義歯の側方移動に抵抗できる部位で，下顎の印象において最も重要な部分である．

辺縁形成

①ほんの少し（10mm以内）開口して舌を前突させる．
②次いで，舌尖で上口唇を右から左へ，左から右へとゆっくり動かして上口唇をなめる．

前方舌側歯槽溝

　舌側歯槽溝の前方約2/3の区域．

辺縁形成

①舌小帯……舌の前突→舌の挙上→舌尖による左右の口角への接触．
②口を閉じて嚥下．
①，②を繰り返し行う．舌尖の運動と嚥下によって舌側の長さと幅を決める．

精密印象の採得

[印象材]

　通常，ポリサルファイド系ラバーベース印象材，ビニルシリコーン印象材，亜鉛華（酸化亜鉛）ユージノールペースト印象材，ティッシュコンディショナーなどを用いる．

[トレーに対する接着性]

　亜鉛華ユージノールペースト印象材やティッシュコンディショナーは，接着性があるので接着剤は必要ない．

　ポリサルファイド系ラバー印象材，ビニルシリコーン印象材はトレーに対する接着性がないため，接着剤を用いる．

　ラバー印象材の接着剤にはアセトンなどの有機溶媒が含まれているので，辺縁形成用のコンパウンドを溶解してしまう．したがって，辺縁形成したコンパウンドには塗布しないように注意する．あくまでも塗るのは，辺縁形成した部分以外のトレーの部分である．

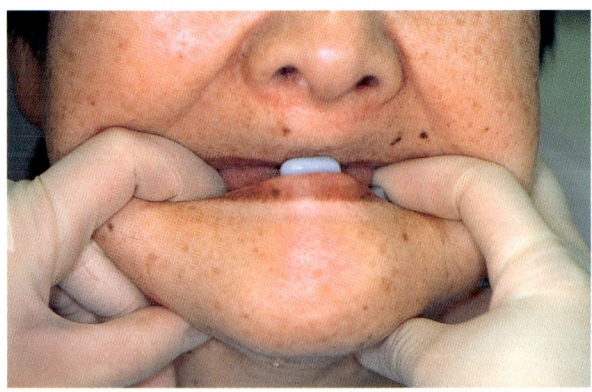

印象採得・精密印象を知る／適合のよい補綴物製作のために

図108 トレーを口腔内に挿入して圧接し開口の後，閉口する．術者はしっかり両側を固定する．

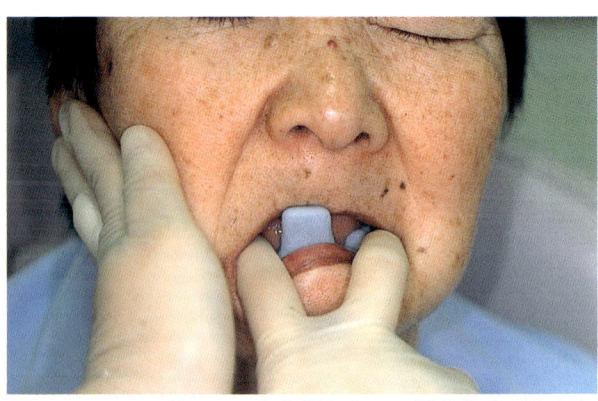

図109 フィンガーレストを押さえて，頬を軽く下から上へと圧接する．頬棚部が広がり過ぎないよう意識して行う．

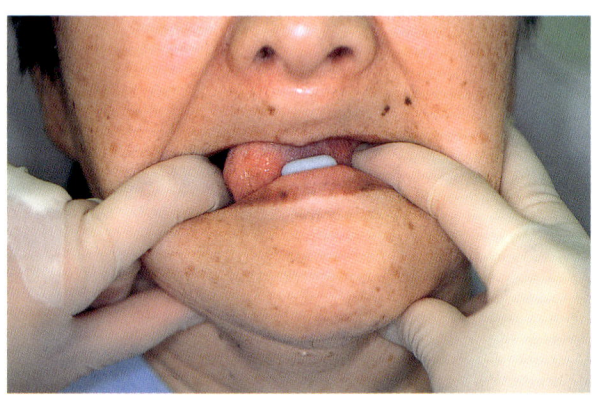

図110,111 舌尖で口角ならびに上口唇を右から左へ舐めてもらう．この機能運動を数回繰り返す．

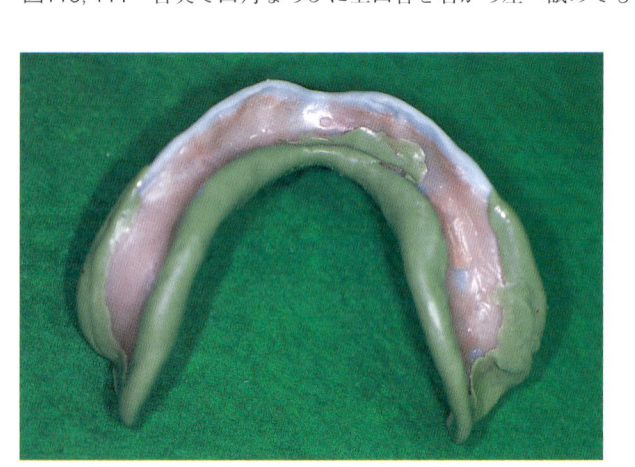

図112 区域ごとに分けて筋形成を行う．

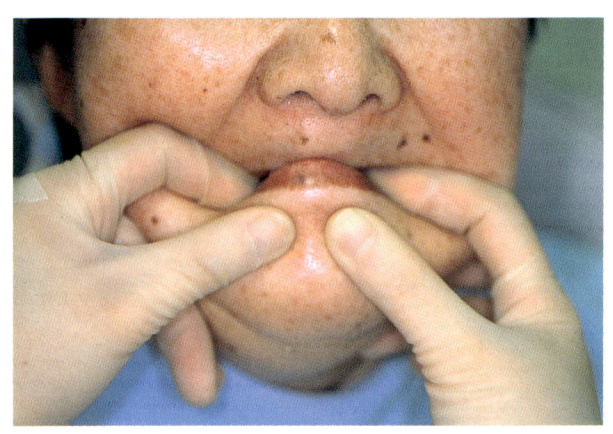

図113

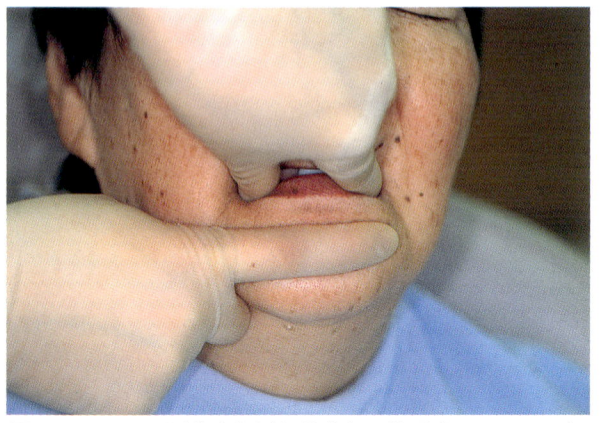

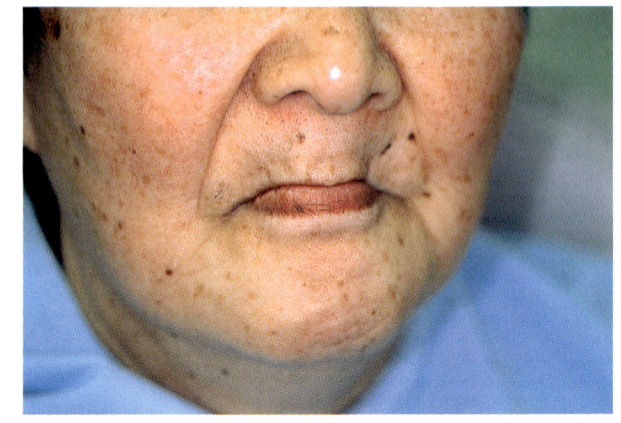

図114,115 下顎前歯部唇側前庭部の筋形成．オトガイ部の辺縁が短くならないように，そして凹みができるような気持で行う．口唇を突き出して，"ウー，イー"の発音を行い，閉じて嚥下する．

3　全部床義歯の印象

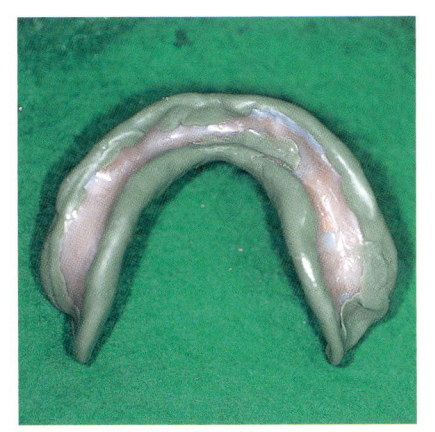

図116 辺縁形成が完了.

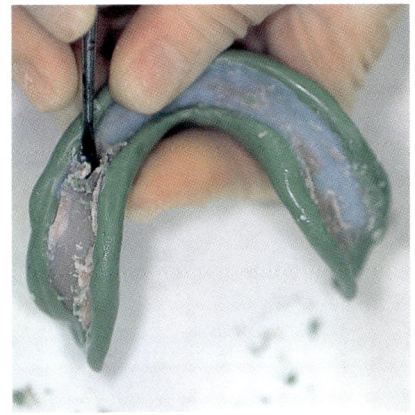

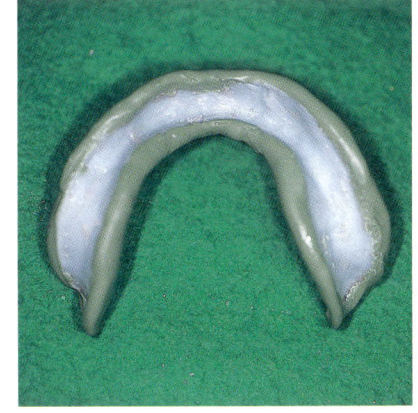

図117, 118 辺縁形成が完了した後，トレー内面に付着しているスペーサーを，スクレイパーで除去する.

[ラバーベース印象材による精密印象]

図119 ポリサルファイド系ラバーベース印象材"シュールフレックスF"のレギュラータイプ．全部床義歯の最終印象材として，とくに下顎においては，舌側後縁部のアンダーカット部にも弾性があるため適している．また上顎に比べて下顎では義歯床下組織に加わる咬合圧は大きいので，流れの良い酸化亜鉛ユージノール印象材よりは流動性が小さいので適しているといえる．

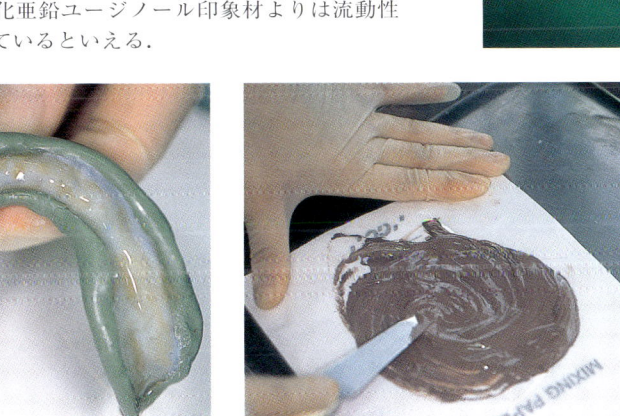

図120 ラバーベース印象材は，トレーに対して接着性がないので，個人トレーの内面と外面の辺縁部にアドヒーシブを塗布する．このアドヒーシブはトレー辺縁を形成したコンパウンドには塗布しないよう注意すること（溶剤として有機溶媒を含有しているので，コンパウンドに塗布すると溶解して，かえって印象材が剥がれやすくなる）.

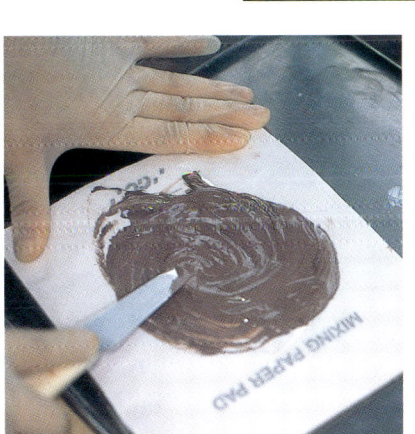

図121 必要量を取り出し練板上で練る．練和時間は約45秒．操作時間は2分．口腔内保持時間は約6分である.

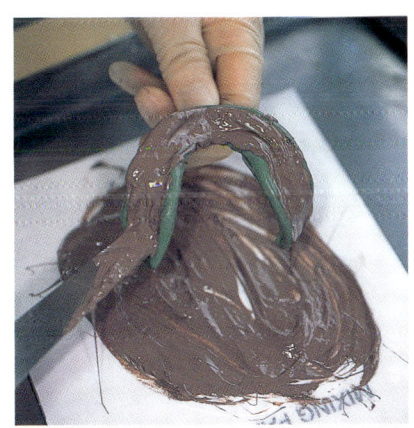

図122 トレーに気泡を入れないように盛り上げる.

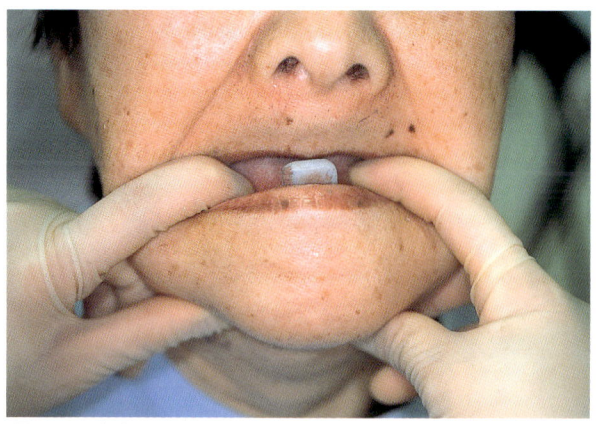

印象採得・精密印象を知る／適合のよい補綴物製作のために

図123 大きく開口して口腔内にトレーを挿入．閉口位でしっかり固定する．

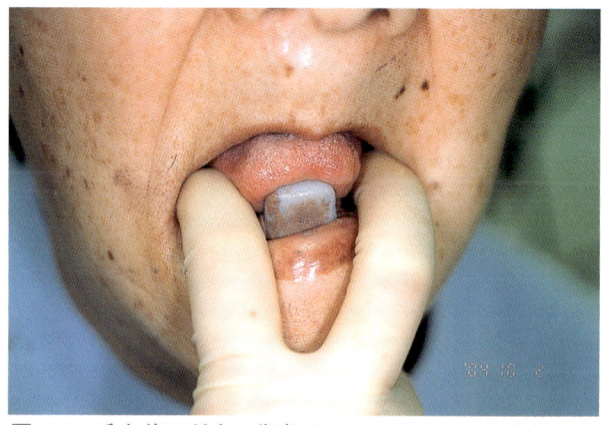

図124 舌を前にだす．術者はフィンガーレストを押さえて固定しながら行う．舌尖で上口唇を左右へ舐める．

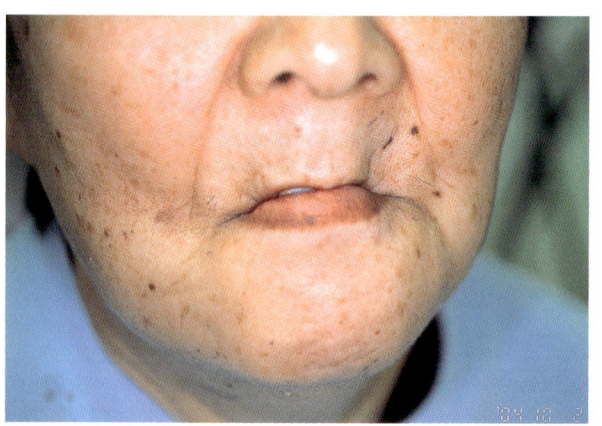

図125 口を閉じて嚥下をしてもらう．

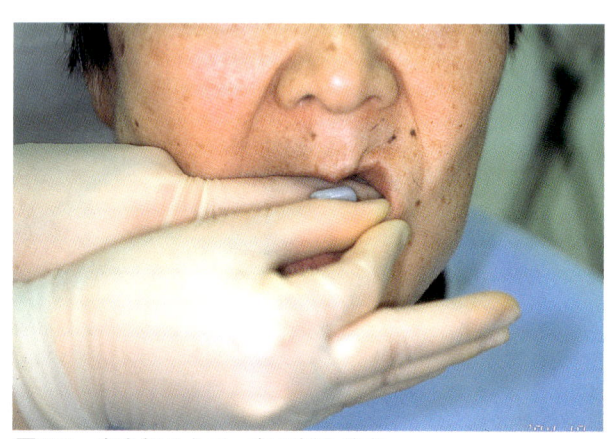

図126 右を押さえて，左の頬を前方へ．

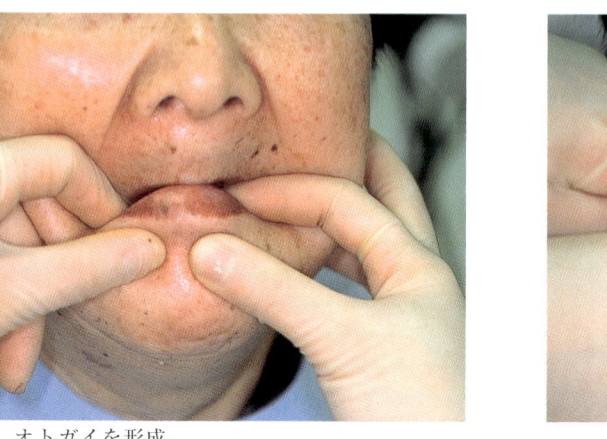

◀図127 左を押さえて，右の頬を前方へ．

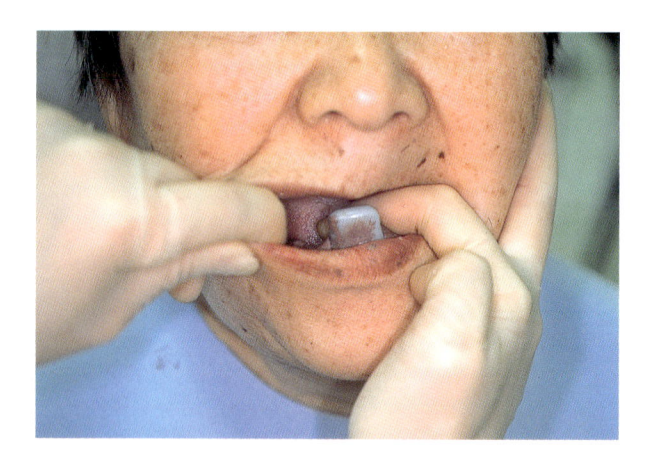

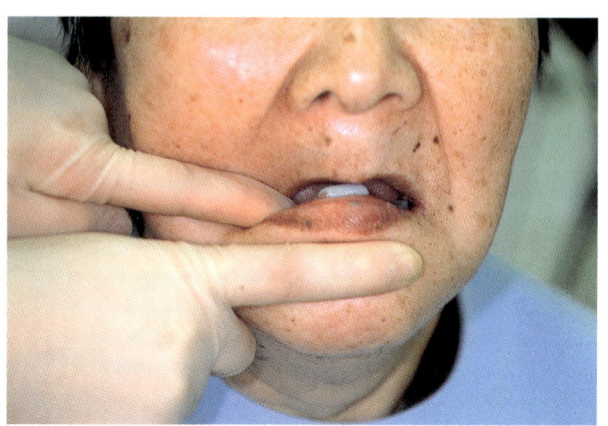

図128, 129 オトガイを形成．

3 全部床義歯の印象

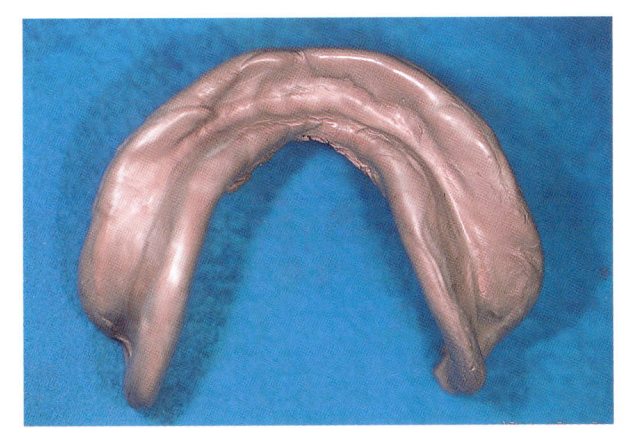

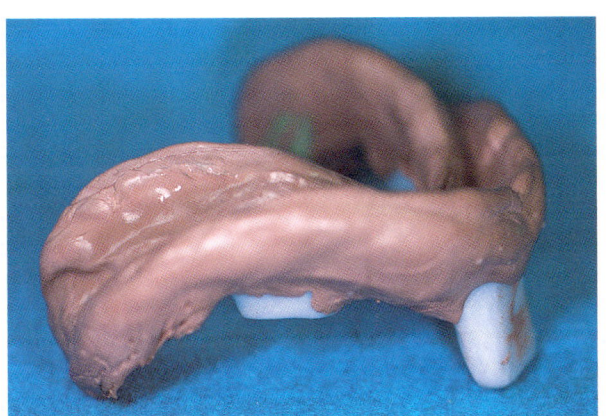

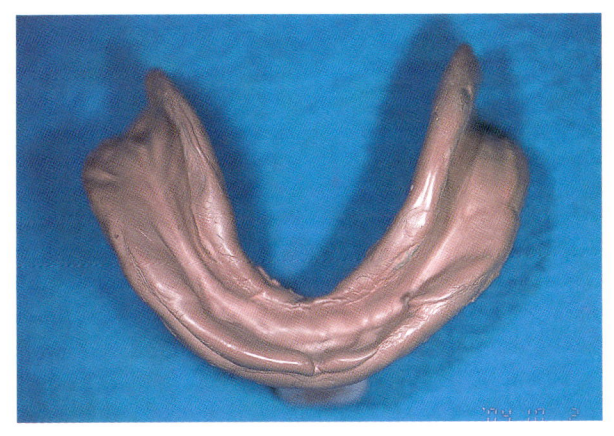

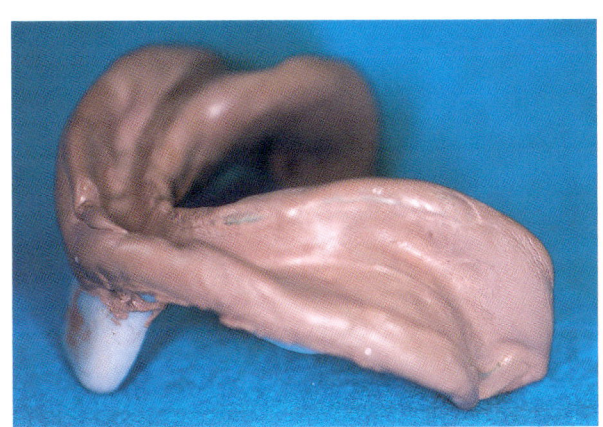

図130〜133 ポリサルファイド系ラバーベース印象材により得られた下顎最終印象.

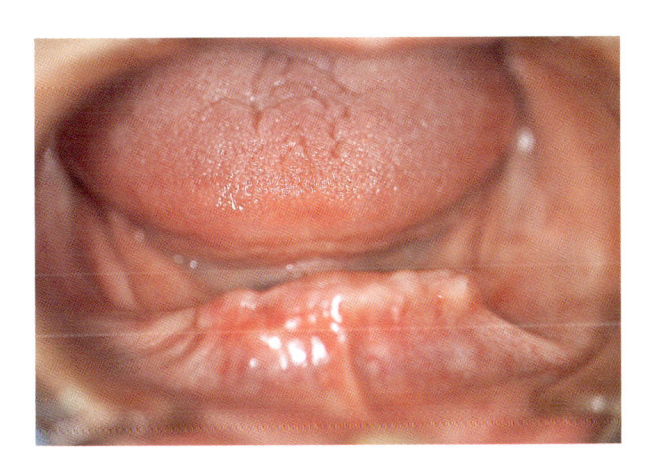

▶図134 最終印象を行った下顎.

印象採得法の分類

印象採得法は以下のように分類される.

[使用目的による印象採得法の分類]

予備印象(概形印象,1次印象)

　研究用模型を得るために既製トレーを用いて行う印象.

精密印象(最終印象,完成印象)

　作業模型を得るために個人トレーを用いて行う印象.

[使用材料による印象採得法の分類]

単一印象

　1種類の材料で印象する.

①モデリングコンパウンド印象

②アルジネート印象

[ボクシング]

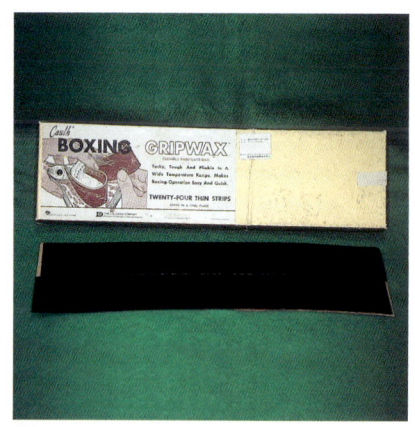

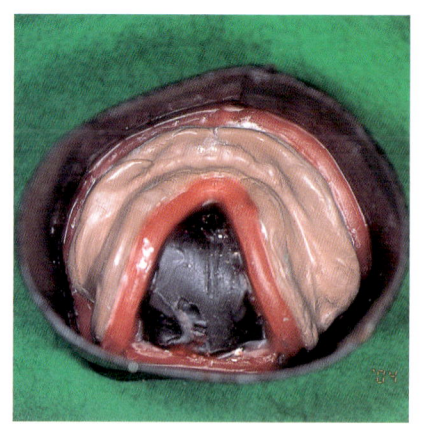

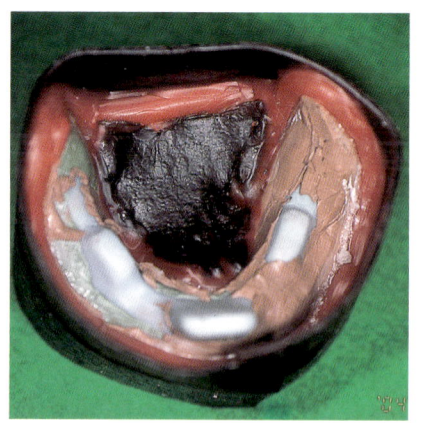

図135〜137 ボクシングワックスでボクシングをする．印象辺縁はユーティリティワックスを巻く．

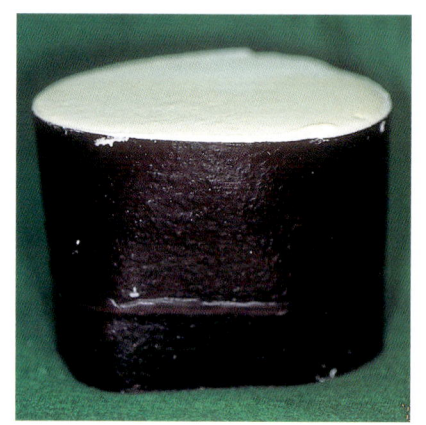

図138 石膏をつぐ．

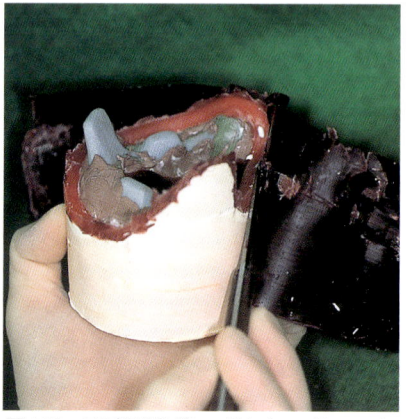

図139 石膏硬化後，ボクシングワックスを外す．

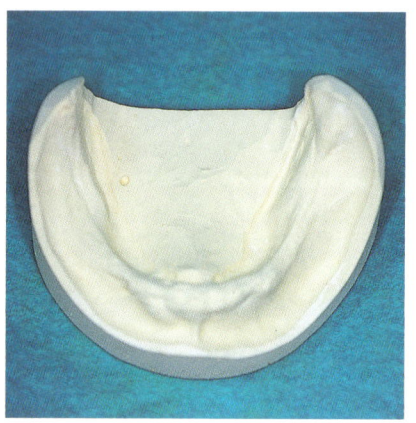

図140 最終印象で得られた作業模型．

③ポリサルファイドラバー印象
④シリコーンラバー印象

連合印象
　1種類の印象材を積層したり，2種以上の印象材を連合使用する印象．

[印象圧による印象採得法の分類]

無圧印象（粘膜静態印象，静的印象）
　必要最小限の印象圧下で採得する印象．

加圧印象
　加圧下で粘膜の状態を採得する印象．

選択圧印象
　咀嚼機能時における咬合圧を部位によって選択的に変化させる印象．トレー内面と床下粘膜とのスペースを調節して行う．

動的印象（ダイナミック印象）
　機能印象材を粘膜面にして，数日間使用して，粘膜の機能的および動的状態を記録する印象．

[機能別による印象採得法の分類]

解剖印象（無圧印象，静止印象）
　口腔粘膜の解剖的形態を無圧下で静止状態で記録する印象．

機能印象
　機能時の粘膜の状態を記録する印象．

[その他の印象採得法]

開口印象
　開口した状態で，周囲組織の緊張した状態を印象する方法．

［フラビーガムの印象／モデリングコンパウンドによる筋圧形成］

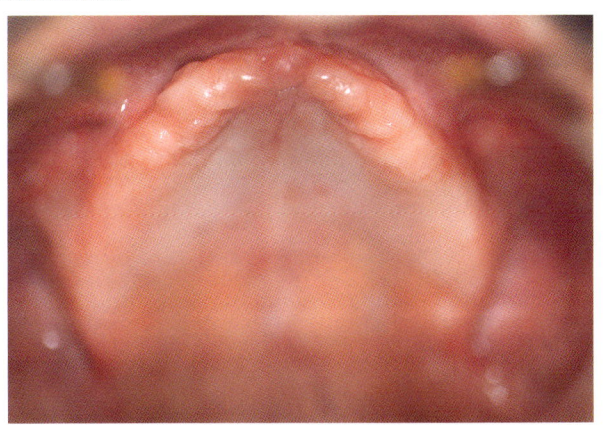

▶図141 上顎難症例といわれるフラビーガムの印象．上顎の口腔内．フラビーが著明である．

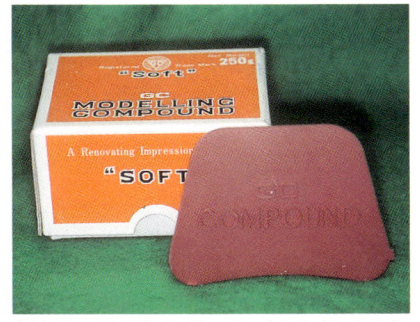

図142 モデリングコンパウンドソフトを使用．

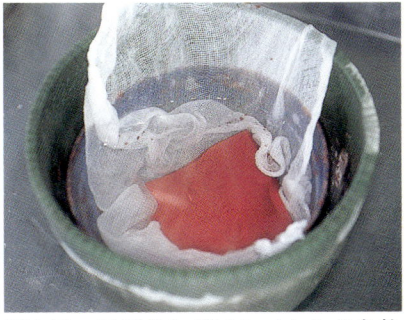

図143 モデリングコンパウンドを軟化．

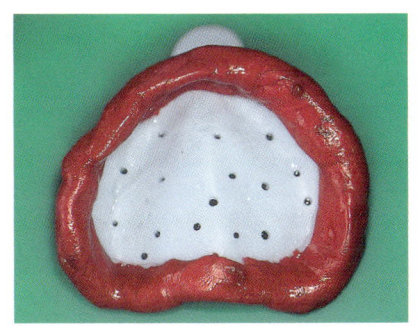

図144 辺縁部にモデリングを巻く．

［フラビーガムの印象／選択圧印象］

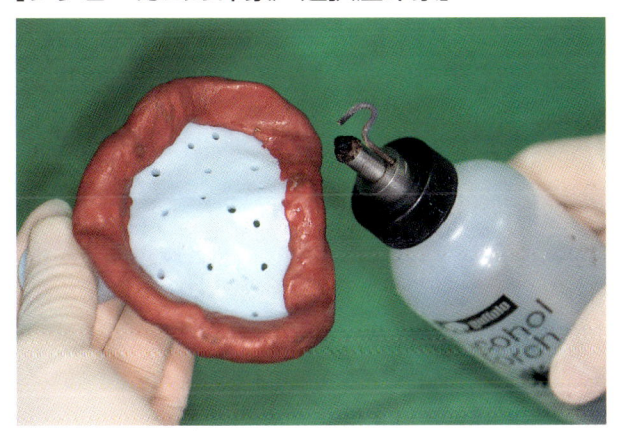

図145 トーチで軟化．

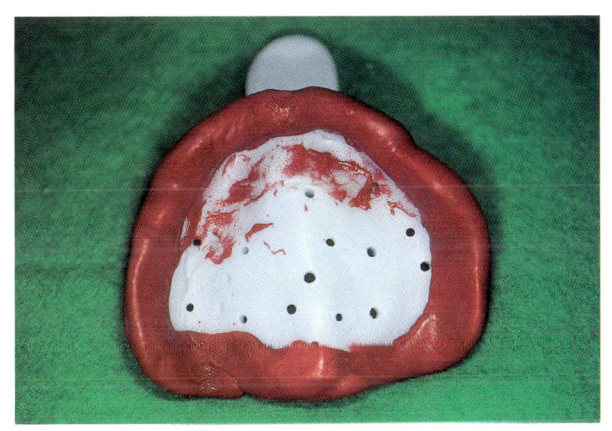

図146 口腔内に挿入して筋形成．

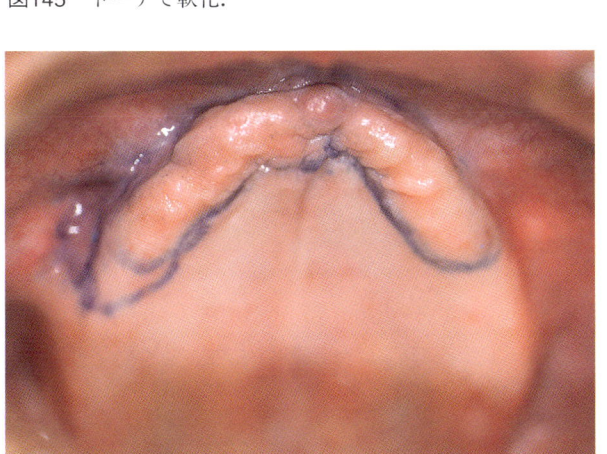

図147 コピー鉛筆で印をつける．

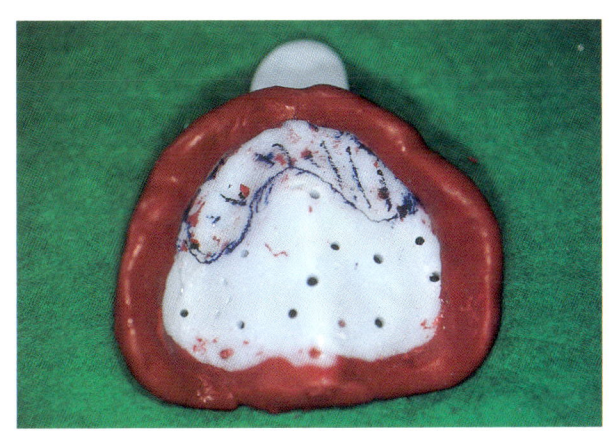

図148 トレーを挿入してコピー鉛筆が印記された部分．

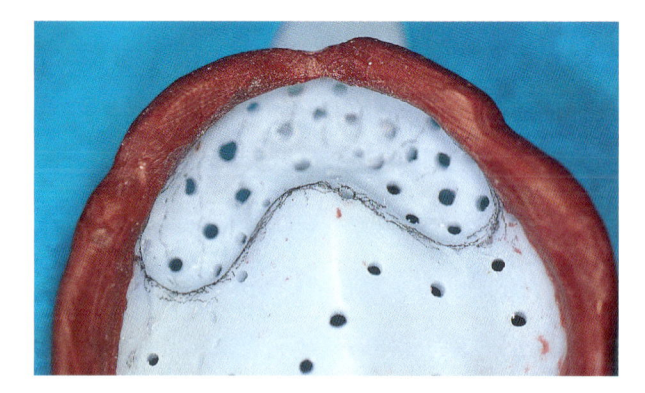

印象採得・精密印象を知る／適合のよい補綴物製作のために

図149 コピー鉛筆が印記されたフラビー部分を大きく削合する．印象材の溢出孔をラウンドバーかフィッシャーバーで多めに開ける．
図150 ポリサルファイド系ラバーベース印象材"シュールフレックスF"レギュラータイプ．
図151 トレー部分にアドヒーシブを塗布．
図152 シュールフレックスを必要量とりだす．

図149		
図150	図151	図152

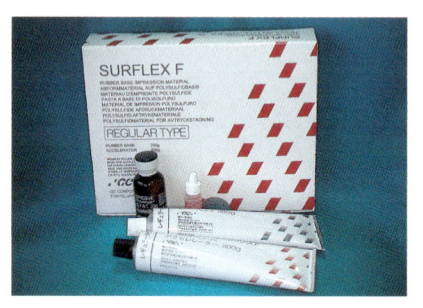

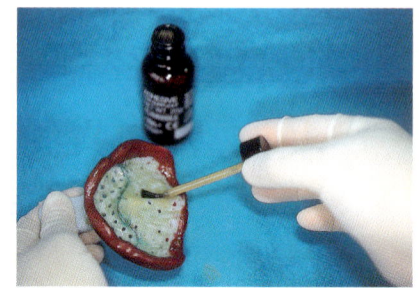

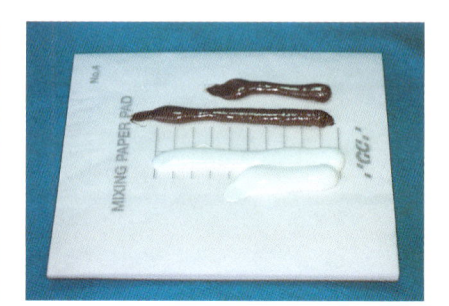

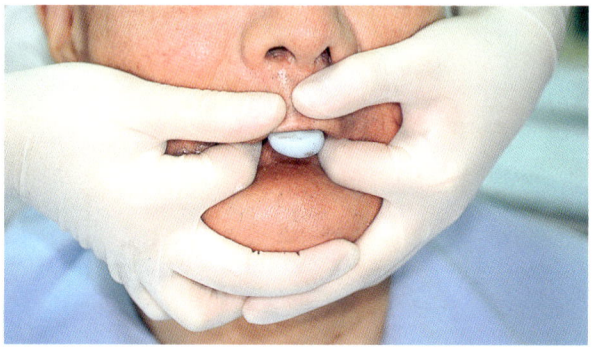

図153 シュールフレックスを練和して盛り上げ，口腔内へ挿入する．閉口位で保持．

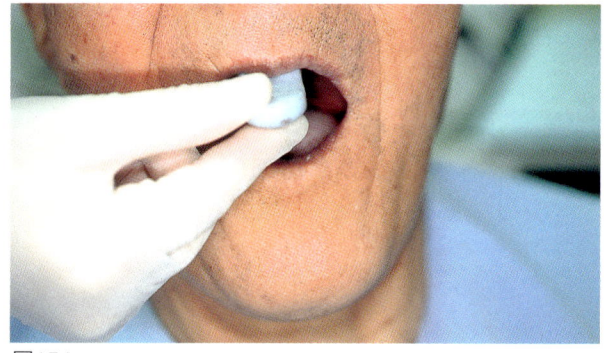

図154

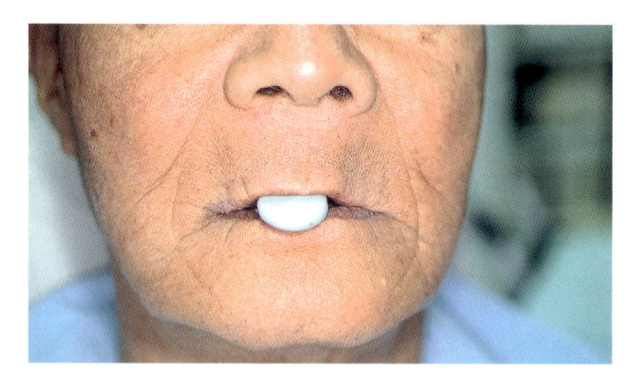

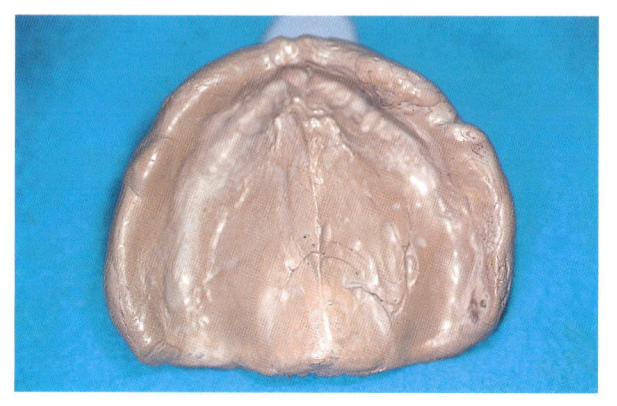

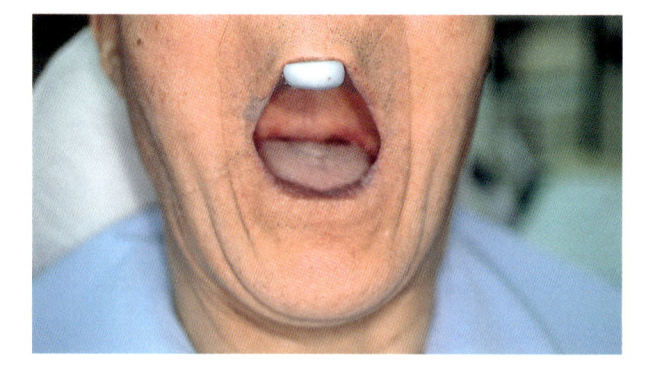

図155	図156
図157	

図155 機能運動後，硬化を待つ．
図156 硬化後は口を大きく開けても，ゆすっても落ちてこない．なかなか外れないので，口を閉じ辺縁部にエアーブローをしながら外す．
図157 フラビー部分もきれいに印記された最終印象．

3 全部床義歯の印象

[ダイナミック印象(動的印象)法／ティッシュコンディショナー使用]

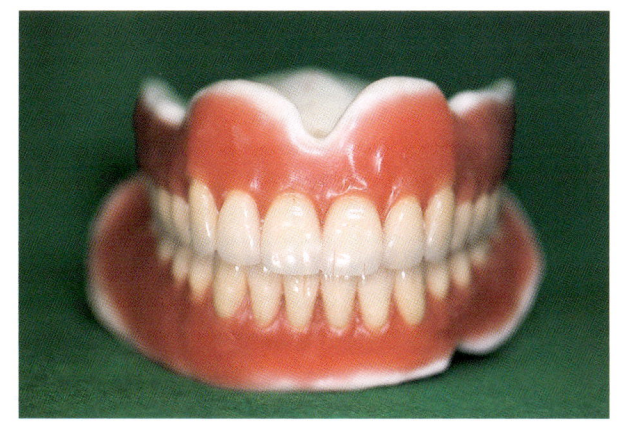

図158 人工歯配列をして，口腔内試適を終えた上下義歯．

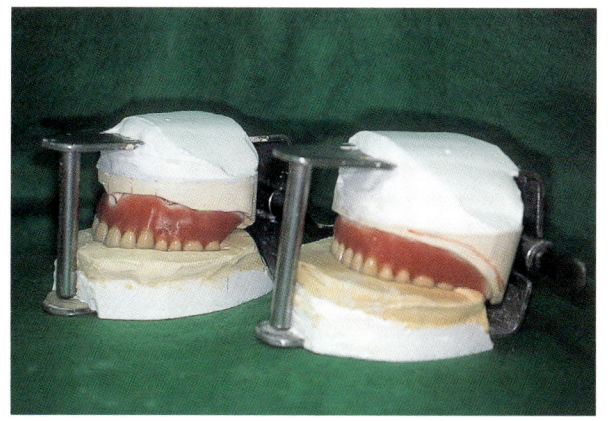

図159 動的機能印象を行うために，上下義歯ともにジグに装着する．

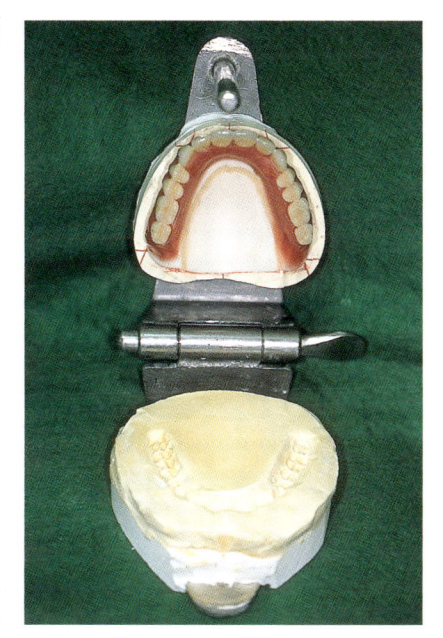

図160 ジグに装着した上顎．
図161 ジグに装着した下顎．

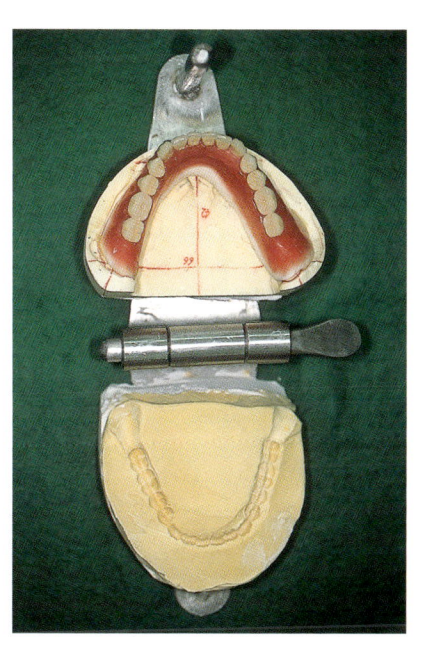

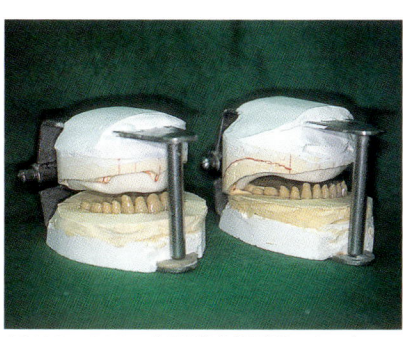

図162～164 人工歯を固定していたワックスを除去したところ．

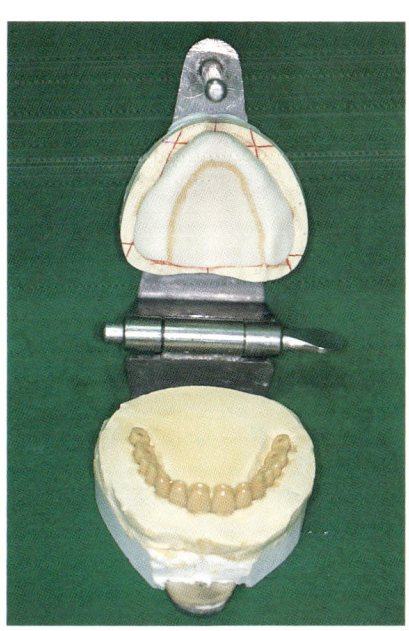

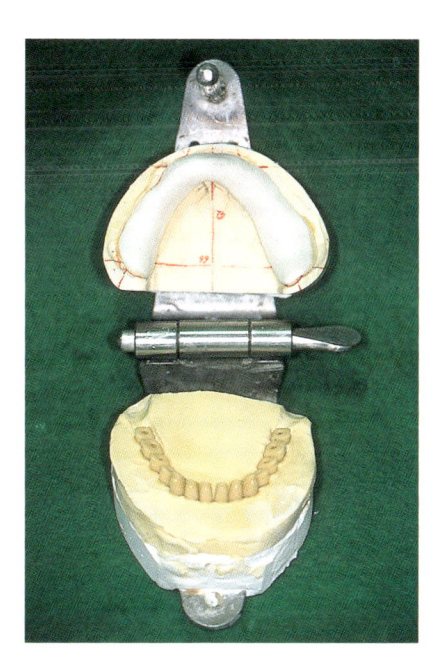

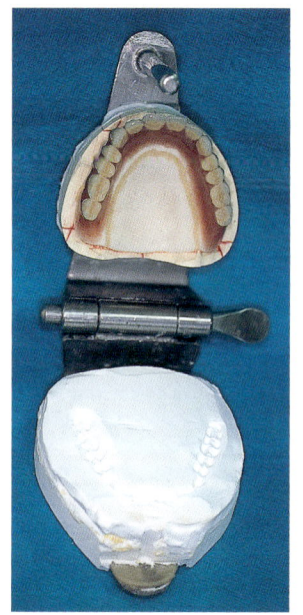

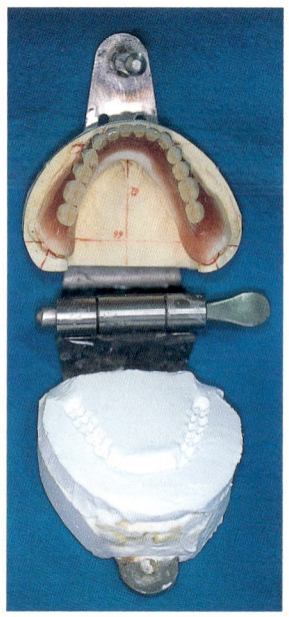

印象採得・精密印象を知る／適合のよい補綴物製作のために

図165, 166 ジグ上でワックスを除去して即時重合レジンに置きかえた上下義歯．

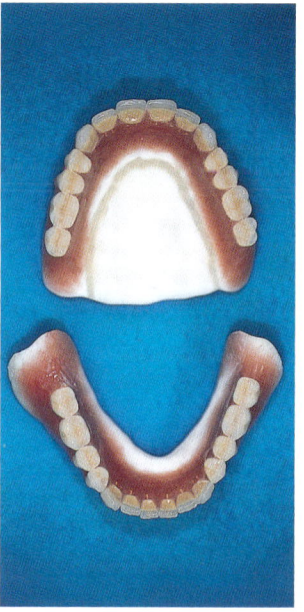

図167 ワックスの部分を即時重合レジンに置き換えて、ジグから外した上下義歯咬合面観．

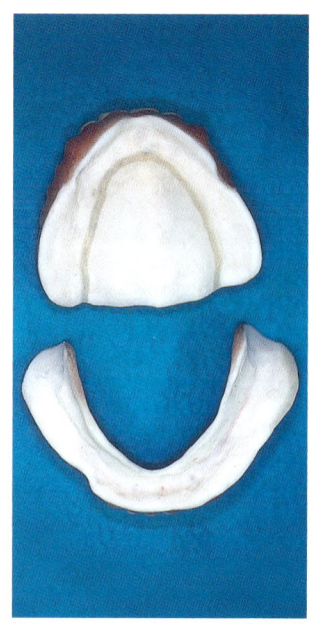

図168 ワックスの部分を即時重合レジンに置き換えた上下義歯粘膜面観．

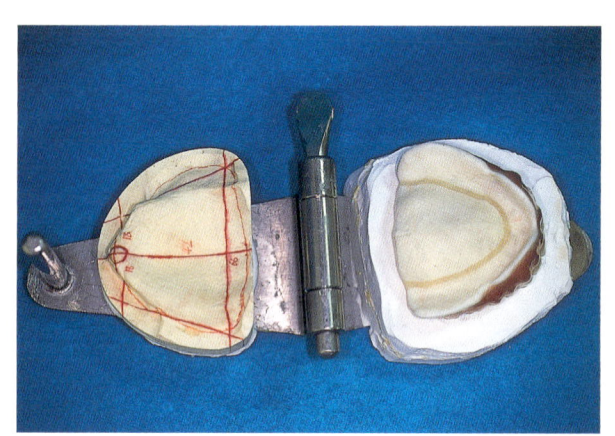

図169 ワックスを即時重合レジンに置き換えた上顎のジグを開いたところ．

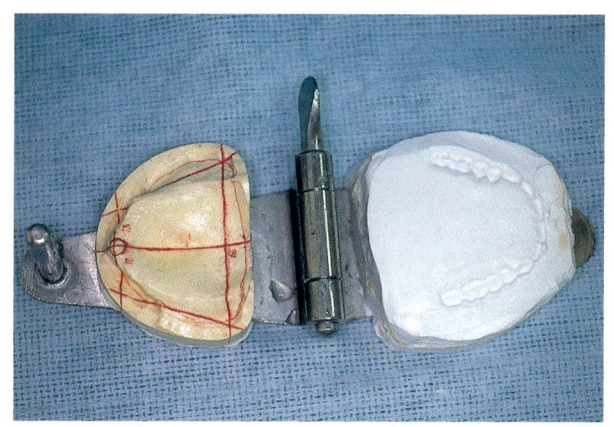

図170 模型は水に浸し，ワセリンを塗布．

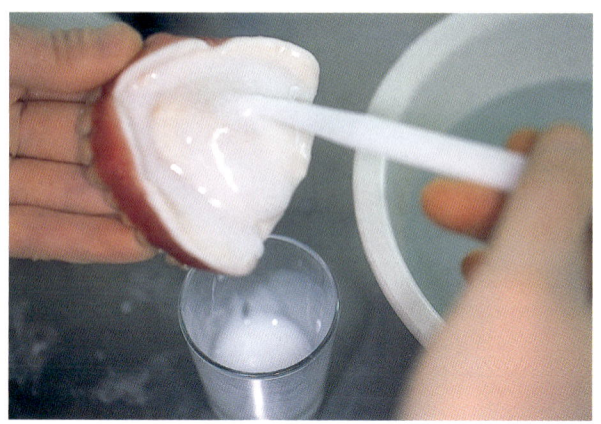

図171 動的機能印象材として，松風ティッシュコンディショナーを用いる．白色なので当りの確認が容易である．ティッシュコンディショナーを義歯の内面に盛る．ワセリンを塗布した模型にもティッシュコンディショナーを盛る．

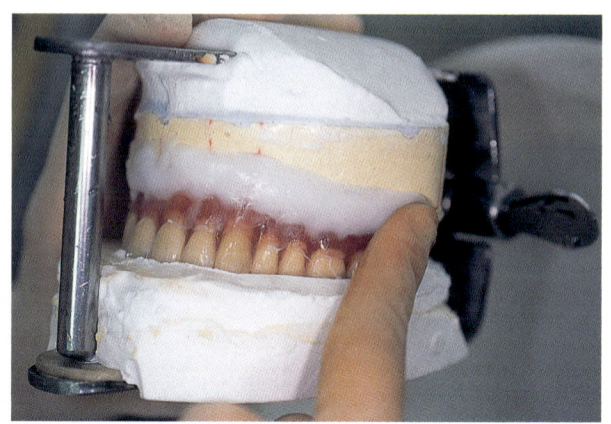

図172 ジグの模型に圧接して，ジグを閉じ，余剰部を指で形態を整える．

3 全部床義歯の印象

3 全部床義歯の印象

図173 硬化後，流水下でジグより外す．

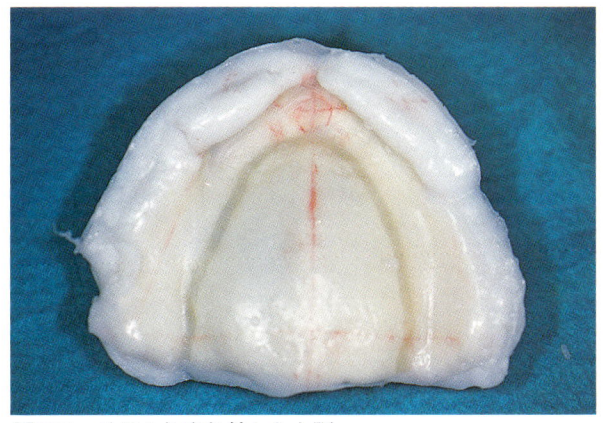

図174 ジグより取り外した上顎．

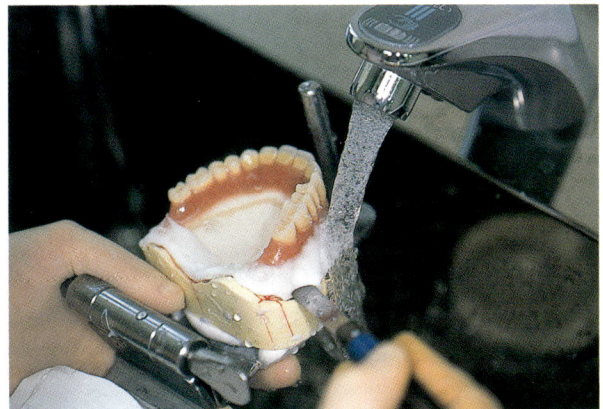

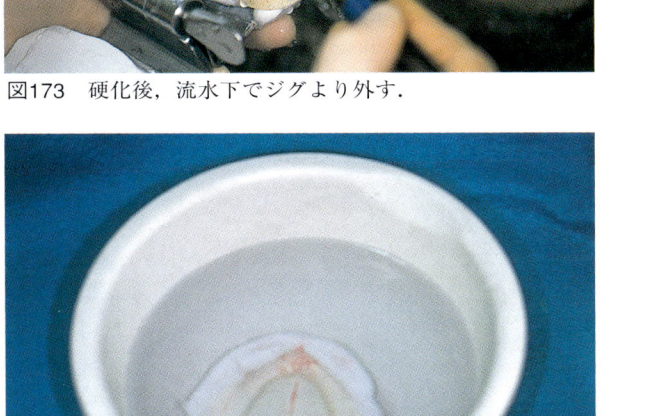

図175 洗浄剤"ピカ"を入れた，温水のボールの中に入れておく．

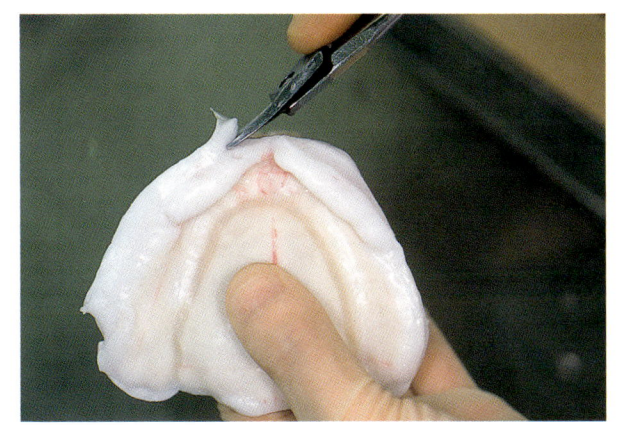

図176 ボールから取り出し，バリをハサミで切る．

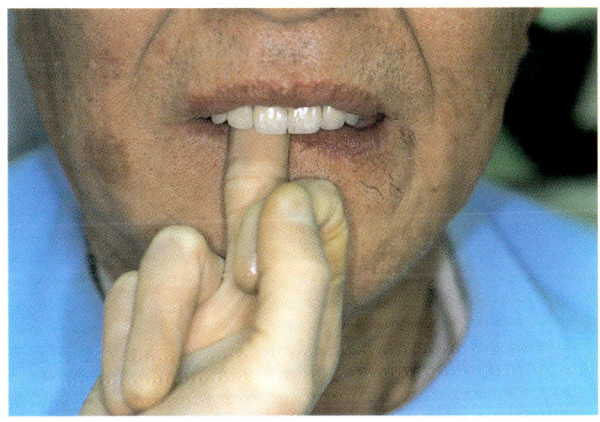

図177 バリを取ったら口腔内に装着し，口蓋の部分を強く上下方向に圧接する．

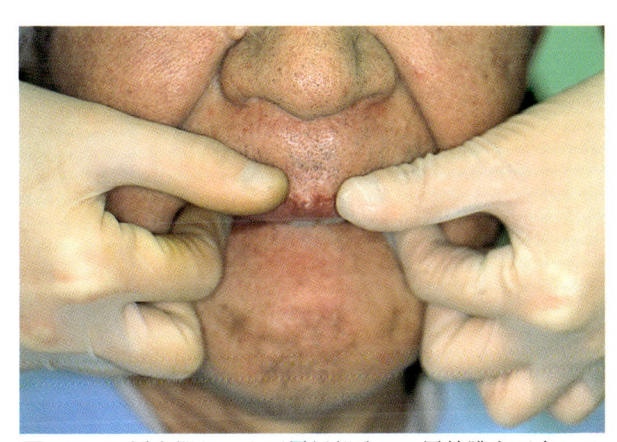

図178 口唇を閉じ，上下唇側部分の口唇粘膜を下方へひく．

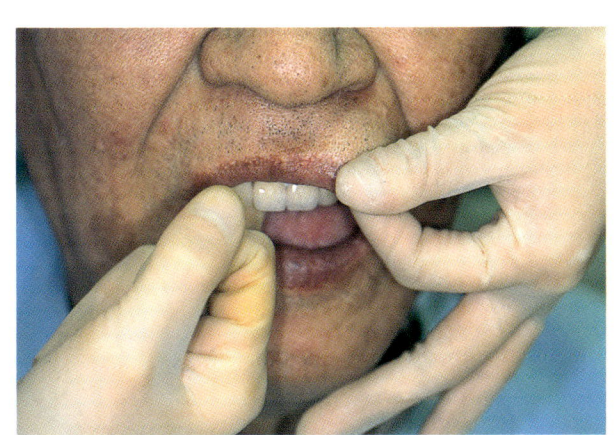

図179 次いで左方頬粘膜を前方にひく．

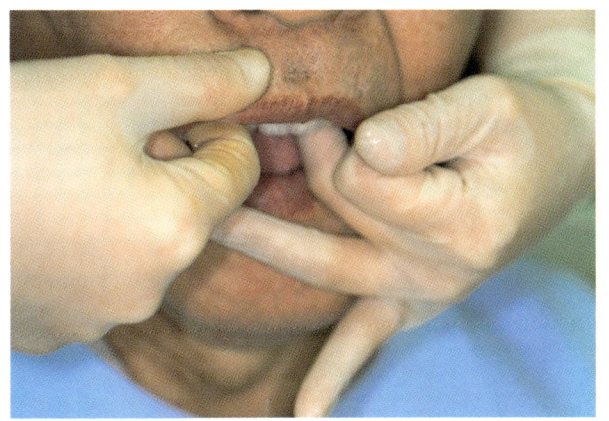

図180 続いて右方頬粘膜を前方にひく．

3 全部床義歯の印象

105

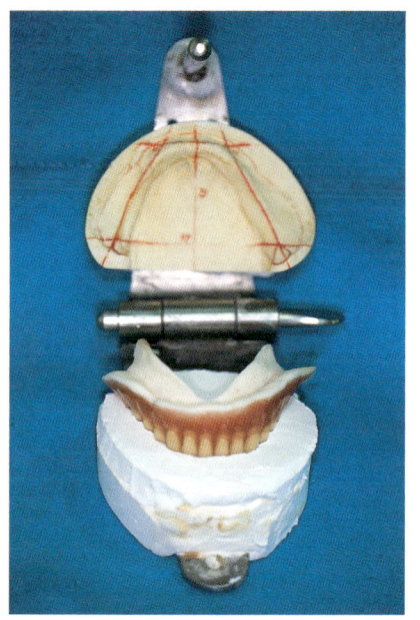

印象採得・精密印象を知る／適合のよい補綴物製作のために

図181　下顎のジグを開いたところ．

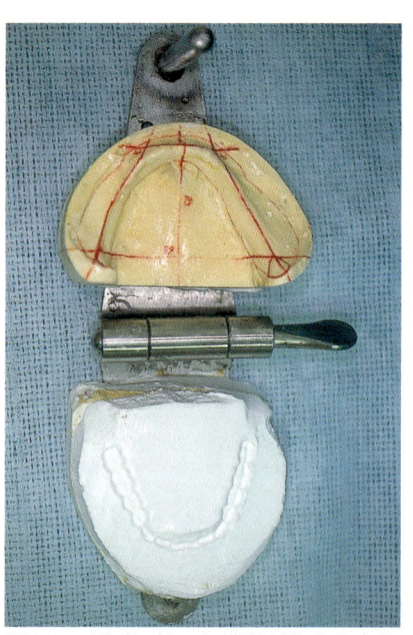

図182　ジグに付いた模型ごと十分水分に浸し，ワセリンを塗布．

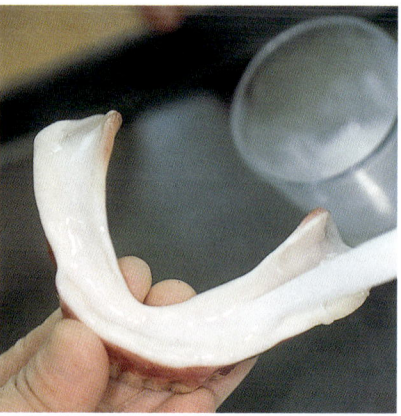

図183　上顎同様，松風ティッシュコンディショナーを義歯の内面に盛る．ジグ側の模型上にもティッシュコンディショナーを盛りジグを閉じる．

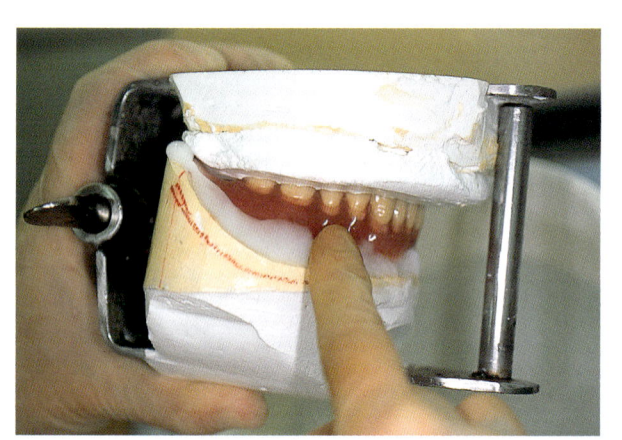

図184　辺縁をはみだした余剰部を指で圧接し，形態を整える．

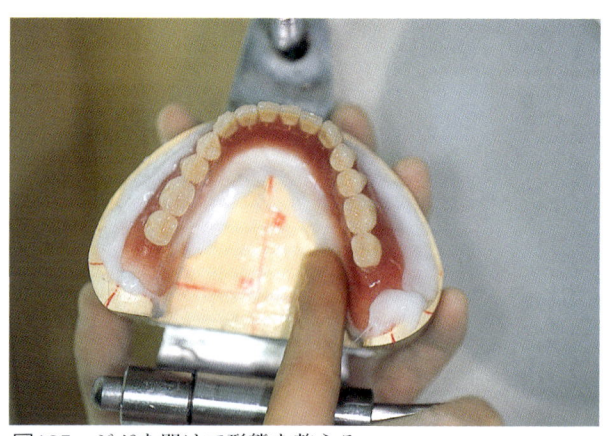

図185　ジグを開けて形態を整える．

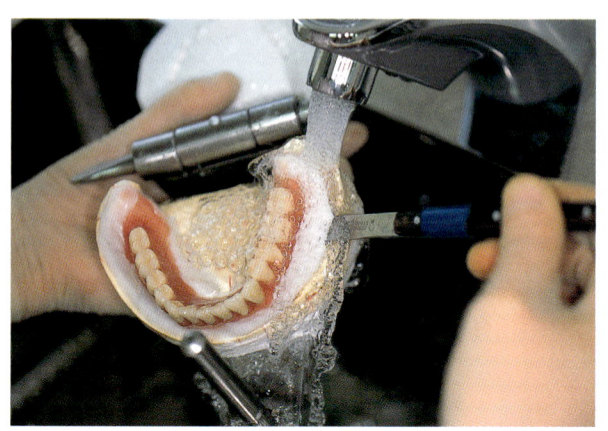

図186　硬化後，流水下でジグから義歯を取り外す．

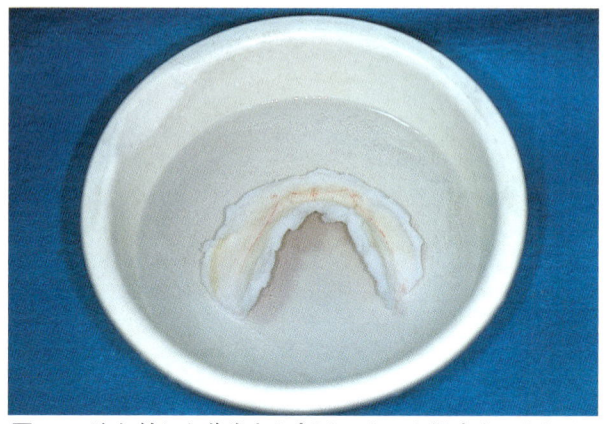

図187　取り外した義歯を"ピカ"の入った温水中に入れる．印象面からベタベタ感がとれ，ツルツル感になる．

[ダイナミック印象（動的印象）法／印象時の筋形成]

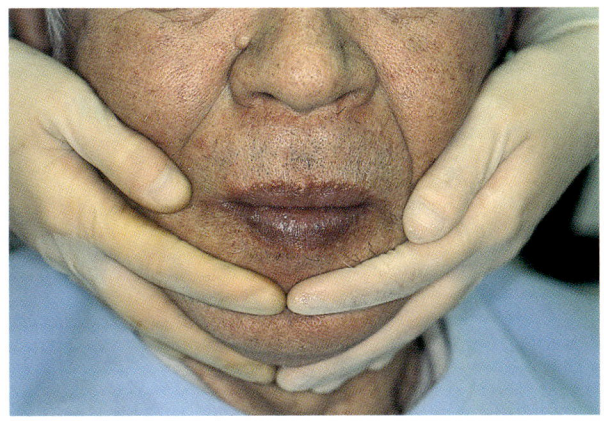

図188 バリをはさみで切除した後に口腔内に装着し，口唇を閉じてもらう．下顎オトガイ部に示指をおき，唇側，頬側の部分を軽く圧接する．

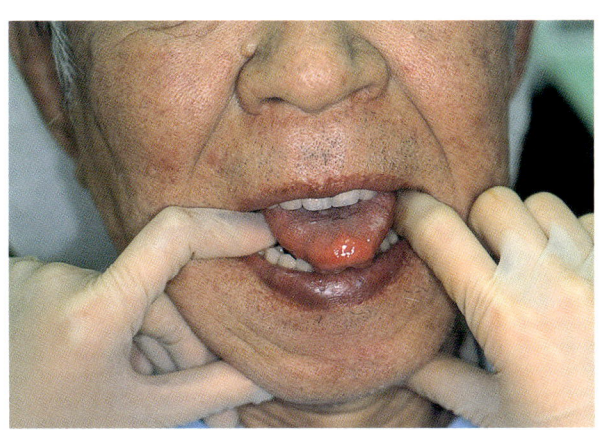

図189 両側を図のように軽く押さえて，舌を前方に出してもらう．

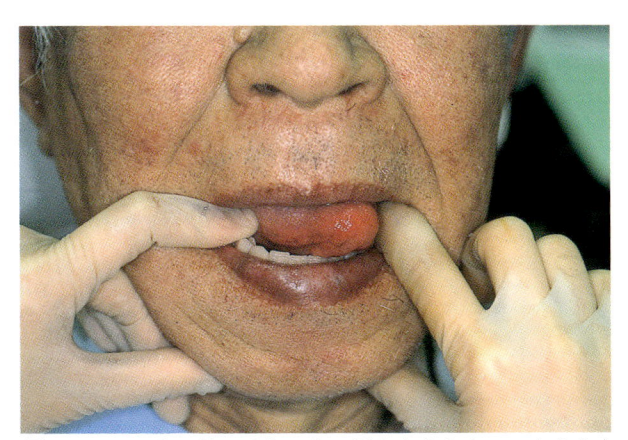

図190, 191 その後，舌尖で上口唇を左から右へ，右から左へなめてもらう．

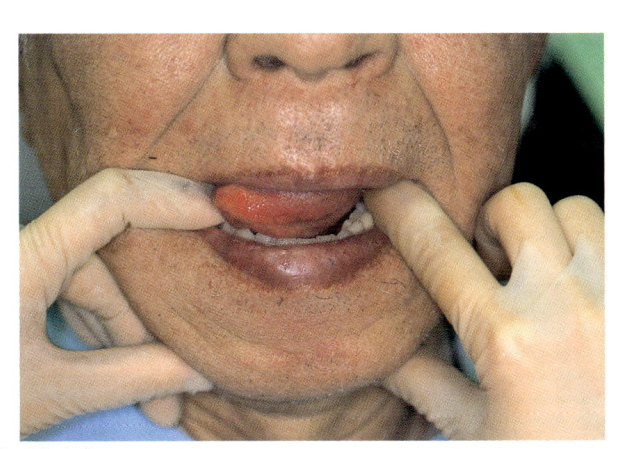

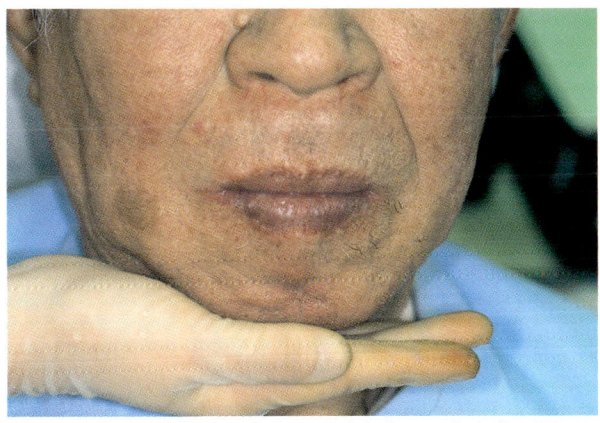

図192 次に口を閉じてもらい，唾を飲んでもらう．図190～192の動作を繰り返してもらう．

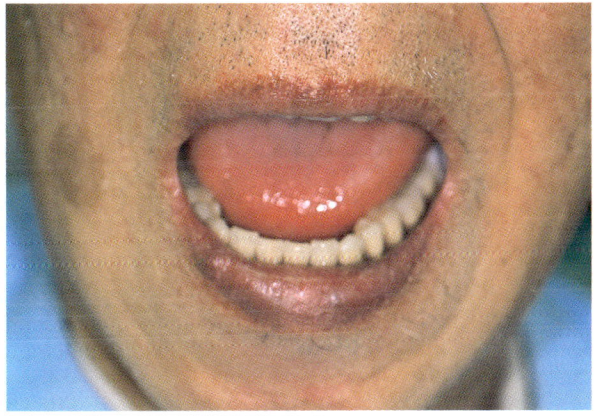

図193 ときどき大きく開口する．

閉口印象
　閉口して，咬合状態での組織の形態を印象する方法．

ダイナミック印象法（動的機能印象法）

[ダイナミック印象法]

レジン床の上に人工歯が配列された義歯を使用し

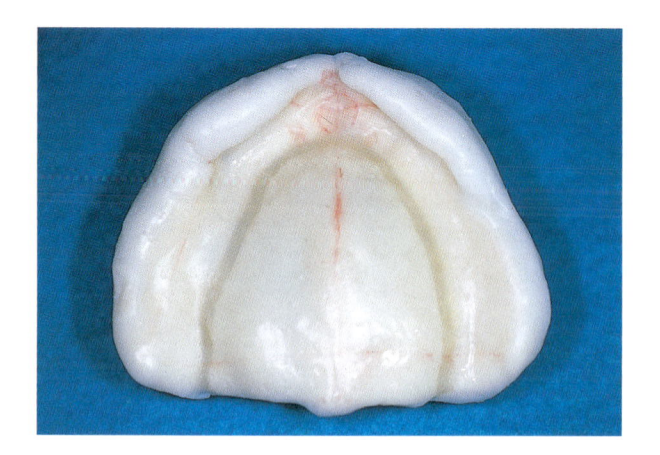

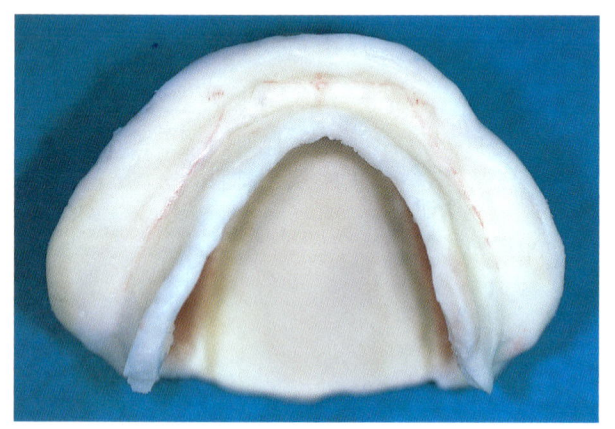

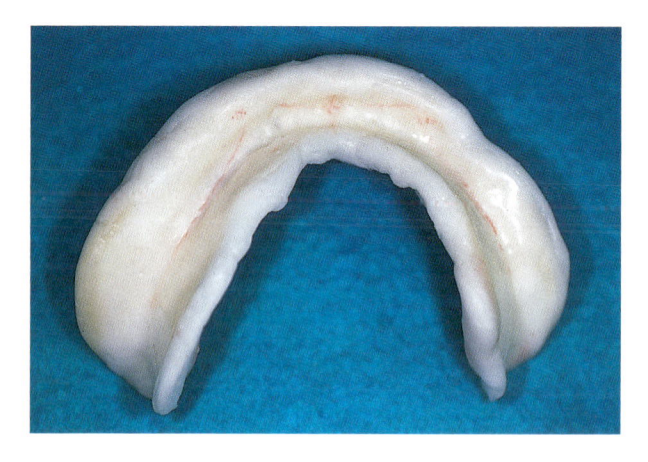

印象採得・精密印象を知る／適合のよい補綴物製作のために

図194 ｜ 図195
図196 ｜

図194，195　ティッシュコンディショナーをパッキングした上下義歯を口腔内に装着し，機能運動をして，口腔外に取り出したところ．この状態で装着して帰宅してもらう．食事ではカレーライスは控えてもらうようお話しする．
図196　口腔内で各種機能運動を行い，口腔外へ取り出した上下義歯を咬合させて，下顎粘膜面から観察したところ．

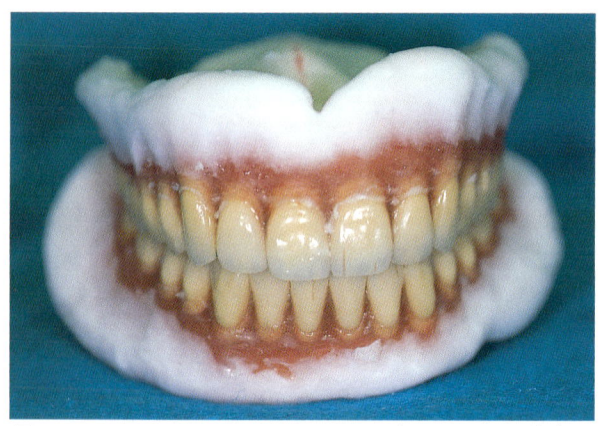

図197　ティッシュコンディショナーをしいて，口腔内で機能運動を終えた上下義歯．これを装着させ帰宅させる．このとき現在使用中の義歯は必ず預かるようにする．

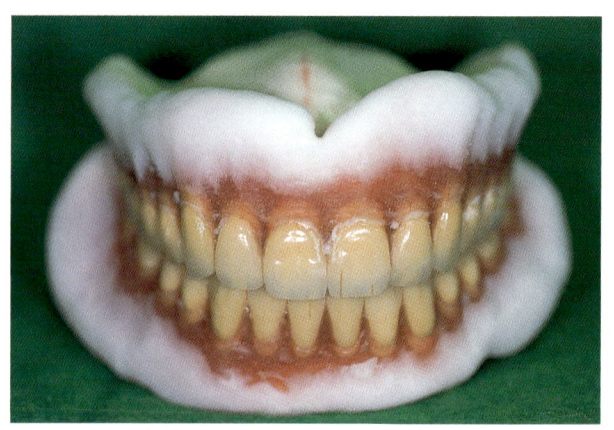

図198　一昼夜使用した装着翌日の上下義歯正面観．

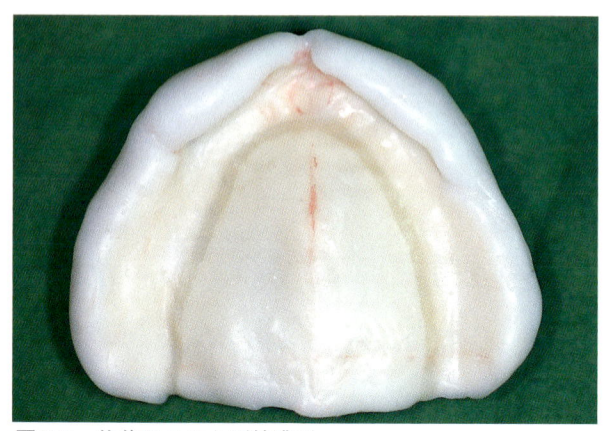

図199　装着翌日の上顎粘膜面．

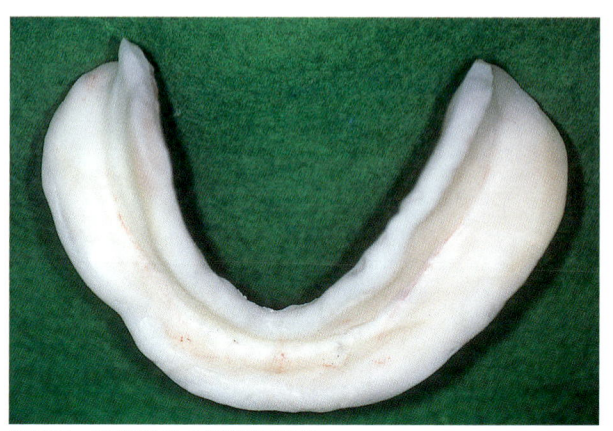

図200　装着翌日の下顎粘膜面．

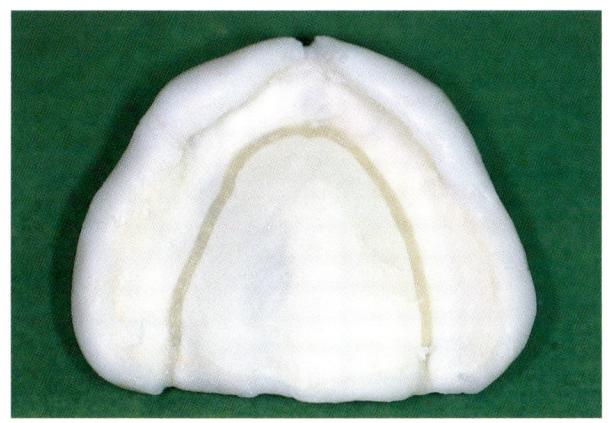

図201 ティッシュコンディショナーの薄い粘膜面を大きく削合する．

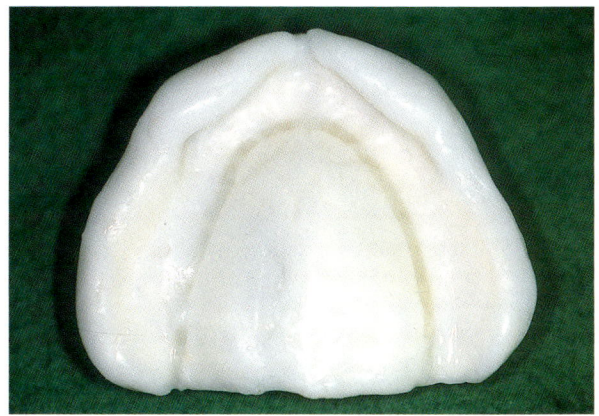

図202 削合した部分に新たにティッシュコンディショナーを盛って，口腔内に装着して取り出したところ．帰宅前にはその都度液を筆で薄くのばすように塗布する（フローコントロール）．

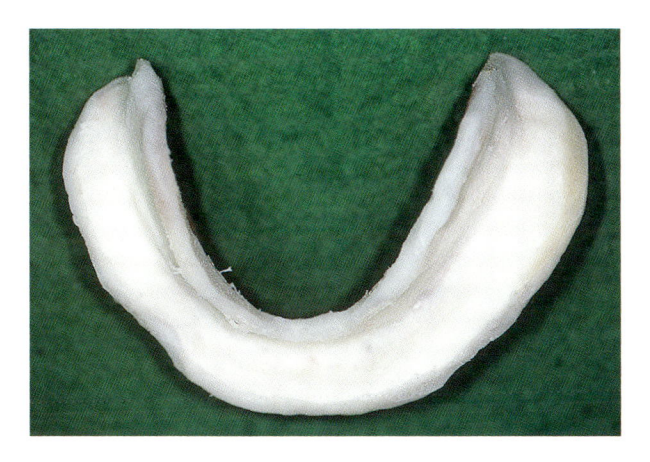

図203 ｜ 図204
　　　　 図205

図203 下顎も同様に薄い粘膜面を削合する．
図204 ティッシュコンディショナーをおいて仕上げたところ．
図205 咬合高径に常に注意してバイトゲージで計測しながら行う．

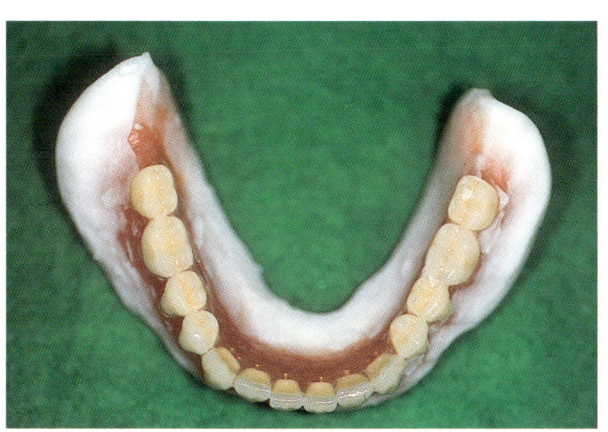

図206 唇頰舌側研磨面の形態も整える．

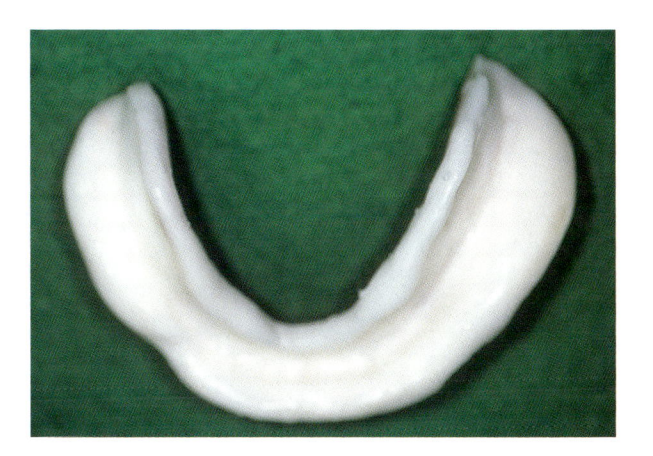

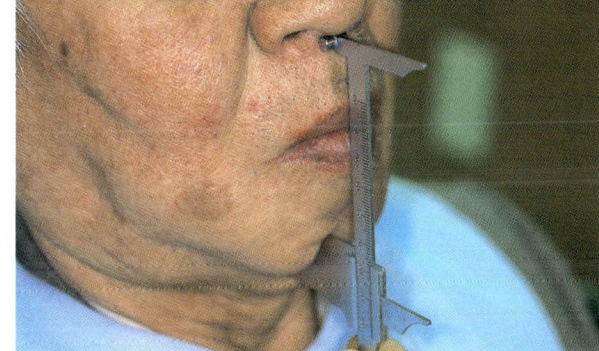

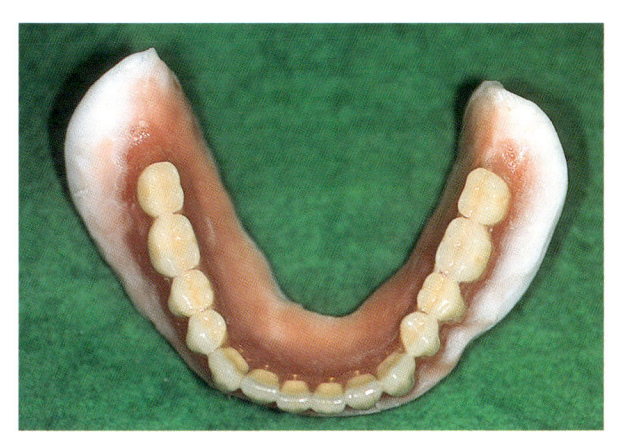

図207 研磨面のティッシュコンディショナーとの境界に即時重合レジンを筆積みで盛る．

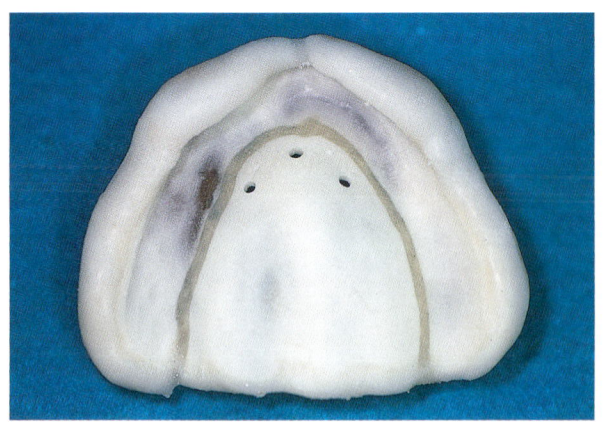

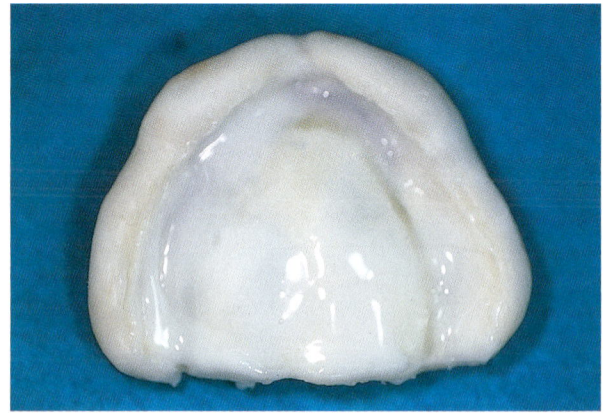

印象採得・精密印象を知る／適合のよい補綴物製作のために

図208, 209 当りがある部分，当るであろうと予想される箇所を削合して，新たにティッシュコンディショナーをして，口腔内に装着して機能運動を行う．このとき口蓋にバーで小孔を開けてティッシュコンディショナーの圧軽減の流出孔とする．

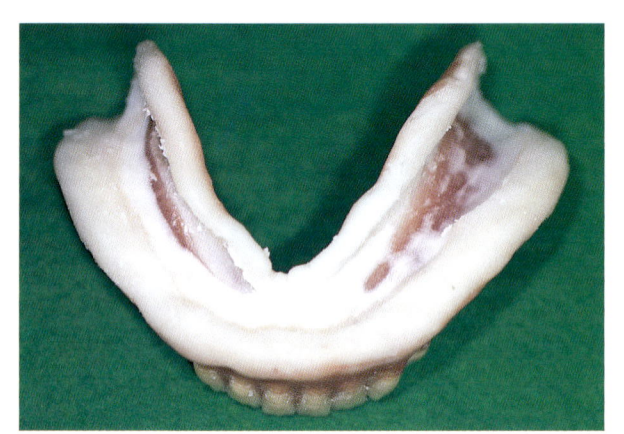

図210 当りを部分的に削除する．

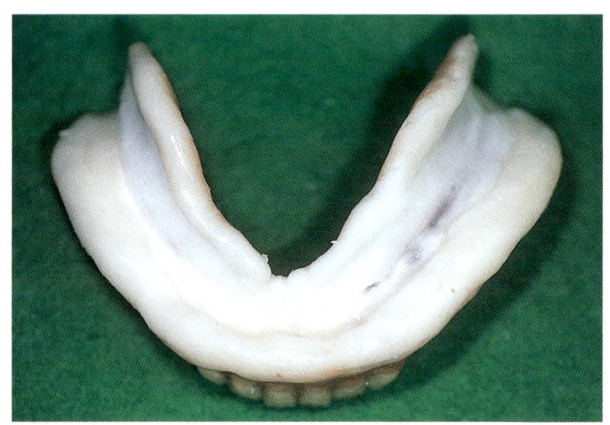

図211 削除部にティッシュコンディショナーを盛って仕上げる．ティッシュコンディショナーの新旧移行部分だけでなく前面にわたって筆で液をのばすように塗る．

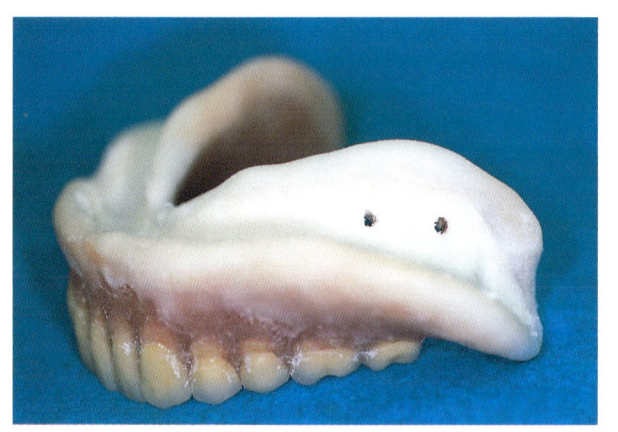

図212, 213 下顎も同様に行う．

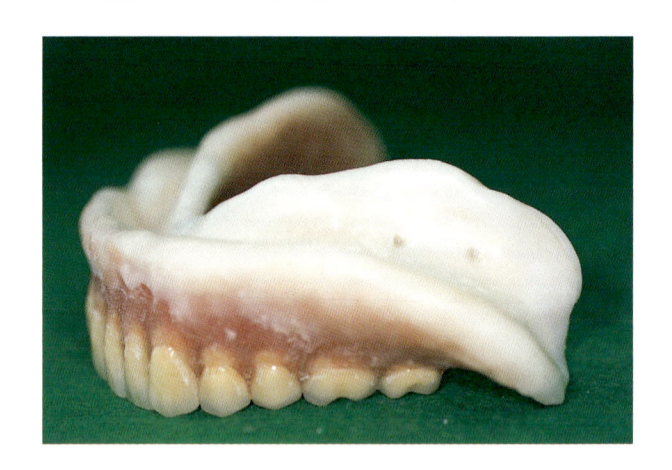

て，ティッシュコンディショナーのような硬化の遅い弾性のある印象材を用いて，日常の生活で実際に使用して，咬合圧下の義歯床下粘膜の動きを印象面に記録する方法を，ダイナミック印象法，あるいは動的機能印象法という．

義歯床下粘膜面のそれぞれの部位の厚さと硬さに対応しながら，当りがあれば部分的に削除して，新たに印象材を付加しながら仕上げていく．

印象材自体，粘弾性があるのでクッションの役目をして粘膜を保護し，動揺をおさえて粘膜をマッサージしてくれる．いわゆるトレーニングを行ってくれるので，難症例には最適な方法といえる．

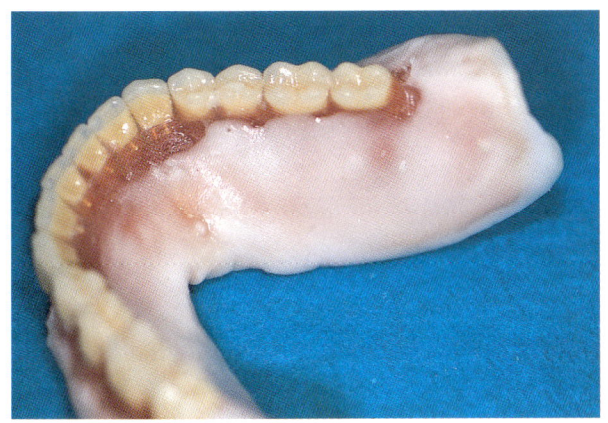

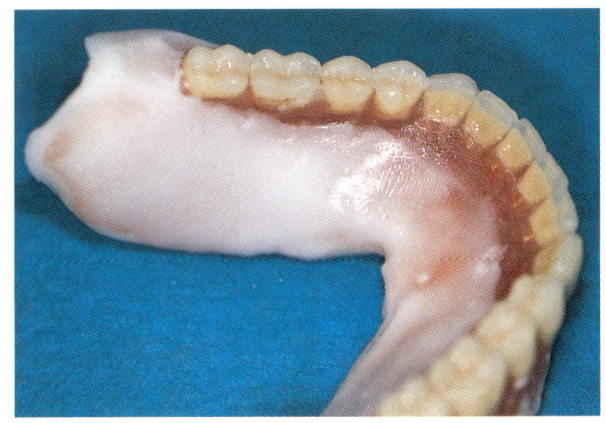

図214, 215 舌側面にティッシュコンディショナーを盛って, 機能的な舌側面形態を作る.

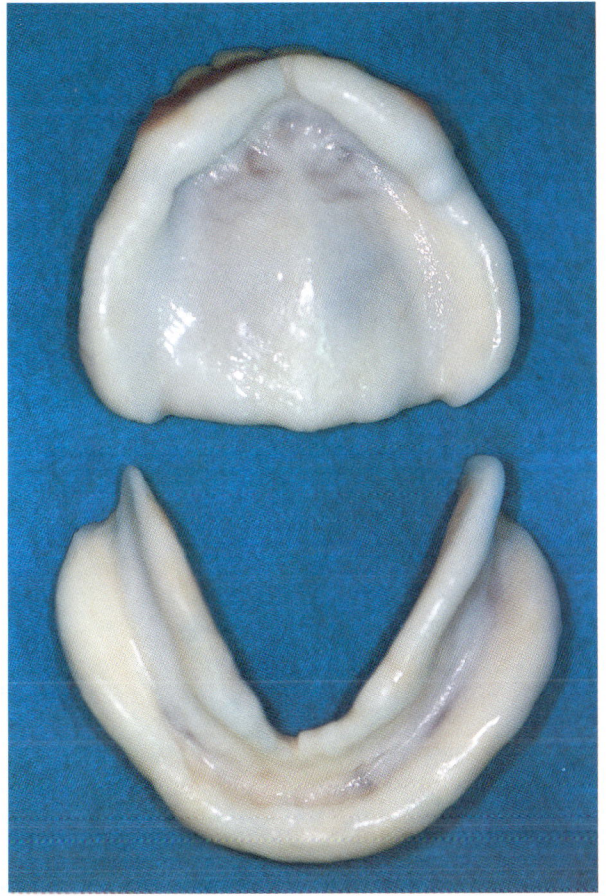

図216 動的機能印象を開始して, 20日後の最終印象面.

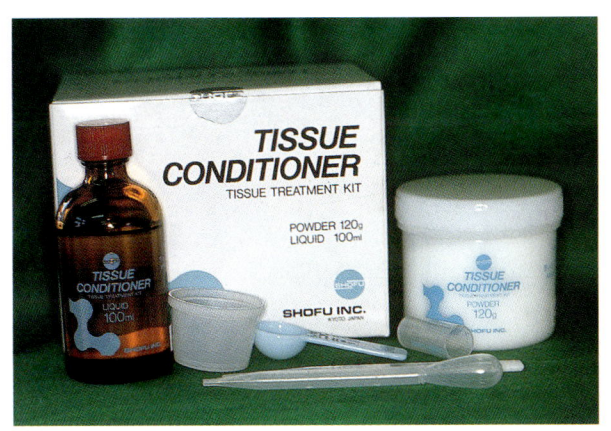

図217 動的機能印象材として使用した松風ティッシュコンディショナー.

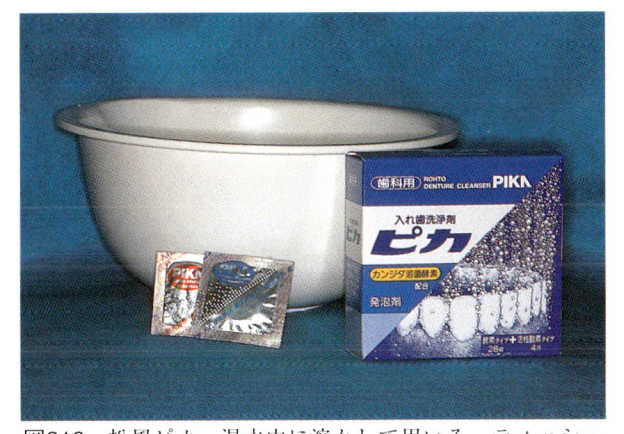

図218 松風ピカ. 温水中に溶かして用いる. ティッシュコンディショナーの操作がべとつかず操作がしやすくなる.

[ダイナミック印象法の順序]
①人工歯配列をして口腔内試適を終えた後に, 技工室で重合をした完成義歯を用いる. もう1つの方法は, 口腔内試適後に, 人工歯を支えているワックスの部分をトリートメントジグを使用して, 即時重合レジンに置き換えた義歯を用いる.

②完成義歯の粘膜面にティッシュコンディショナーをおいて機能運動をしてもらう. 余剰部をハサミやワックススパチュラで切り取って形態を整えて帰宅してもらう.

ジグ上でティッシュコンディショナーをしく場合
ジグ上でワックスの部分を即時重合レジンに置き

換えた義歯を使って行う場合は，石膏作業模型が残っているので，義歯床下粘膜面の印象はジグ上で行う．ジグ上で行う場合はティッシュコンディショナーが石膏模型に付着しないで剥がれるように，石膏模型を十分水の中に浸しておき，ワセリンを塗布してから盛るようにする．

ティッシュコンディショナーは，模型面と義歯の内面にそれぞれ盛って，ジグを合わせ余剰部を手指で整える．

硬化後，ジグから外して余剰部をトリミングして口腔内に挿入して機能運動を行う．口腔外に取り出した後，形態を整えて帰宅してもらう．

帰宅前にはもちろん，義歯の使用上の注意を話す．とくに食事の際，カレーライスなどの色の濃い食べ物は着色するので避けるように話す．

③装着翌日(2日目)は必ず来院してもらう．印象面の診査をして，ティッシュコンディショナーが薄くなっている部分(口腔粘膜部においては，白くなっていたり傷になっている部分)を多めに削り，新たにティッシュコンディショナーをして，義歯を装着し機能運動を行う．

調整後は，筆を用いて，ティッシュコンディショナー液を薄くのばすように塗布(フローコントロール)をしてから装着して帰宅してもらう．

④翌々日(3日目)も来院して上記の操作を行う．削除前，そして添加後も常に咬合高径に注意してバイトゲージで計測しながら行う．

⑤その後は2〜3日の期間をおいて来院してもらう．硬い粘膜部で押されて，印象材が薄くなっている部分の義歯床面を削り，新たにティッシュコンディショナーを追加して機能運動を行う．

⑥以上の操作を通常2週間〜4週間使用して，経日的動的機能印象を仕上げる．

⑦仕上った印象面をジグに装着する．

⑧ワックスアップを行う．

⑨フラスコに埋没して重合し完成する．

参考文献

1．林　都志夫編：全部床義歯補綴学，医歯薬出版，東京，1982．
2．佐藤隆志：無歯顎の印象採得，而至歯科工業㈱，東京，1987．
3．森谷良彦：最新歯科医学知識の整理，補綴科各論，医歯薬出版，東京，1990．
4．Bernard Levin：長尾正憲監訳：コンプリートデンチャーの印象，クインテッセンス出版，東京，1986．
5．中村順三：一次印象，モデリング・アルジネート連合印象でどこまで採れるか，補綴臨床別冊，ワンポイントアドバイス，コンプリートデンチャーの臨床，1992．
6．中村順三：無調整義歯から印象採得を考える，経日的機能印象について，補綴臨床，1990；23(6)：655-668．

索引

索引頁の前の太い数字は章番号です．
1：クラウンブリッジの印象
2：部分床義歯の印象
3：全部床義歯の印象

[あ]

亜鉛華ユージノールペースト印象材　3-95
アキューデント印象システム　3-83
当たりがある部分　3-110
圧排圧　1-13
圧排器　1-13
圧排糸　1-13
　　——の除去　1-19
　　黒い——　1-16
　　太い——　1-15
　　細い——　1-13
圧排終了時　1-20
圧排の要領　1-16
圧負担分布　2-41
アドヒーシブ　3-97
穴あきトレー　2-62
網トレー　1-18, 1-19
アルギン酸二重印象　3-83
アルジネート　1-17
アルジネート印象　2-55
　　——材　1-29, 2-71
　　——法　3-77
　既成トレーを用いて——　2-59
アルジネート積層法　3-77
アルタードキャストテクニック印象材　2-57
アンダーカットのない支台歯形成　1-10
アンダーカットのないスムーズな支台歯形成　1-12
アンダーカット部　3-36
　　——のブロックアウトおよびリリーフ　3-86
　　——のブロックアウト　3-87

[い]

印象圧による印象採得法の分類　3-100

印象欠陥　1-25
印象採得
　印象圧による——法の分類　3-100
　　——時には炎症のない健康歯肉に整える　1-11
　　——の実際　1-19
　　——法の分類　3-99
　　——法の実際　2-66
　　——用トレー　1-18
　下顎臼歯部の——　1-30
　義歯設計と——　2-41
　機能別による——法の分類　3-100
　使用材料による——法の分類　3-99
　上顎前歯部の——　1-31
　上顎フルマウスの——　1-33
　正確な——　2-41
　精密——　1-13
　精密な——　1-11, 1-12
　その他の——法　3-100
　部分床義歯の——の特徴　2-40
　ブリッジの——　2-41
印象採得法の分類
　印象圧による——　3-100
　機能別による——　3-100
　使用材料による——　3-99
　使用目的による——　3-99
印象材　1-17, 3-95
　亜鉛華ユージノールペースト——　3-95
　　——の溢出孔　3-87, 3-102
　　——の種類　2-53
　　——のトレーからの剥がれ　1-25
　　——の通路　2-67, 2-71
　　——の歴史　2-53
　　——を指で圧接　1-29
　シリコーン——　3-93, 3-94
　親水性付加重合型シリコーン——　1-18
　弾性——　2-55
　動的機能——　3-104, 3-111
　非弾性——　2-54
　ビニルシリコーン——　3-95
　ポリサルファイド系ラバーベース——　3-95, 3-97
　予備——　3-76
印象時の筋形成　3-107
印象時の歯肉圧排　1-16
印象時の注意　1-28
印象チェック　1-25
印象で注意すべき解剖学的特徴　2-43

印象撤去時の変形　2-54, 2-68
印象による方法　3-88
印象の手順　2-60
印象法　1-18
　アルタードキャストテクニック——　2-57
　　——の実際　2-53
　　——の種類　2-56
　加圧——　2-50, 2-53
　各種の予備——　3-76
　個人トレーによる——　2-60
　選択的加圧——　2-50
　動的——　2-58
　特殊なトレーを使用する——　2-58
　モデリングコンパウンド——　3-77, 3-79
　リライニング——　2-58
　Hindelsの——　2-58
　Rapuanoの——　2-58
印象面
　　——のチェックポイント　1-26
　　——の評価　2-71
印象用コンパウンド・ハイドロプラスティック　2-54
印象用ワックス　2-57
インビジブルメタルマージン　1-23

[う]

ウォッシュとヘビーボディーによる連合印象　1-19
ウォッシュの注入　1-20

[え]

永続性の高い補綴治療　1-10
エグザデンチャーボーダータイプ　3-93
エバンス彫刻刀　2-64
エマージェンスプロファイル　1-25
縁下カリエスの改善　1-33

[お]

嘔吐反射の抑制　1-20
オーバーレイデンチャー　2-52
オトガイ孔　3-87
オトガイを形成　3-98

[か]

加圧印象　2-46, 3-100
　　——の概念　2-61
　　——法　2-50, 2-53
　選択的——法　2-50

概形印象　2-46, 2-62
開口印象　3-100
解剖印象　3-100
解剖学的印象　2-50
　　静止形態を記録する——　2-47
解剖学的形態　3-77
下顎臼歯部の印象採得　1-30
下顎頬小帯　2-43
下顎骨隆起　2-43
下顎骨隆起部　2-61
下顎最終印象　3-99
下顎前歯部唇側前庭部の筋形成　3-96
化学的な面荒れ　1-27
下顎の筋形成　3-92
下顎の精密印象　3-94, 3-95
下顎辺縁形成　2-68
下顎隆起　3-87
下顎両側遊離端欠損症例　2-49
各個トレー　3-89
各種機能運動　3-108
各種の予備印象法　3-76
顎舌骨筋線　3-87
拡大鏡　1-12
顎堤　2-45
　　——頂後縁域　3-92, 3-94
　　——頂の痛み　2-73
　　——との位置関係　2-45
　　——のアンダーカット　2-61
　　——の形態　2-45
　　機能時の——粘膜の被圧変位量　2-50
下唇小帯　3-86
カスタムトレー　3-89
可動粘膜　2-69
ガムマスクの製作　1-23
歯周組織の整備
　　補綴治療にかかる前の——　1-11
寒天　1-17
寒天-アルジネート印象　1-27
寒天アルジネートの連合印象　2-47
寒天印象　2-55
寒天とアルジネートの連合印象　1-19

[き]

義歯使用による圧痕や炎症の視診　2-44
義歯床　2-51
　　——下粘膜面の被圧縮性　3-87
　　——下粘膜面の印象　3-112
　　——に要求される要素　2-46

　　——の外形線　3-86
　　——の厚さ　2-53
　　——の形態　2-43
　　——の研磨面形態　2-53
　　——の変位　2-41
　　唇側の——縁　2-51
義歯床下粘膜
　　——面の被圧縮性　3-87
　　——面の印象　3-112
義歯設計と印象採得　2-41
義歯装着後の調整　2-73
義歯動揺の支点の防止　3-87
義歯の設計　2-41
義歯の装着から印象を再評価　2-73
義歯の着脱方向　2-45
既製トレー　1-19
　　——による予備印象　2-60
　　——の選択　3-76
　　——を用いたアルジネート印象と模型　2-60
既成トレーを用いてアルジネート印象　2-59
機能印象　2-50, 3-100
　　動的——　3-112
機能運動　3-96, 3-102, 3-108, 3-110
機能時の顎堤粘膜の被圧変位量　2-50
機能別による印象採得法の分類　3-100
気泡　1-25, 1-26, 2-71, 2-73, 3-84
　　——の逃げ道　2-66
　　内部——　1-25
臼後隆起　2-46
　　——（レトロモラーパッド）　3-87
　　——域　3-95
頬小帯　3-86, 3-94
頬小帯の辺縁形成　3-92
頬側遠心域　3-95
頬側前庭域　3-91, 3-93
頬側はコンベックス（凸）　2-53
筋圧形式　3-95
筋圧形成
　　辺縁形成（——）　3-85
　　モデリングコンパウンドによる——　3-101
筋形成　3-79, 3-93
　　印象時の——　3-107
　　下顎前歯部唇側前庭部の——　3-96
　　下顎の——　3-92
　　——（辺縁形成）　3-91
　　個人トレーの——　3-91

　　上顎の——　3-91

[く]

空気の混入　1-26
空気の巻き込み　1-26
クラウン・ブリッジの印象　1-10
クラウンマージンの位置　1-14
グリーンコンパウンド　2-67
黒い圧排糸　1-16

[け]

形成時の歯肉圧排　1-15
血管収縮剤　1-13
欠損部粘膜の印象　2-41
欠損様式と印象方法の理論的解説　2-46
ケネディーⅣ級　2-51
研究用（診断用）模型作製　3-85
研究用（診断用）模型を読む　3-85
研究用模型の準備　3-89
原型＝模型　1-13, 1-25

[こ]

後縁封鎖　2-54
口蓋後縁域　3-92
口蓋後縁域の辺縁形成　3-93
口蓋皺壁部（横口蓋ヒダ部）　3-87
口蓋縫線部　3-87
口蓋隆起　2-43, 3-87
後顎舌骨筋窩　3-77, 3-95
咬筋溝　3-87, 3-94
口腔内診査　2-43
　　——方法と診査項目　2-43
口腔の解剖学的特徴　2-43
咬合圧による障害　3-87
咬合高径　3-109
咬合採得用レジンシェル　1-28, 1-29
咬合採得用レジンシェル（対合歯模型）　1-28
咬合による上下顎の位置関係　2-44
後堤法　3-87
　　——の形と厚さ　3-87
後方傾斜移動　2-46
コーヌスクローネ　2-42
鼓形空隙　1-19
　　——をブロックアウト　1-21
個人トレー　1-18, 1-19, 3-89
　　——（下顎）　3-90
　　——（上顎）　3-88
　　——外形線　3-90
　　——材料　2-63
　　——による印象法　2-60

──の外形線　3-86, 3-87, 3-89
　　──の厚さ　3-90
　　──の概形　2-61
　　──の筋形成　3-91
　　──の製作　2-61, 2-63, 3-90
　　──の辺縁形成　2-54
　　──を使う利点　2-61
　　──を用いたシリコーン印象
　　　2-47, 2-59
　熱可塑性樹脂タイプの──用材料
　　　2-63
個人トレー用材料
　熱可塑性樹脂タイプの──　2-63
　光重合型の──　2-64
骨の鋭縁　3-87
骨の形態異常　1-10
コピー鉛筆で床の外形をなぞる
　　3-82
コンパウンド　2-62
　グリーン──　2-67
　ペリ──　3-95
　レッド──　2-67

[さ]

サーベイング
　模型上での──　2-73
　支台歯の──　2-45
再印象　1-28, 1-35
最小圧印象　2-53
作業模型　1-36, 2-72
　──の完成　1-23
　──の削除による方法　3-88
　──の調整　3-87
サルカス内マージン　1-10, 1-13
酸化亜鉛ユージノールセメント
　　2-58
酸化亜鉛ユージノールペースト
　　2-55

[し]

シートワックス　3-86
歯牙・粘膜へのトレーの接触　1-27
歯間空隙をブロックアウト　1-29
ジグ　3-103, 3-106
ジグ上でティッシュコンディショ
　ナーをしく場合　3-111
歯周組織の問題の解決　1-11
支台歯
　──の形成状態　1-27
　──のサーベイング　2-45
　「4 5」を──としたRPI設計　2-42
支台歯形成　1-11

　アンダーカットのない──　1-10
　アンダーカットのないスムーズな
　　──　1-12
舌の動き　1-20
試適　2-73
歯肉・唇頬移行部（粘膜反転部）
　　3-86
歯肉圧排　1-12, 1-19
　印象時の──　1-16
　形成時の──　1-15
　──：印象時　1-15
　──：形成時　1-13
　──時の注意　1-16
歯肉縁下カリエス　1-10
シャープで連続したマージンライン
　　1-22
床縁概形　2-73
床外形線　3-90
　──の印記　2-72
上顎4前歯残存症例　2-52
上顎印象辺縁形成　2-66
上顎結節　3-87
上顎歯槽結節部　3-77
上顎前歯部の印象採得　1-31
上顎難症例　3-101
上顎の筋形成　3-91
上顎の精密印象　3-93
上顎フルマウスの印象採得　1-33
上顎両側遊離端欠損症例　2-50
上下顎印象辺縁部の区分　3-90
床後縁閉鎖堤　3-87
小口蓋孔　3-87
上唇小帯　3-86
上唇小帯部　2-67
少数歯残存症例　2-52
使用材料による印象採得法の分類
　　3-99
使用中の義歯（複製義歯）＋アルジ
　ネート印象orティッシュコンディ
　ショナー　3-80
使用目的による印象採得法の分類
　　3-99
シリコーン印象
　個人トレーを用いて──　2-59
　──材　3-93, 3-94
　親水性付加重合型──材　1-18
　ビニル──材　3-95
シリコーンパテ　2-62
シリコーンラバー　1-17
シリコーンラバー印象　1-27, 2-56
シリンジ用アキューゲル　3-83
しわ　1-23, 1-25

唇頬舌側研磨面　3-109
人工歯配列　3-103, 3-111
滲出液　1-26
滲出液を排除　1-16
親水性付加重合型シリコーン印象材
　　1-18
唇側域　3-92, 3-95
唇側の義歯床縁　2-51
診断用模型　2-45

[す]

水溶性の分離材（ソルベース）　1-19
水溶性分離材　1-21
スクレイパー　3-94
スペーサー　3-90
スムーズな形成面　1-22
スムーズな面とマージンライン
　　1-10

[せ]

正確な印象採得　2-41
静止形態を記録する解剖学的印象
　　2-47
清掃しやすい歯周環境の確立　1-11
清掃しやすい条件づくり　1-10
精密印象　1-10, 3-89
精密印象採得　1-13
精密印象の採得　3-95
精密印象の要点　1-37
精密な印象採得　1-11, 1-12
石膏　3-84
石膏注入　3-85
石膏模型　3-86
切歯乳頭　3-87
舌側遠心域　3-95
舌側歯肉溝（舌粘膜反転部）　3-87
舌側の辺縁形成　2-68
舌側はコンケーブ（凹）　2-53
舌側面形態　3-111
洗浄剤"ピカ"　3-105
選択圧印象　3-100, 3-101
選択的加圧印象法　2-50
全部床義歯の印象　3-76
前方舌側歯槽溝　3-95
前方遊離端欠損症例　2-51
前方遊離端欠損の印象方法　2-51

[そ]

総義歯と部分床義歯の維持力の違い
　　2-46
即時重合レジン　2-66
その他の印象採得法　3-100

[た]

大口蓋孔　3-87
対合歯
　　──の印象　1-29
　　──の歪み　1-29
　　──の歪みのチェック　1-29
ダイナミック印象法　2-58
　　──（動的印象法）　3-103, 3-107
　　──の順序　3-111
唾液のコントロール　1-20
多数歯欠損の印象方法　2-53
弾性印象材　2-55
弾性限界　2-56

[ち]

ちぎれ　1-25, 1-26
中間欠損の印象方法　2-47
超硬石膏　2-73

[て]

ティッシュコンディショナー　3-81, 3-95, 3-103, 3-104, 3-108, 3-109, 3-111, 3-112
　　ジグ上で──をしく場合　3-111
　　使用中の義歯（複製義歯）＋アルジネート印象or──　3-80
　　──の圧軽減　3-110
適合性の高い補綴物製作　1-13
適合のよい補綴物製作　1-10
適切な圧排圧　1-13, 1-16
テンパリング　3-85, 3-91

[と]

動的印象　3-100
動的印象法　2-58
動的機能印象　3-112
動的機能印象材　3-104, 3-111
動揺のある歯牙　1-27
特殊なトレーを使用する印象法　2-58
トリートメントジグ　3-111
トレー
　　網──　1-18
　　リムロック──　1-18
　　部分──　1-28
　　──に対する接着性　3-95
　　──の選択　3-78
　　──の柄　2-65
　　──の外形線　2-61
　　──のハンドル　3-89, 3-90
　　──用アキューゲル　3-83
　　──用常温重合レジン　3-90
　　──用即時重合レジン　3-88
　　──を歯列に圧接　1-20

[な]

内部気泡　1-25
なめられ　1-23, 1-25, 1-27
難症例　3-110

[に]

二重圧排　1-15, 1-16

[ね]

熱可塑性樹脂タイプの個人トレー用材料　2-63
粘膜の印象　2-46
粘膜面の印象　2-73
粘膜面の加圧　2-54

[は]

バートパーカーナイフ　3-94
バイトゲージ　3-109
抜歯後の骨吸収不全部　3-87
ハミュラーノッチ（翼突上顎切痕）　3-86
パラフィンワックス　2-62, 3-86
バリ　3-105, 3-107

[ひ]

被圧変位量　2-40
光重合型の個人トレー用材料　2-64
光重合器　2-65
非弾性印象材　2-54
ビニルシリコーン印象材　3-95
開いている歯間部　2-69

[ふ]

フィンガーレスト　2-65, 3-90, 3-91, 3-96, 3-98
深いポケット　1-10
複製義歯の製作　3-80
太い圧排糸　1-15
部分床義歯
　　総義歯と──の維持の違い　2-46
　　──の印象　2-40
　　──の印象採得の特徴　2-40
　　──の印象方法に持っている不満　2-40
　　──の床外形　2-46
部分トレー　1-28
不明瞭なマージンライン　1-27
フラビーガム　3-87

フラビーガムの印象　3-101
ブリッジ，多数歯修復の症例　1-31
ブリッジの印象採得　2-41
フローコントロール　3-109
ブロックアウト　2-61, 2-71
プロビジョナルレストレーション　1-11
　　──の製作　1-12
　　──を外す　1-19
分離材　3-90

[へ]

閉口印象　3-107
ペリコンパウンド　3-95
辺縁形成　2-53, 2-66, 3-91
　　下顎──　2-68
　　頰小帯の──　3-92
　　筋形成（──）　3-91
　　口蓋後縁域の──　3-93
　　個人トレーの──　2-54
　　上顎印象──　2-66
　　上唇小帯の──　3-92
　　舌側の──　2-68
　　──（筋圧形成）　3-85
辺縁封鎖　2-46, 2-53, 2-67, 3-87
片側下顎遊離端欠損症例　2-49

[ほ]

ボクシング　3-100
ポケット除去　1-13
ポストダム
　　──の形成　3-87
　　──の位置　2-72
ボスミン（止血剤）　1-20
細い圧排糸　1-13
補綴治療
　　永続性の高い──　1-10
　　──にかかる前の環境整備　1-10, 1-11
　　──の基本　1-13
補綴物
　　──の清掃性　1-25
　　──の適合性　1-10
　　──の辺縁不適合　1-31
補綴物製作
　　適合性の高い──　1-13
　　適合のよい──　1-10
頰の吸引　3-94
ポリエーテルラバー　1-17
ポリサルファイド系ラバーベース印象材　3-95, 3-97
ポリサルファイドラバー　1-17

ポリサルファイドラバー印象　2-56
本印象　1-35

[ま]

マージン直下の印象　1-22
マージン部のエッジ　1-26
マージン部の適合性　1-25
マージンライン
　　シャープで連続した——　1-22
　　スムーズな面と——　1-10
　　不明瞭な——　1-27
　　——を明示　1-16
マイクロスコープ　1-12
マイクロスコープによる印象の観察
　　1-25
前準備　2-62

[み]

ミニダルボアタッチメントを用いた
　　緩圧設計　2-42

[む]

無圧印象　3-100

[め]

メタルフレーム　2-57, 2-73
メタルフレームの設計線　2-72
面荒れ　1-25, 1-27
　　化学的な——　1-27

[も]

模型上でのサーベイング　2-73
模型上の修正　2-72
模型診査　2-45
模型を読む　2-72
モディオラス部　3-92
モデリングコンパウンド　2-57
　　——印象法　3-77, 3-79
　　——による筋圧形成　3-101
　　——の各個トレー＋アルジネート
　　　積層法　3-81
　　——の単一印象　3-77
　　——＋アルジネート印象の連合印
　　　象　3-80

[ゆ]

ユーティリティーワックス　2-47,
　　2-62, 2-69, 2-71

[よ]

予備印象　3-76
　　各種の——法　3-76

既製トレーによる——　2-60
　　——材　3-76
予備設計　2-46

[ら]

ラバー印象材の接着剤　3-95
ラバー系印象材　1-19
ラバーベース印象材による精密印象
　　3-97
ラボシリコーン　1-36

[り]

リムロックトレー　1-18, 1-19, 1-29
流出孔　3-110
両側（片側）遊離端欠損の印象方法
　　2-48
リライニング印象法　2-58
リリーフ　2-61
　　アンダーカット部のブロックアウ
　　　トおよび——　3-86
　　——（緩衝）　3-87
　　——・ブロックアウト　3-90
　　——する部位　2-72
　　——の部位　3-87
　　——の方法　3-87
　　——の目的　3-87

[れ]

レッドコンパウンド　2-67
レトロモラーパッド　2-46, 2-50
連合印象　2-54
　　ウォッシュとヘビーボディーによ
　　　る——　1-19
　　寒天-アルジネートの——　2-47
　　寒天とアルジネートの——　1-19
　　モデリングコンパウンド＋アルジ
　　　ネート印象の——　3-80

[わ]

ワセリン　3-104
ワックス印象　2-54

[A]

Ah-ライン　3-86
　　——が不明の場合　3-86

[B]

Biologic Width　1-13
　　——が確保されたとき　1-14
　　——が確立しているとき　1-13
　　——の確立を確認できない場合
　　　1-14

——の存在が不明確なとき　1-15

[H]

Hindelsの印象法　2-58

[R]

Rapuanoの印象法　2-58

[S]

Synthetic Occlusal Plane Wax　3-84

[3]

③④⑤ブリッジ連結冠　2-42

[4]

|4 5を支台歯としたRPI設計　2-42

中村　公雄（なかむら　きみお）
兵庫県出身
歯学博士
1968年　大阪大学歯学部卒業
1972年　大阪大学大学院歯学研究科歯科補綴学専攻修了
現在　　大阪府大阪市開業（医）貴和会新大阪歯科診療所
　　　　院長

〈主な著書〉
『予知性の高い補綴治療のための歯周外科の考え方と実際』クインテッセンス出版　1994年（共著）／『現代の臨床補綴─歯周治療をふまえた補綴治療』クインテッセンス出版　1998年（共著）／『科学が生んだ歯の治療，インプラント』クインテッセンス出版　2001年（共著）

佐々木　猛（ささき　たけし）
大阪府出身
1995年　大阪大学歯学部卒業
現在　　（医）貴和会新大阪歯科診療所

〈主な著書〉
『審美修復治療を再考する─永続性の高い個性美を求めて』クインテッセンス出版　2004年（共著）／『現代の治療指針　全治療分野とペリオドントロジー』／クインテッセンス出版　2004年（共著）／『審美修復治療を再考するpart2─清掃性を重視した歯周外科処置後の修復治療における審美的配慮』クイテッセンス出版　2005年（共著）

西川　徹（にしかわ　とおる）
大阪府出身
歯科技工士
1995年　新大阪歯科技工士専門学校卒業
現在　　（医）貴和会新大阪歯科診療所技工主任

〈主な著書〉
『クラウンブリッジ　プラクティカル・デンタルテクノロジー』クインテッセンス出版　2002年（共著）

谷田部　優（やたべ　まさる）
千葉県出身
歯学博士
1983年　東京医科歯科大学歯学部卒業
1985年　東京医科歯科大学歯学部助手（部分床義歯学）
1994年　オランダ国立ＡＣＴＡ顎機能講座留学
2000年　東京医科歯科大学技工士学校非常勤講師兼任
現在　　東京都文京区開業
　　　　東京医科歯科大学摂食機能構築学講座非常勤講師

〈主な著書〉
『現代の治療指針　全治療分野とペリオドントロジー』クインテッセンス出版　2004年（共著）／『現代の治療指針　全治療分野とカリオロジー』クインテッセンス出版　2003（共著）／『歯列をまもる』医歯薬出版　2003年（共著）

中村　順三（なかむら　じゅんぞう）
北海道出身
1973年　神奈川歯科大学歯学部卒業
1973年　北海道大学歯学部口腔外科研究生
1979年　東日本大学（現，北海道医療大学）第一口腔解剖非常勤講師
現在　　北海道札幌市開業
　　　　北海道大学歯学部臨床教授
　　　　同大補綴第二講座非常勤講師

〈主な著書〉
『旧義歯対応．四つの法則』日本医療センター　1989年／『維持・安定の良い下顎義歯を求めて』歯科医療別冊　1997年（共著）／『歯と口の機能を回復する─多数歯欠損・無歯顎への対応─旧義歯の利用と利用できない不正義歯との診断』医歯薬出版　2003年（共著）

印象採得・精密印象を知る──適合のよい補綴物製作のために

2005年5月10日　第1版第1刷発行

著　　者　　中村　公雄／佐々木　猛／西川　徹
　　　　　　谷田部　優／中村　順三

発 行 人　　佐々木　一高

発 行 所　　クインテッセンス出版株式会社
　　　　　　東京都文京区本郷3丁目2番6号　〒113-0033
　　　　　　クイントハウスビル　電話（03）5842-2270（代表）
　　　　　　　　　　　　　　　　　（03）5842-2272（営業部）
　　　　　　　　　　　　　　　　　（03）5842-2279（書籍編集部）
　　　　　　web page address　　http://www.quint-j.co.jp/

印刷・製本　　サン美術印刷株式会社

Ⓒ2005　クインテッセンス出版株式会社　　　　　禁無断転載・複写
Printed in Japan　　　　　　　　　　　　　　落丁本・乱丁本はお取り替えします
　　　　　　　　　　　　　　　　　　　　　　ISBN4-87417-844-8 C3047
定価は表紙に表示してあります